CIRURGIA TORÁCICA

PRINCÍPIOS E PROCEDIMENTOS

CIRURGIA TORÁCICA

PRINCÍPIOS E PROCEDIMENTOS

EDITORES
Paulo Manuel Pêgo-Fernandes
Ricardo Mingarini Terra
Pedro Henrique Xavier Nabuco de Araújo
Alessandro Wasum Mariani

manole
editora

Editora: Patrícia Alves Santana
Editora de arte: Anna Yue
Projeto gráfico: Departamento Editorial da Editora Manole
Editoração eletrônica: Formato Editoração
Ilustrações: HiDesign Estúdio
Capa: Ricardo Yoshiaki Nitta Rodrigues
Imagem da capa: Freepik

CIP-BRASIL. CATALOGAÇÃO NA PUBLICAÇÃO
SINDICATO NACIONAL DOS EDITORES DE LIVROS, RJ

C526

Cirurgia torácica: princípios e procedimentos / editores Paulo Manuel Pêgo Fernandes ... [et al.]. - 1. ed. - Barueri [SP] : Manole, 2025.

Inclui bibliografia e índice
ISBN 9788520465875

1. Tórax - Cirurgia. I. Fernandes, Paulo Manuel Pêgo.

25-96410 CDD: 617.54059
CDU: 617.541-089

Meri Gleice Rodrigues de Souza - Bibliotecária - CRB-7/6439

Editora Manole Ltda.
Alameda Rio Negro, 967 – cj 717
Alphaville – Barueri/SP
CEP 06454-000
Fone: (11) 4196-6000
www.manole.com.br | https://atendimento.manole.com.br/

Impresso no Brasil | *Printed in Brazil*

Editores

Paulo Manuel Pêgo-Fernandes

Vice-diretor da FMUSP. Professor Titular da Disciplina de Cirurgia Torácica do Departamento de Cardiopneumologia da FMUSP. Diretor da Divisão de Cirurgia Torácica e Presidente da Comissão Científica do Instituto do Coração (InCor) do Hospital das Clínicas da FMUSP. Membro do Conselho Consultivo da Associação Brasileira de Transplantes de Órgãos (ABTO). Tesoureiro da Academia de Medicina de São Paulo (AMSP). Diretor Científico da Associação Paulista de Medicina (APM).

Ricardo Mingarini Terra

Professor Associado da Disciplina de Cirurgia Torácica da FMUSP. Chefe da equipe de Cirurgia Torácica do Instituto do Câncer do Estado de São Paulo (ICESP). Docente Permanente do Programa de Pós-graduação em Cirurgia Torácica e Cardiovascular da FMUSP. Diretor do Departamento de Cirurgia Torácica da Associação Latinoamericana de Tórax – ALAT (2024 - 2026). Secretário Científico da Sociedade Brasileira de Cirurgia Torácica – SBCT (2015 - 2021). Membro do Comitê de Estadiamento da Associação Internacional para o Estudo de Câncer de Pulmão – IASLC (2015 - atual).

Pedro Henrique Xavier Nabuco de Araújo

Professor Colaborador de Cirurgia Torácica do Departamento de Cardiopneumologia da FMUSP. Cirurgião Torácico do Instituto do Câncer do Estado de São Paulo (ICESP) do HC-FMUSP. Supervisor do Programa de Residência Médica em Cirurgia Torácica do Hospital das Clínicas da FMUSP.

Alessandro Wasum Mariani

Professor Colaborador da Disciplina de Cirurgia Torácica da FMUSP. Pós-doutorado pelo Programa de Pós-graduação em Cirurgia Torácica e Cardiovascular da FMUSP. Diretor de Assuntos Internacionais da Sociedade Brasileira de Cirurgia Torácica – SBCT (2023 - 2025). Membro do Comitê de Tumores Raros da Associação Internacional para o Estudo de Câncer de Pulmão – IASLC (2023 - atual). Presidente Fundador da Grupo de Trabalho em Doenças Infecciosas da European Society of Thoracic Surgeons (2019-2022).

Autores

Alberto Jorge Monteiro Dela Vega
Cirurgião Torácico do Instituto do Câncer do Estado de São Paulo (ICESP) do Hospital das Clínicas da FMUSP.

Alessandro Wasum Mariani
Professor Colaborador da Disciplina de Cirurgia Torácica da FMUSP. Pós-doutorado pelo Programa de Pós-graduação em Cirurgia Torácica e Cardiovascular da FMUSP. Diretor de Assuntos Internacionais da Sociedade Brasileira de Cirurgia Torácica – SBCT (2023 - 2025). Membro do Comitê de Tumores Raros da Associação Internacional para o Estudo de Câncer de Pulmão – IASLC (2023 - atual). Presidente Fundador da Grupo de Trabalho em Doenças Infecciosas da European Society of Thoracic Surgeons (2019-2022).

Benoit Jacques Bibas
Professor Colaborador da FMUSP. Doutor em Medicina pela FMUSP. Médico Assistente da Disciplina de Cirurgia Torácica da FMUSP. Membro Titular da Sociedade Brasileira de Cirurgia Torácica (SBCT).

Diego Arley Gomes da Silva
Cirurgião Torácico pelo Hospital das Clínicas da FMUSP. Médico pela Universidade Federal de Campina Grande (UFCG). Cirurgião Geral pela Universidade Federal da Paraíba (UFPB).

Eserval Rocha Júnior
Cirurgião Torácico. Médico Assistente da Disciplina de Cirurgia Torácica da FMUSP.

Fábio Biscegli Jatene
Professor Titular de Cirurgia Cardiovascular da FMUSP. Diretor do Serviço de Cirurgia Cardiovascular e Vice-presidente do Conselho Diretor do Instituto do Coração (InCor) do Hospital das Clínicas da FMUSP.

Fabio Eiti Nishibe Minamoto
Cirurgião Torácico e Broncoscopista pelo Hospital das Clínicas da FMUSP.

Flavio Pola dos Reis
Médico Assistente da Divisão de Cirurgia Torácica do HC-FMUSP.

Helio Minamoto
Doutor em Cirurgia Torácica e Cardiovascular pela FMUSP. Médico Assistente Doutor e Professor Colaborador do Departamento de Cardiopneumologia, da Divisão de Cirurgia Torácica, do Instituto do Coração (InCor) do Hospital das Clínicas da FMUSP.

Isabele Alves Chirichela
Graduação em Medicina pela Universidade Estadual de Londrina (UEL). Residência em Cirurgia Torácica pela Universidade de São Paulo (USP). Preceptoria do Serviço de Cirurgia Torácica do Instituto do Coração (InCor) do Hospital das Clínicas da FMUSP. *Fellowship* em Oncologia Torácica pelo Instituto do Câncer do Estado de São Paulo (ICESP) do HC-FMUSP.

João Paulo Cassiano de Macêdo
Cirurgião Torácico pelo Hospital das Clínicas da FMUSP. Especialista em Parede Torácica pelo HC-FMUSP. Doutorando pelo HC-FMUSP.

José Ribas M. Campos
Professor Livre-docente da Disciplina de Cirurgia Torácica da FMUSP.

Juliana Vieira de Oliveira Salerno
Cirurgiã Torácica pela USP.

Leticia Leone Lauricella
Doutora em Cirurgia Torácica pela FMUSP. Professora Colaboradora da Disciplina de Cirurgia Torácica da FMUSP. Médica Assistente do Grupo de Cirurgia Torácica do Instituto do Câncer do Estado de São Paulo (ICESP) do Hospital das Clínicas da FMUSP.

Lucas Matos Fernandes
Doutor pelo Programa de Pós-graduação em Cirurgia Torácica e Cardiovascular da FMUSP. Médico Assistente da Disciplina de Cirurgia Torácica e Coordenador do Grupo de Transplante Pulmonar do Instituto do Coração (InCor) do Hospital das Clínicas da FMUSP.

Luis Gustavo Abdalla
Assistente da Disciplina de Cirurgia Torácica do Instituto do Coração (InCor) do Hospital das Clínicas da FMUSP. Grupo de Transplante Pulmonar. Doutorando do Programa de Pós-graduação em Cirurgia Torácica e Cardiovascular FMUSP.

Márcio Valente Yamada Sawamura
Médico Radiologista Torácico. Doutor em Ciências pela FMUSP. Coordenador dos Grupos de Radiologia Torácica do Instituto de Radiologia (InRad) do HC-FMUSP e do Hospital Sírio-Libanês.

Miguel L. Tedde
Cirurgião Torácico do Instituto do Coração (InCor) do Hospital das Clínicas da FMUSP. Coordenador do Programa de Complementação Especializada em Cirurgia da Parede Torácica e Sistema Nervoso Simpático do InCor-HC-FMUSP.

Northon Augusto Jesus Peretti
Cirurgião Torácico pela Santa Casa de Misericórdia de Santos. *Fellow* em Cirurgia de Traqueia pelo Instituto do Coração (InCor) do Hospital das Clínicas da FMUSP. Membro Aspirante da Sociedade Brasileira de Cirurgia Torácica (SBCT).

Orival de Freitas Filho
Disciplina de Cirurgia Torácica da FMUSP.

Paula Duarte D'Ambrosio
Médica Assistente da Disciplina de Cirurgia Torácica do Hospital das Clínicas da FMUSP. Especialista em Oncologia Torácica pelo Instituto do Câncer do Estado de São Paulo (ICESP) do HC-FMUSP e em Cirurgia Torácica Robótica pelo Hospital Israelita Albert Einstein.

Paulo F. Guerreiro Cardoso
Mestre em Cirurgia Torácica pela UFRJ. Doutor em Pneumologia pela UFRGS. Mé-

dico Assistente Doutor, Médico Pesquisador e Professor Colaborador. Departamento de Cardiopneumologia, Divisão de Cirurgia Torácica, Instituto do Coração (InCor) do Hospital das Clínicas da FMUSP.

Paulo Manuel Pêgo-Fernandes
Vice-diretor da FMUSP. Professor Titular da Disciplina de Cirurgia Torácica do Departamento de Cardiopneumologia da FMUSP. Diretor da Divisão de Cirurgia Torácica e Presidente da Comissão Científica do Instituto do Coração (InCor) do Hospital das Clínicas da FMUSP. Membro do Conselho Consultivo da Associação Brasileira de Transplantes de Órgãos (ABTO). Tesoureiro da Academia de Medicina de São Paulo (AMSP). Diretor Científico da Associação Paulista de Medicina (APM).

Pedro Henrique Xavier Nabuco de Araújo
Professor Colaborador de Cirurgia Torácica do Departamento de Cardiopneumologia da FMUSP. Cirurgião Torácico do Instituto do Câncer do Estado de São Paulo (ICESP) do HC-FMUSP. Supervisor do Programa de Residência Médica em Cirurgia Torácica do Hospital das Clínicas da FMUSP.

Philippe de Figueiredo Braga Colares
Doutor em Pneumologia pela FMUSP. Médico Colaborador do Grupo de Doenças Pleurais do Instituto do Coração (InCor) do Hospital das Clínicas da FMUSP. Médico Assistente da Pneumologia do Hospital de Base, São José do Rio Preto.

Ricardo Mingarini Terra
Professor Associado da Disciplina de Cirurgia Torácica da FMUSP. Chefe da equipe de Cirurgia Torácica do Instituto do Câncer do Estado de São Paulo (ICESP). Docente Permanente do Programa de Pós-graduação em Cirurgia Torácica e Cardiovascular da FMUSP. Diretor do Departamento de Cirurgia Torácica da Associação Latinoamericana de Tórax – ALAT (2024 - 2026). Secretário Científico da Sociedade Brasileira de Cirurgia Torácica – SBCT (2015 - 2021). Membro do Comitê de Estadiamento da Associação Internacional para o Estudo de Câncer de Pulmão – IASLC (2015 - atual).

Rodrigo Caruso Chate
Radiologista Torácico. Médico Assistente do Serviço de Radiologia do Instituto do Coração (InCor) do Hospital das Clínicas da FMUSP. Coordenador do Grupo de Imagem Torácica do Hospital Israelita Albert Einstein (HIAE).

Samuel Lucas dos Santos
Cirurgião Torácico. Médico Assistente da Divisão de Cirurgia Torácica do Instituto do Coração (InCor) do Hospital das Clínicas da FMUSP.

Sumário

Apresentação

Prezado(a) leitor(a), é com grande satisfação e orgulho que apresentamos esta obra, *Cirurgia torácica: princípios e procedimentos*, que abrange as diversas áreas da especialidade, mas foca nos temas fundamentais que todo médico precisa saber, além dos procedimentos torácicos mais presentes na medicina contemporânea.

Este livro é fruto da *expertise* de diversos colegas cirurgiões torácicos da Disciplina de Cirurgia Torácica da Faculdade de Medicina da Universidade de São Paulo, além da inestimada contribuição de parceiros radiologistas torácicos e pneumologistas, também ligados à nossa Disciplina.

A obra é composta por duas seções. Na primeira, abordamos os princípios que sustentam a cirurgia torácica. São dez capítulos abrangendo desde o panorama atual da especialidade, com sua evolução, área de atuação e mercado de trabalho, passando pelos métodos de imagem torácica e, por fim, chegando às diversas afecções tratadas na nossa especialidade. Os capítulos incluem doenças traqueais, da parede torácica, mediastinais, pleurais, as neoplasias e infecções pulmonares, pneumopatias avançadas entre outros temas.

A segunda seção trata de técnicas. Detalhamos os procedimentos torácicos mais comuns na prática hospitalar. Com descrições precisas, dicas, figuras e vídeos, mostramos quando e como realizar procedimentos como toracocentese, drenagem pleural (com dreno tubular e com cateteres pleurais tipo *pigtail*), acessos cirúrgicos às vias aéreas (cricotireoidostomia, traqueostomia convencional e percutânea), além das principais vias de acesso ao tórax (diferentes tipos de toracotomias e as cirurgias assistidas por vídeo e robótica).

Desejamos oferecer aos médicos e aos demais profissionais da saúde uma obra atual, direta e prática, que lhes permita enfrentar os desafios das afecções torácicas de tratamento cirúrgico, bem como realizar com maior segurança alguns dos mais frequentes e, por vezes, desafiadores procedimentos do cotidiano médico.

Agradecemos a todos os autores, por compartilharem seus conhecimentos e por se dedicarem ao projeto. Agradecemos especialmente à Editora Manole, pela parceria e pelo comprometimento com a difusão do conhecimento na área da saúde, além do seu empenho constante em garantir acesso a conteúdo médico de qualidade e atualizado.

Os Editores

Prefácio

Ao longo das últimas décadas, testemunhamos uma verdadeira revolução na medicina respiratória, em seus múltiplos aspectos, sempre em direção ao cuidado centrado no paciente. E, nesse processo, a transformação da cirurgia torácica é dos exemplos mais marcantes. Fruto do esforço conjunto de cirurgiões, pesquisadores e equipes multiprofissionais, a cirurgia torácica atual é reflexo do poder da inovação direcionada à atenção integral ao paciente.

Se partirmos do advento das grandes toracotomias, verificamos estar hoje em um momento sem precedentes na cirurgia torácica. A consolidação das técnicas minimamente invasivas, a introdução da cirurgia robótica, a incorporação da inteligência artificial no planejamento operatório com integração de múltiplas plataformas de imagem e, ainda, a incorporação de equipes multidisciplinares associadas ao cirurgião torácico são exemplos do que hoje se torna rotina, algo inimaginável há poucas décadas.

O progresso, todavia, vem seguido por novos desafios. A evolução do conhecimento sobre as doenças respiratórias traz consigo a necessidade de desenvolvimento de novas abordagens terapêuticas. Nossa maior capacidade diagnóstica desafia o conhecimento ora estabelecido nas doenças neoplásicas, questionando continuamente o conceito de intervenção "precoce". Da mesma forma, as estratégias de tratamento das doenças infecciosas, particularmente as de curso crônico, incorporam cada vez mais as intervenções cirúrgicas como parte do cuidado integral ao paciente. E mesmo nas situações agudas; a pandemia recente nos mostrou como a cirurgia torácica foi parte fundamental do cuidado ao doente crítico.

Essa evolução e o aumento da abrangência da cirurgia torácica provocam a reflexão sobre a formação ideal do cirurgião torácico. O aprimoramento contínuo passa a ser fundamental, aliado à valorização da experiência adquirida e acompanhado do questionamento sobre as possibilidades futuras.

Este livro, editado pelos professores Paulo Manuel Pêgo-Fernandes, Ricardo Mingarini Terra, Pedro Henrique Xavier Nabuco de Araújo e Alessandro Wasum Mariani, é um instrumento brilhante nessa reflexão. Muito mais que uma coletânea de técnicas e protocolos de condutas, ele exalta a trajetória percorrida pela cirurgia torácica ao longo dos tempos e incita a curiosidade e a responsabilidade dos que se interessam ou atuam em uma das áreas mais fascinantes da medicina.

A cirurgia torácica do futuro já está sendo moldada nos centros cirúrgicos, nas salas de aula, em laboratórios e reuniões multidisciplinares. Que este livro sirva de inspiração para que muitos se tornem agentes dessa evolução, trilhando o caminho de estudo e superação constante.

Boa leitura a todos.

Prof. Dr. Rogério Souza
Professor Titular da Disciplina de Pneumologia da Universidade de São Paulo

Seção I

Princípios

1

Cirurgia torácica – panorama atual

Paulo Manuel Pêgo-Fernandes

INTRODUÇÃO

A trajetória da cirurgia torácica, desde os registros de ressecção pulmonar no século XV até o cenário atual, demonstra uma evolução contínua impulsionada por avanços tecnológicos e científicos. Embora suas origens sejam difusas, sem um marco fundador singular, a prática se consolidou a partir do desenvolvimento da anestesia, da compreensão da sepse e do tratamento de afecções como tuberculose, ferimentos de guerra, abscessos e hérnias.

O final do século XIX e o início do XX assistiram ao surgimento de novas técnicas: a introdução do pneumotórax artificial por Forlanini (1882) para o tratamento de cavidades tuberculosas; as ressecções costais por De Cérenville (1885) para induzir o colapso pulmonar; a sutura de ferimentos cardíacos por Rehn (1897) e, no mesmo ano, a pleurectomia visceral para empiemas, proposta por Beck. A inovação de Jacobaeus, com a introdução da toracoscopia para pneumólise intrapleural (início do século XX), marcou o início da cirurgia torácica minimamente invasiva. O desenvolvimento de técnicas para o controle da ventilação intraoperatória, com os trabalhos de Mikulicz (1904), Sauerbruch e Brauer (controle da pressão intrapleural), foi crucial para a realização de procedimentos mais complexos.

O século XX presenciou o aprimoramento das técnicas de ressecção pulmonar (lobectomia e pneumonectomia), com a toracoplastia extrapleural amplamente empregada no tratamento da tuberculose. O advento dos antibióticos, entretanto, diminuiu significativamente a necessidade da toracoplastia, marcando um período de estagnação na cirurgia torácica, que perdurou por aproximadamente três décadas. No entanto, essa aparente estagnação serviu como período de consolidação e preparação para os avanços tecnológicos que estavam por vir.

A partir da década de 1980, a tomografia computadorizada revolucionou o diagnóstico, permitindo a identificação precisa de nódulos e tumores. Simultaneamente, os avanços na tecnologia de vídeo e fibra óptica, combinados com a miniaturização dos instrumentos cirúrgicos, impulsionaram o desenvolvimento de técnicas minimamente invasivas (MIS), culminando na popularização da cirurgia torácica videoassistida (VATS). Essa nova abordagem trouxe benefícios inquestionáveis: menor trauma cirúrgico, recuperação mais rápida, redução da dor pós-operatória e melhor resultado estético. A VATS se tornou padrão para diversas intervenções, desde biópsias até lobectomias complexas.

A cirurgia robótica é outra modalidade cirúrgica minimamente invasiva e surgiu com a finalidade de superar dificuldades da VATS, com visão tridimensional e instrumentos cirúrgicos mais precisos. Ela teve início na década de 1980, em uma época de guerra, e foi desenvolvida com o auxílio dos militares. Tinha como objetivo proporcionar que os procedimentos cirúrgicos pudessem ser realizados a distância pelo cirurgião, por meio de controle remoto. Sua atuação seria fundamental para atuar em locais de difícil acesso, como campos de batalha. Porém, a maior dificuldade era o tempo de latência, ou seja, o atraso na transmissão de informações sensoriais (auditivas, visuais e táteis) entre locais distantes. Esse atraso, causado por problemas de rede e sobrecarga de servidores, resultava em operações mais demoradas e imprecisas, comprometendo a segurança do paciente e atrasando a sua recuperação. Nos últimos anos, com o desenvolvimento de redes de comunicação de alta velocidade (5G) e novos robôs cirúrgicos, tem sido possível criar um ambiente que permite a implementação da telecirurgia com atrasos mínimos de comunicação.

A inteligência artificial (IA) está revolucionando a cirurgia torácica, impactando diversas etapas do processo assistencial, desde o diagnóstico até a recuperação do paciente. Inicialmente, na fase pré-operatória, algoritmos de IA auxiliam no diagnóstico preciso de condições como o câncer de pulmão, identificando nódulos e tumores com maior acurácia do que métodos tradicionais. A análise de imagens médicas por IA permite a detecção precoce de metástases, otimizando o planejamento terapêutico.

Durante a cirurgia, a IA proporciona suporte em tempo real. Sistemas de visão computacional analisam transmissões de vídeo ao vivo, identificando estruturas anatômicas e possíveis anomalias, auxiliando o cirurgião na navegação por anatomias complexas e minimizando riscos de erros. A área da cirurgia robótica, impulsionada por algoritmos de IA sofisticados, permite intervenções minimamente invasivas com precisão incomparável, resultando em incisões menores, menor trauma tecidual, redução da dor e tempo de recuperação mais rápido.

Além do suporte intraoperatório, a IA contribui para um gerenciamento perioperatório mais eficiente. A análise de dados de prontuários eletrônicos, por meio de IA, permite prever potenciais complicações e otimizar o planejamento de recursos. A IA também auxilia na monitorização pós-operatória, identificando precocemente sinais de alerta e contribuindo para a recuperação mais rápida e segura do paciente.

ÁREA DE ATUAÇÃO

O cirurgião torácico é um especialista médico qualificado para diagnosticar e tratar uma ampla gama de condições que afetam os órgãos e as estruturas do tórax. A especialidade demanda profundo conhecimento em anatomia, fisiologia, patologia e técnicas cirúrgicas avançadas. Sua atuação abrange diversas áreas, como:

- Doenças pulmonares: diagnóstico e tratamento cirúrgico de condições como câncer de pulmão (tumores primários e metastáticos), nódulos pulmonares, infecções pulmonares complexas (abscessos, empiemas), doenças pulmonares obstrutivas crônicas graves e doenças intersticiais.

- Doenças das vias aéreas: diagnóstico e intervenções em patologias da traqueia, brônquios e laringe, incluindo estenoses, tumores benignos e malignos, corpos estranhos e traumas.
- Doenças da parede torácica: diagnóstico e tratamento de deformidades congênitas (p. ex., *pectus excavatum* e *pectus carinatum*), traumas, infecções e tumores da parede torácica.
- Doenças mediastinais: diagnóstico e tratamento de tumores e outras condições que afetam o mediastino, incluindo timomas, cistos e linfomas.
- Doenças do diafragma: tratamento cirúrgico de hérnias e outras patologias que comprometem a função diafragmática.
- Traumas torácicos: avaliação e tratamento cirúrgico de lesões torácicas resultantes de traumas, incluindo ferimentos penetrantes e contusões. O cirurgião torácico coordena o tratamento, muitas vezes, em conjunto com outras especialidades, para estabilizar o paciente e tratar complicações como pneumotórax, hemotórax e lesões vasculares.
- Transplante pulmonar: transplante de um ou ambos os pulmões, um procedimento complexo e de alto risco que requer equipe multidisciplinar altamente especializada.
- Embolia pulmonar crônica: diagnóstico e tratamento cirúrgico da embolia pulmonar por meio da cirurgia de tromboendarterectomia.

A atuação do cirurgião torácico, portanto, é multifacetada e exige alto nível de *expertise* em diversas áreas da medicina. A constante evolução das técnicas cirúrgicas e a incorporação de novas tecnologias, como a cirurgia robótica, a cirurgia minimamente invasiva, a utilização de ECMO e circulação extracorpórea, reforçam a necessidade de treinamento contínuo e atualização para proporcionar o melhor tratamento possível aos pacientes. Há crescente demanda por cirurgiões torácicos, particularmente em países em desenvolvimento. A integração de *big data*, aprimoramento do treinamento e avanços na investigação e pesquisa é cruciais para continuar a melhorar os resultados para os pacientes.

O mercado de trabalho para cirurgiões torácicos apresenta uma combinação atraente de desafios e oportunidades. Embora o campo seja altamente competitivo, a demanda por cirurgiões torácicos qualificados e experientes é consistentemente forte. O envelhecimento da população mundial, juntamente com as taxas crescentes de câncer de pulmão e outras doenças torácicas, garante uma necessidade robusta e sustentada por profissionais qualificados. Os cirurgiões torácicos são muito procurados, obtendo salários competitivos e desfrutando de posições de liderança na comunidade médica. O desenvolvimento contínuo de técnicas cirúrgicas minimamente invasivas e a crescente aplicação de robótica e outras tecnologias estão criando áreas de prática e especialização, expandindo as opções de carreira e oportunidades para aqueles com treinamento e experiência avançados. O futuro da cirurgia torácica promete uma carreira gratificante para indivíduos talentosos e dedicados, comprometidos em melhorar a vida dos pacientes.

PONTOS DE DESTAQUE

- A cirurgia torácica é uma área médica que tem sido amplamente impulsionada pelo avanço tecnológico.
- A atuação da cirurgia torácica varia desde pequenos procedimentos, como a drenagem torácica, até grandes cirurgias, como o transplante de pulmão.
- Muitas das cirurgias torácicas hoje são preferencialmente realizadas por técnicas minimamente invasivas, videotoracoscopia ou cirurgia robótica.
- Diversas subáreas compõem a cirurgia torácica moderna: oncologia torácica, doenças infecciosas, afecções de parede torácica, afecções pleurais, afecções traqueais, entre outras.
- O mercado de trabalho atual para cirurgiões torácicos no Brasil apresenta uma combinação atraente de desafios e oportunidades.

LEITURA RECOMENDADA

1. Aleem MU, Khan JA, Younes A, Sabbah BN, Saleh W, Migliore M. Enhancing thoracic surgery with AI: a review of current practices and emerging trends. Curr Oncol. 2024;31(10):6232-44.
2. Araujo PHXND, Campos JRMD, Pêgo-Fernandes PM. 100 years of history and prospects in thoracic surgery. Rev Med (São Paulo). 2016;95:3-9.
3. Araujo PHXND, Pêgo-Fernandes PM. Robotic surgery training. Sao Paulo Med J. 2023;141(5):e20231415.
4. Choi PJ, Oskouian RJ, Tubbs RS. Telesurgery: past, present, and future. Cureus. 2018;10(5):e2716.
5. Lane T. A short history of robotic surgery. Ann R Coll Surg Engl. 2018;100(6_sup):5-7.
6. Paul S, Altorki Nk, Sheng S, Lee PC, Harpole DH, Onaitis MH, et al. Thoracoscopic lobectomy is associated with lower morbidity than open lobectomy: a propensity-matched analysis from the STS Database. J Thorac Cardiovasc Surg. 2010;139(2):366-78.
7. Seastedt KP, Moukheiber D, Mahindre SA, Thammineni C, Rosen DT, Watkins AA, et al. A scoping review of artificial intelligence applications in thoracic surgery. Eur J Cardiothorac Surg. 2022;61(2):239-48.

2

Imaginologia torácica

Márcio Valente Yamada Sawamura
Rodrigo Caruso Chate
Philippe de Figueiredo Braga Colares

INTRODUÇÃO

Diversos métodos de imagem são utilizados na investigação de doenças respiratórias e torácicas. Este capítulo aborda os mais comumente empregados: radiografia convencional, tomografia computadorizada, ressonância magnética, tomografia por emissão de pósitrons (PET-TC) e ultrassonografia.

RADIOGRAFIA CONVENCIONAL

Nas últimas décadas, o avanço significativo dos métodos de diagnóstico por imagem tem superado a capacidade diagnóstica da radiografia de tórax. Contudo, ela ainda se mantém como método de diagnóstico inicial e mais frequentemente solicitado. Isso se deve à vasta experiência acumulada com essa técnica, seu baixo custo, exposição reduzida à radiação, sua ampla disponibilidade e a facilidade de realização, inclusive à beira do leito.

Técnicas de obtenção digital da radiografia de tórax têm sido amplamente empregadas em substituição das imagens analógicas, seguindo a tendência de digitalização de todo o processo de aquisição, interpretação, disponibilização e armazenamento de imagens médicas. Diversos estudos têm abordado a resolução espacial das imagens digitais em comparação com as analógicas. Embora um maior número de pixels seja desejável para que a resolução digital se iguale à da imagem analógica, é necessário encontrar um equilíbrio entre a qualidade da imagem, o custo de armazenamento e a complexidade de manipulação, os quais aumentam conforme o tamanho da imagem cresce. Vários estudos compararam radiografias de tórax analógicas com imagens digitais de diferentes resoluções e atualmente a maioria dos sistemas utiliza imagens de tamanho 2K (2.000 × 2.000 pixels), que parece oferecer um bom equilíbrio entre custo e qualidade da imagem. No que diz respeito à visualização, monitores 2K também têm se mostrado eficazes.

Técnica

A radiografia deve ser realizada com o paciente em inspiração máxima, próximo da capacidade vital total, de forma a radiografar o maior volume possível de pulmão, sem sobreposição das demais estruturas torácicas. A radiografia em expiração pode ser usada para avaliar aprisionamento aéreo e no diagnóstico de pequeno pneumotórax, pois a diminuição do volume torácico aumenta a proporção do pneumotórax, ampliando a distância entre as pleuras parietal e visceral.

O paciente deve ser posicionado em pé, com as costas voltadas para o tubo de raios x, uma vez que a incidência posteroanterior (PA) é preferível à anteroposterior (AP). Isso coloca o coração e outras estruturas mediastinais mais próximos ao chassi, minimizando os efeitos de magnificação. Da mesma forma, a incidência lateral é realizada rotineiramente com o lado esquerdo do paciente em contato com o chassi (perfil esquerdo), para aproximar o coração do filme. O paciente deve apoiar os braços na cintura e mover os ombros para frente, de modo que as escápulas fiquem projetadas lateralmente ao tórax. A distância entre o foco de raios x e o chassi radiográfico (distância foco-filme) deve ser de, no mínimo, 1,80 m, para reduzir o efeito de magnificação causado pela divergência dos raios x (Figura 1). A exposição do filme deve ser ajustada para que o pulmão apareça em um tom cinza-médio, entre o branco absoluto e o preto absoluto. Devem ser visíveis os vasos pulmonares atrás do coração, e é necessário ser capaz de delinear as vértebras da metade superior da coluna torácica (Figura 2).

Na radiografia em PA, a dose de radiação não deve ultrapassar 0,3 mGy, e o tempo de exposição deve ser limitado a 40 milissegundos, a fim de evitar artefatos causados pelo movimento das estruturas torácicas. Técnicas com alta quilovoltagem são preferíveis, pois, nessas condições, os coeficientes de absorção dos raios x para os ossos e as partes moles se tornam mais semelhantes, de modo que os ossos obscurecem menos o pulmão subjacente. Além disso, a maior penetração dos raios x em alta quilovoltagem possibilita melhor visualização das vias

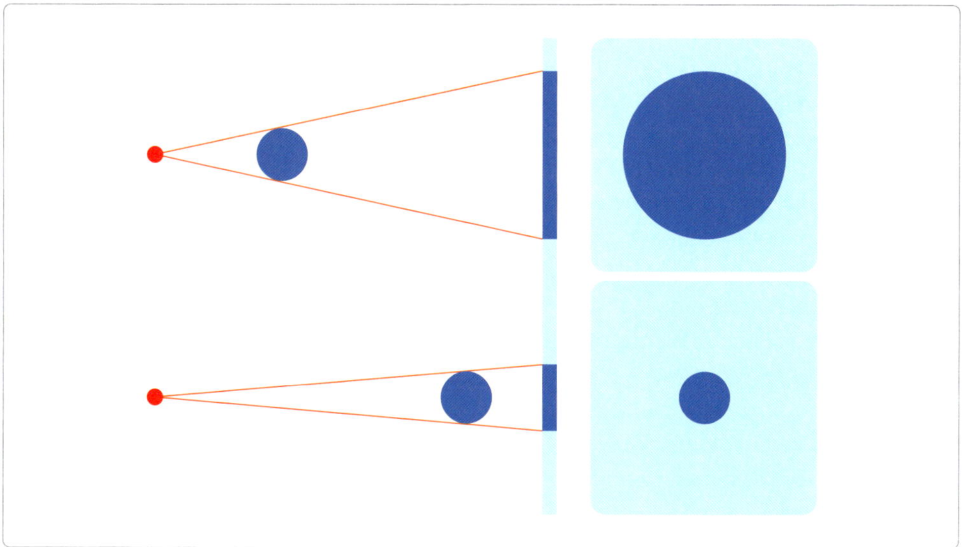

FIGURA 1 Efeito da magnificação na radiografia de tórax. Quanto mais próximo do filme ou do receptor o objeto estiver, menor será a sua magnificação. Por esse motivo, as incidências-padrão na radiografia de tórax são a anteroposterior e o perfil esquerdo, de modo que o coração fique menos magnificado.

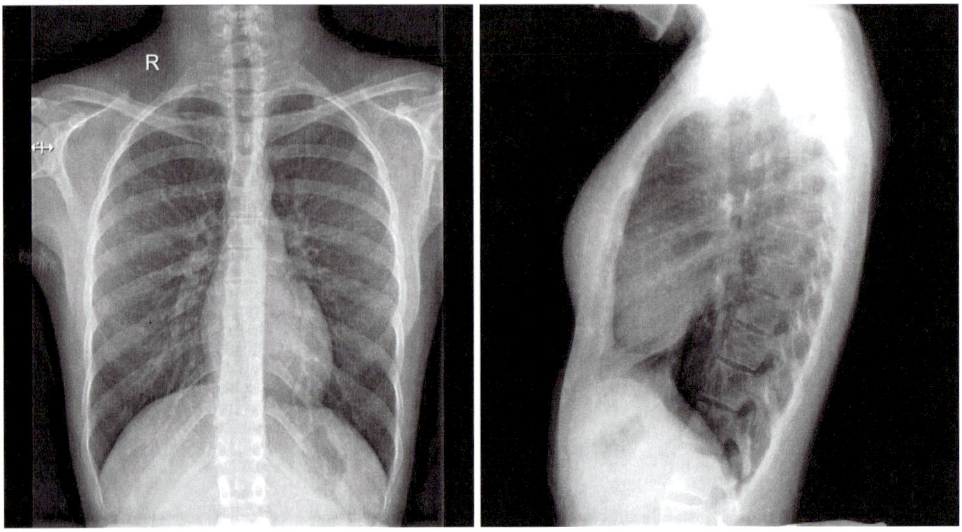

FIGURA 2 Radiografia de tórax em incidência posteroanterior e perfil esquerdo.

aéreas e dos vasos pulmonares retrocardíacos. O uso de alta quilovoltagem também reduz o tempo de exposição, o que contribui para uma melhor definição das estruturas móveis do mediastino.

Incidências

As incidências mais utilizadas na avaliação radiológica do tórax são as PA e perfil, realizadas com o paciente em pé. A incidência AP é indicada principalmente para crianças e adultos debilitados, que não conseguem ficar em pé, sendo realizada nas posições sentada ou deitada.

Outras incidências, frequentemente empregadas no passado, foram em grande parte substituídas pela tomografia computadorizada. A incidência lordótica, por exemplo, é realizada com o paciente em pé e com a radiografia inclinada cerca de 15° para cima. Isso pode ser alcançado pela inclinação do tubo de raios x ou fazendo que o paciente se incline para trás, apoiando a cintura escapular no chassi radiográfico. Essa posição permite que os ápices pulmonares sejam mais bem visualizados, uma vez que as clavículas e os primeiros arcos costais não se sobrepõem. Essa incidência é particularmente útil para caracterizar alterações nos ápices pulmonares, além de ser empregada para identificar condensações e atelectasias no lobo médio. A incidência em decúbito lateral com raios horizontais é realizada com o paciente deitado de lado e tem como objetivo diagnosticar pequenos derrames pleurais que não são visíveis nas radiografias em pé, além de avaliar se esses derrames estão livres. Por fim, as incidências oblíquas, antes muito usadas para localização de lesões e avaliação do coração, são atualmente praticamente restritas à avaliação de fraturas costais.

Radiografia no leito

O número de radiografias de tórax feitas no leito aumentou significativamente em virtude do crescimento das unidades de terapia intensiva (UTI) e dos procedimentos complexos, que exigem monitoramento constante. Em muitos hospitais, as radiografias de tórax realizadas no leito correspondem a 40-50% do total, apesar das controvérsias sobre o uso rotineiro dessa prática em ambientes de UTI. A principal vantagem da radiografia no leito é que o paciente não precisa ser transportado até o serviço de radiologia. Entretanto, essa técnica apresenta diversas desvantagens em comparação com a radiografia em posição ereta, que deve ser sempre preferida à posição supina:

- Menor distância foco-filme (recomendam-se 100-125 cm), resultando em magnificação do coração e do mediastino superior.
- Menor quilovoltagem (recomendam-se 80-100 kV), uma vez que os aparelhos portáteis não são tão potentes quanto os convencionais, o que pode destacar excessivamente as estruturas torácicas que se sobrepõem aos pulmões.
- Tempos de exposição maiores, o que pode causar borramento das estruturas móveis do tórax, especialmente porque muitos pacientes em UTI não conseguem colaborar, dificultando a manutenção de apneia e inspiração profunda no momento da exposição.
- Dificuldade no posicionamento de pacientes acamados, o que pode resultar em exposições "rodadas" (com angulação incorreta da imagem).

Além da magnificação das estruturas mediastinais, é importante lembrar que o volume sanguíneo pulmonar pode aumentar cerca de 30% ao se passar da posição ereta para a supina. Isso exige cautela para evitar a interpretação equivocada desses fenômenos como patológicos. Para minimizar esses efeitos, uma prática comum em UTI é fazer as radiografias no leito com o paciente em posição semiereta, ou seja, com a cabeceira da cama elevada (Figura 3).

TOMOGRAFIA COMPUTADORIZADA

A tomografia computadorizada (TC) é um exame de imagem que utiliza o princípio de obtenção de imagens das estruturas internas do corpo por meio de múltiplas projeções. O aparelho é composto por uma fonte de raios x (RX) e uma fileira de detectores dispostos em um aro, ao redor de onde o paciente é posicionado. O tubo de raios x gira ao longo desse aro, percorrendo planos perpendiculares ao corpo do paciente, sendo a espessura desses planos determinada pela colimação (espessura) do feixe de RX. Durante o movimento, o tubo emite raios x, que atravessam o corpo e são atenuados pelas estruturas internas. Os de-

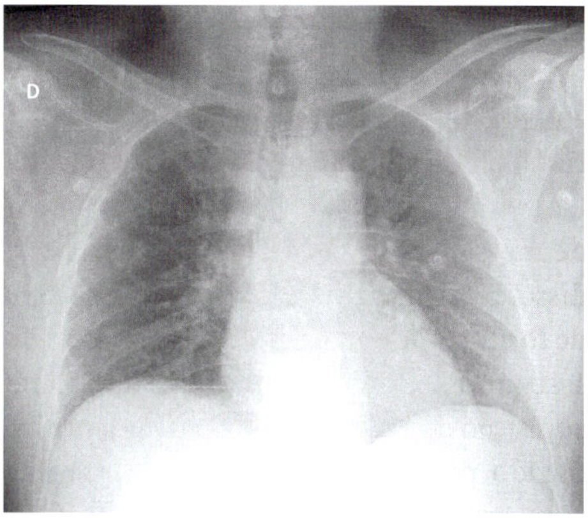

FIGURA 3 Radiografia de tórax realizada no leito. Notar o aumento da área cardíaca e do mediastino em comparação com a radiografia realizada em pé por consequência do efeito de magnificação.

tectores, localizados do lado oposto ao tubo, captam essas radiações, gerando múltiplas projeções das estruturas do corpo. A partir dessas projeções, as imagens são reconstruídas por meio de técnicas matemáticas.

As imagens geradas pela TC são representações bidimensionais de cortes tridimensionais, perpendiculares ao maior eixo do corpo. A terceira dimensão é dada pela espessura desses cortes. Cada imagem é formada por uma matriz de pelo menos 512 × 512 pixels, sendo o pixel o menor elemento da imagem. É importante ressaltar que o pixel também possui uma terceira dimensão, representada pela espessura do corte, e essa unidade é denominada voxel (pixel x espessura do corte). Assim, a resolução da imagem aumenta à medida que a espessura do corte diminui, pois o voxel se torna menor. Diferentemente da radiografia convencional, na qual as estruturas podem se sobrepor (como as costelas se projetando sobre o parênquima pulmonar), na TC as diferentes estruturas podem ser analisadas de forma individualizada.

Atualmente, a maioria dos aparelhos de TC possui múltiplas fileiras de detectores (TC *multislice*), e a aquisição das imagens ocorre de forma helicoidal, com os raios x emergentes do paciente capturados por várias fileiras de detectores simultaneamente. Os tomógrafos TCMD modernos possuem de 64 a 320 fileiras de detectores. Além disso, a rotação do tubo de raios x ocorre de forma muito mais rápida, em menos de 1 segundo. Como resultado, o tempo de aquisição do exame é significativamente reduzido, permitindo a obtenção de imagens com espessura de 0,5 mm de todo o tórax em menos de 10 segundos, especialmente em equipamentos com um maior número de detectores. A rápida aquisição das imagens (alta resolução temporal) torna possível obter cortes mais finos, o que melhora substancialmente a resolução espacial do exame. A alta resolução espacial e temporal possibilita a análise detalhada de pequenas e móveis estruturas torácicas, como as artérias coronárias. Com tomógrafos de 256 fileiras de detectores ou mais, é possível adquirir, por exemplo, imagens de 0,5 mm de todo o coração em um único batimento cardíaco. As imagens adquiridas também podem ser reconstruídas em planos diferentes do axial, como nos planos sagital e coronal, com resolução equivalente à das imagens-fonte (Figura 4). Da mesma forma, as técnicas de reconstrução tridimensional dos volumes de imagem obtidos se desenvolveram, tornando-se amplamente disponíveis nos tomógrafos mais modernos e relativamente fáceis de executar (Figura 5).

A combinação entre rapidez e aquisição volumétrica das imagens revolucionou o papel da TC na avaliação das estruturas vasculares, permitindo um aproveitamento mais eficiente do contraste endovenoso. Atualmente, a TC é o método de escolha para o diagnóstico de doenças vasculares

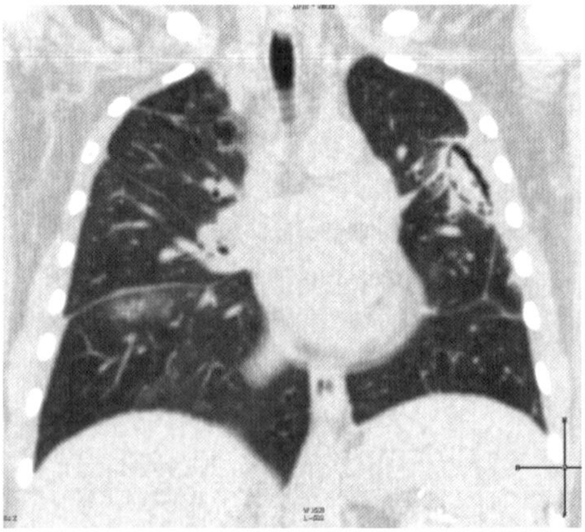

FIGURA 4 Tomografia computadorizada de tórax com reformatação no plano coronal demonstrando uma bola fúngica no lobo pulmonar superior esquerdo.

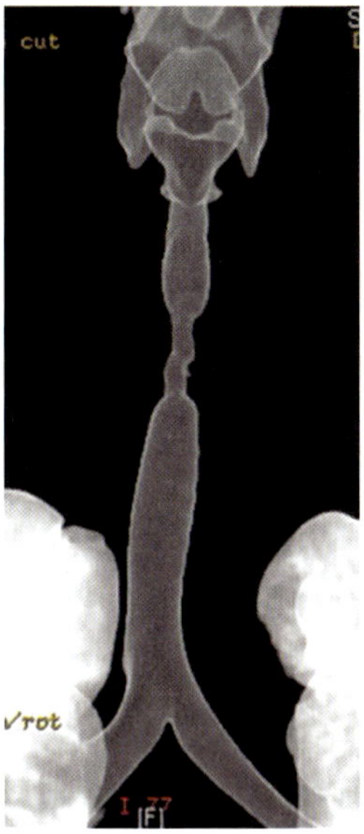

FIGURA 5 Reconstrução tridimensional (3D) da traqueia realizada com base em imagens de tomografia de tórax, evidenciando estenose traqueal pós-intubação prolongada.

no tórax, como aneurisma e dissecção da aorta, além do tromboembolismo pulmonar.

Técnica

Diversos fatores técnicos influenciam as imagens finais do exame, o que torna essencial uma comunicação eficaz entre o médico solicitante e o serviço de radiologia. Isso permite que os parâmetros do exame sejam ajustados conforme os objetivos diagnósticos específicos. Entre os principais fatores técnicos de interesse, destacam-se a espessura de corte, os filtros de reconstrução da imagem, os modos de apresentação das imagens (janela e nível) e o uso do contraste.

Espessura de corte

A menor unidade de imagem é o voxel, cuja densidade ou atenuação corresponde à média da atenuação das estruturas nele contidas. Como visto anteriormente, o voxel é a representação tridimensional do pixel, sendo sua terceira dimensão determinada pela espessura do corte. Assim, quanto maior a espessura do corte, menor a resolução da imagem. A espessura ideal do corte resulta de um equilíbrio entre o tamanho da estrutura a ser analisada e o número de cortes necessários para a sua avaliação. Nos modernos tomógrafos, a espessura de corte costuma variar entre 0,5 e 1 mm, sendo esses cortes finos essenciais para o estudo do parênquima pulmonar, dos pequenos brônquios periféricos e alterações sutis, tanto bronquioloalveolares quanto intersticiais, no nível do lóbulo pulmonar secundário.

Filtros e algoritmos de reconstrução das imagens

Este recurso é utilizado para controlar a quantidade de borramento gerado durante o processo de reconstrução da imagem. Filtros de alta frequência espacial proporcionam melhor resolução, sendo ideais para a avaliação do parênquima pulmonar. Como desvantagem, esses filtros aumentam o ruído e diminuem o contraste da imagem, o que, no entanto, não representa um problema para a análise pulmonar, já que há grande diferença de densidade entre o parênquima pulmonar normal e as eventuais doenças. Por sua vez, o mediastino é geralmente avaliado por meio de imagens reconstruídas com algoritmos de média a baixa frequência espacial, o que resulta em imagens com resolução ligeiramente inferior, mas com menor ruído e maior contraste. Isso facilita o delineamento das estruturas mediastinais e a identificação de possíveis doenças no mediastino (Figura 6).

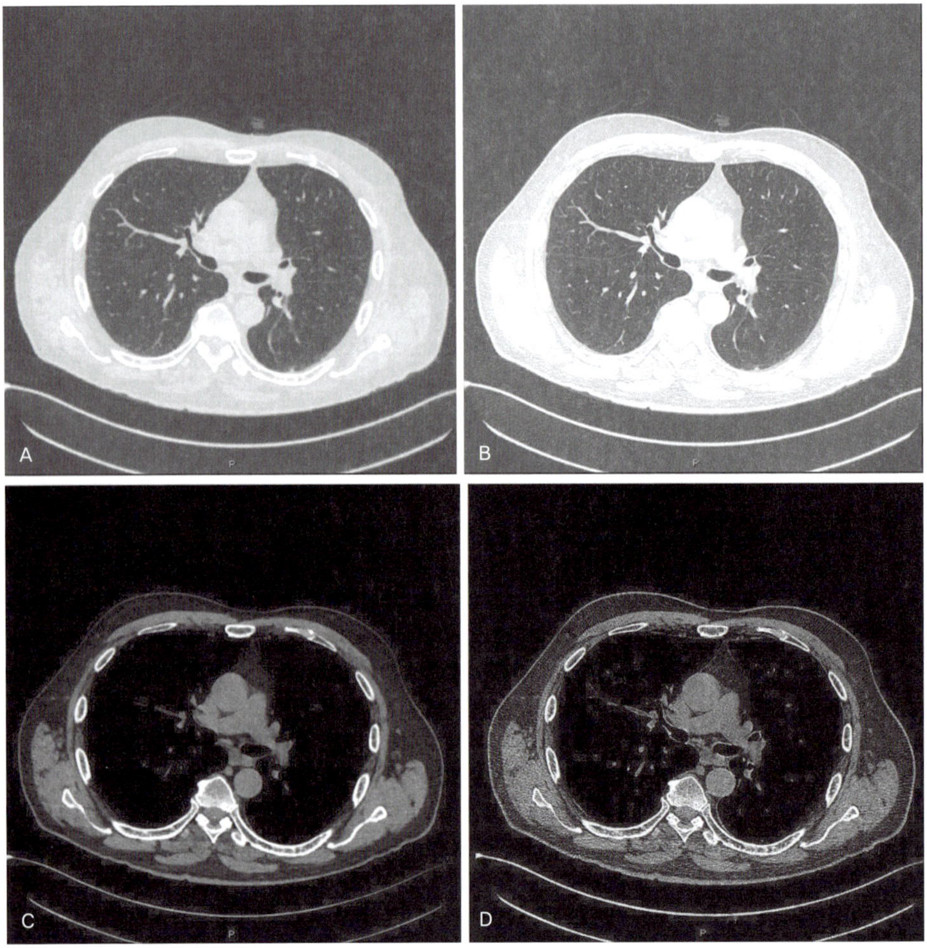

FIGURA 6 Imagens de tomografia de tórax na janela de pulmão reconstruídas com o filtro de partes moles (A) e filtro de alta resolução (B) e na janela de mediastino reconstruídas com o filtro de partes moles (D) e filtro de alta resolução (E).

Modos de apresentação da imagem: janela e nível

O contraste das imagens tomográficas é significativamente superior ao da radiografia convencional. Enquanto a radiografia é capaz de distinguir apenas quatro densidades básicas (ar, gordura, água e osso), a TC pode identificar milhares de tons de cinza, também conhecidos como densidades, coeficientes de atenuação ou simplesmente atenuação. Esses tons variam entre o branco e o preto absolutos, medidos em unidades Hounsfield (UH), em homenagem a Sir William Hounsfield, o inventor da TC. Por exemplo, o ar na luz da traqueia possui uma densidade de -1.000 UH (preto absoluto), o parênquima pulmonar normal cerca de -800 UH, e o osso, 700 UH (branco absoluto). Como em uma única imagem são visualizados apenas 256 tons de cinza, não é possível representar simultaneamente o pulmão, os ossos e as estruturas mediastinais e da parede torácica. Para lidar com essa limitação e caracterizar grande número de densidades dentro dessa escala restrita de cinza, é preciso selecionar o valor de atenuação aproximado da estrutura a ser analisada, denominado "nível". Em seguida, o computador ajusta a escala de cinza dentro de valores de atenuação específicos, tanto acima quanto abaixo do nível escolhido, criando o que é chamado de "janela". Para a avaliação do pulmão, por exemplo, costuma-se usar um nível em torno de -750 UH e uma janela de aproximadamente 1.500 UH, enquanto, para o mediastino, os valores de nível e janela são geralmente 40-60 UH e 250-450 UH, respectivamente.

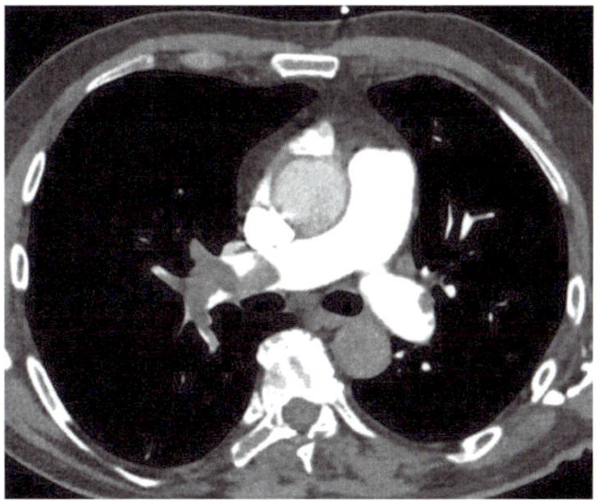

FIGURA 7 Angiotomografia computadorizada de artérias pulmonares mostrando falhas de enchimento nas artérias pulmonares principais, compatíveis com tromboembolismo pulmonar.

Contraste

Apesar da superioridade da resolução de contraste das imagens tomográficas em relação à radiografia convencional, ainda é necessário o uso de meio de contraste iodado endovenoso para caracterizar algumas doenças, aproveitando as diferenças de densidade entre as lesões e as estruturas normais. O uso de contraste, por exemplo, é imprescindível na avaliação de doenças vasculares, fundamental para a visualização de trombos na luz vascular, como no tromboembolismo pulmonar (Figura 7), ou de *flaps* endovasculares, como na dissecção da aorta. Além de ajudar no diagnóstico, o contraste desempenha um papel crucial na melhor caracterização de certos achados, como a diferenciação entre lesões mediastinais sólidas ou císticas, na avaliação da vascularização e do realce de massas pulmonares, e também pode ajudar na melhor caracterização de doenças pleurais e linfonodomegalias mediastinais.

Dose de radiação

A dose efetiva de radiação numa TC de tórax convencional é da ordem de 5 milisiverts (mSv), enquanto uma TC de tórax de baixa dose de radiação, como a utilizada no rastreamento de câncer de pulmão, é da ordem de 1,5 mSv, e uma radiografia de tórax convencional, aproximadamente 0,1 mSv. Diversos estudos têm investigado a qualidade diagnóstica da TC com o uso de baixa dose de radiação, por vezes próxima da de uma radiografia de tórax, mostrando resultados satisfatórios para a avaliação de nódulos pulmonares e de outras doenças pulmonares. Além disso, os tomógrafos mais modernos incorporam mecanismos de modulação de dose que ajudam a evitar a exposição desnecessária à radiação e têm reduzido a dose de radiação dos exames. Com a tendência crescente de realizar TC com baixa dose de radiação, o número de fótons que atingem os detectores é reduzido, o que resulta em uma pior relação sinal-ruído e no aumento de artefatos nas imagens. Para minimizar esses efeitos, algoritmos de reconstrução iterativa das imagens realizam várias operações que visam reduzir esses artefatos. Esse processo acaba por reduzir de forma significativa o ruído das imagens, fazendo com que elas pareçam ter sido adquiridas sem os mecanismos de redução de dose. Apesar dos avanços tecnológicos nas últimas décadas, é fundamental que os exames tomográficos sejam criteriosamente indicados, especialmente em pacientes jovens que precisarão de exames seriados de controle. O intervalo entre os exames tomográficos, assim como a utilização de métodos diagnósticos alternativos, deve ser sempre considerado em conjunto com o clínico e o radiologista, sempre que possível.

RESSONÂNCIA MAGNÉTICA

A ressonância magnética (RM) é uma técnica que se baseia no princípio de que átomos com número ímpar de prótons ou nêutrons (ou cuja soma de prótons e nêutrons seja ímpar), quando expostos a um campo magnético e estimulados por ondas de radiofrequência, reemitem parte da energia que absorvem. Esse fenômeno é conhecido como ressonância nuclear magnética. Descoberto no final da Segunda Guerra Mundial, esse efeito passou a ser utilizado na Medicina a partir dos anos 1980, quando cálculos matemáticos avançados permitiram mapear no tempo e no espaço a energia liberada pelos átomos, transformando-a em imagens. Embora vários átomos, como nitrogênio, carbono, fósforo e sódio, possam ser analisados por ressonância nuclear magnética, o hidrogênio é o mais empregado na prática clínica, por sua abundância no corpo humano, o que resulta em imagens com maior intensidade de sinal.

Tempos de relaxamento

Quando o paciente é colocado em um forte campo magnético, os íons de hidrogênio (H) presentes no seu corpo tendem a se alinhar com esse campo. Ao ser aplicada uma onda de radiofrequência a uma "fatia" do paciente, é introduzida energia nesse sistema, o que faz com que os íons H, inicialmente alinhados verticalmente com o campo magnético, se inclinem para uma posição horizontal. Quando a onda de radiofrequência é interrompida, os íons H retornam ao seu estado de menor energia, ou seja, à posição inicial. O tempo necessário para que isso aconteça é chamado de *"tempo de relaxamento"*. Durante esse processo, ao passar de um estado de maior para menor energia, a energia excedente é liberada sob a forma de um sinal, a partir do qual as imagens são geradas. É importante lembrar que os íons H podem ser representados como partículas carregadas, e, portanto, como vetores. A direção desse vetor, quando sujeito ao campo magnético, é vertical. Durante a aplicação da onda de radiofrequência, os íons ou vetores se deslocam para uma posição horizontal. A partir desse conceito, o tempo de relaxamento pode ser compreendido de duas maneiras: o tempo de recrescimento do vetor no eixo vertical e o tempo de decaimento do vetor no eixo horizontal, quando a onda de radiofrequência é desligada. O primeiro é denominado "tempo de relaxamento T1", e o segundo, "tempo de relaxamento T2". Ambos os tempos de relaxamento variam conforme a natureza dos diferentes tecidos do corpo. Contudo, a sobreposição significativa do sinal entre estruturas normais e patológicas impede, em geral, que esses tempos sejam usados como indicadores específicos para uma determinada doença. Quanto maior for o tempo necessário para que um tecido recupere sua posição vertical, menor será seu sinal em T1. Um exemplo extremo é a água, que apresenta longo tempo de relaxamento T1, resultando em um sinal baixo nas sequências pesadas em T1. Em contrapartida, a gordura possui um tempo de relaxamento T1 mais rápido, o que gera um sinal alto nessas mesmas sequências. O tempo de relaxamento T2 refere-se ao decaimento do sinal do vetor no eixo longitudinal; quanto mais rápido for esse decaimento, menor será o sinal da substância em imagens pesadas em T2. Quanto mais lento for o decaimento, maior será o sinal. Exemplos disso são o músculo, que possui um decaimento rápido e, portanto, um sinal baixo em T2, e a água, que tem um decaimento mais lento e gera um sinal alto em T2 (Figura 8).

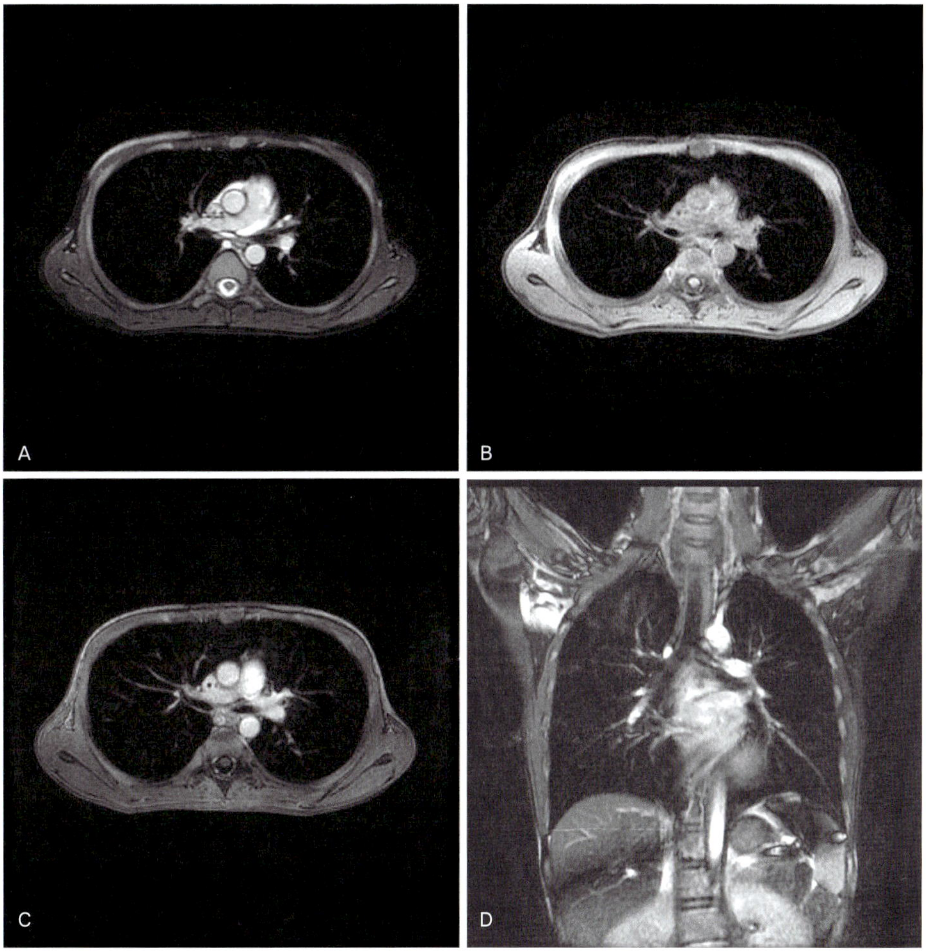

FIGURA 8 Ressonância magnética de tórax. A: Imagem ponderada em T2 (notar o alto sinal do líquor no canal medular). B: Imagem ponderada em T1 (baixo sinal no líquor). C: Imagem pós-contraste. D: Imagem coronal ponderada em T2.

Considerações técnicas

A RM do tórax enfrenta dois grandes desafios: a movimentação das estruturas torácicas decorrente dos batimentos cardíacos e da respiração, e a baixa densidade de íons H no pulmão normal. Além disso, a interface entre o ar e o tecido pulmonar causa um efeito de suscetibilidade magnética, o que limita ainda mais a avaliação dessa região.

Atualmente, existem diversas sequências de RM que são desenvolvidas de maneira específica, o que torna impossível definir um protocolo único para exames do tórax, já que ele varia conforme o objetivo diagnóstico. Sequências rápidas, que podem ser feitas durante uma apneia, minimizam a questão da movimentação respiratória, especialmente em pacientes colaborativos. Sequências sincronizadas com o ciclo cardíaco e respiratório também ajudam a reduzir significativamente a degradação da imagem por movimento, embora tornem o exame mais complexo e demorado.

Por sua natureza, a RM oferece resolução de contraste superior à da TC, o que significa que a diferença de sinal ou contraste entre as várias estruturas é mais acentuada na RM. Contudo, como a intensidade do sinal nas imagens de RM é proporcional ao volume de tecido presente em cada voxel e o ruído de fundo é constante em todo o volume examinado, não é possível reduzir demais o tamanho do voxel sem comprometer a relação sinal-ruído, prejudicando a qualidade diagnóstica. Assim, embora a resolução de contraste da RM seja superior à da TC, sua resolução espacial (ou seja, o tamanho e a quantidade de pontos que compõem a imagem) é menor.

Para a RM, pode ser utilizado um meio de contraste à base de gadolínio, com farmacodinâmica semelhante à do contraste iodado da TC. O gadolínio se distribui no espaço extracelular a partir do espaço intravascular e é excretado pelos rins. Assim como na TC, estruturas altamente vascularizadas e com maior espaço extracelular, além dos rins, apresentam maior realce no contraste. O gadolínio atua reduzindo o tempo de relaxamento T1, o que realça as estruturas na imagem.

Indicações

Em razão dos fatores técnicos mencionados anteriormente, além do custo elevado e da menor disponibilidade, a RM tem sido geralmente considerada método de segunda escolha em comparação com a ecocardiografia e a TC na avaliação das doenças torácicas, apesar de, em alguns casos, apresentar eficácia semelhante ou até superior à dos demais métodos, especialmente para avaliação cardíaca e de alterações no mediastino.

As modernas técnicas de RM têm se comparado à ecocardiografia na avaliação das cardiopatias congênitas, tanto em crianças quanto, principalmente, em adultos. Além disso, a RM tem se mostrado eficaz na análise do pericárdio e de outras alterações morfológicas cardíacas, como a presença de tumores. Na avaliação funcional do coração, como estenose e insuficiência valvar, contratilidade miocárdica e fração de ejeção, a RM tem demonstrado resultados comparáveis aos da ecocardiografia. A técnica também tem apresentado resultados promissores na avaliação da viabilidade miocárdica em pacientes com histórico de eventos isquêmicos decorrentes da doença aterosclerótica coronariana. Na análise das doenças vasculares torácicas, como aneurismas e dissecções da aorta, tromboembolismo pulmonar e malformações como a coarctação da aorta, a RM mostra eficácia semelhante à da TC. A RM pode ser considerada como método de primeira escolha na avaliação de pacientes jovens, especialmente aqueles que precisarão de exames de acompanhamento frequentes, como no caso da coarctação da aorta e da síndrome de Marfan, por não utilizar radiação ionizante.

A RM pode apresentar resultados superiores à TC na análise de invasão mediastinal, vascular e da parede torácica, em tumores mediastinais e pulmonares. Uma vantagem importante da RM na avaliação das massas mediastinais é a grande diferença de sinal em T2 entre tumores viáveis (que apresentam alto sinal) e áreas de fibrose (que apresentam baixo sinal), o que pode ser particularmente útil no caso de linfomas tratados. Além disso, as lesões mediastinais, especialmente as císticas, podem ter seu conteúdo aquoso mais bem caracterizado pela RM, em virtude da excelente resolução de contraste do método (Figura 9). A RM não só permite uma diferenciação precisa entre lesões mediastinais císticas e sólidas, como também é o método ideal para a avaliação de tumores neurogênicos, permitindo a determinação de suas características de sinal e possível extensão ao canal medular.

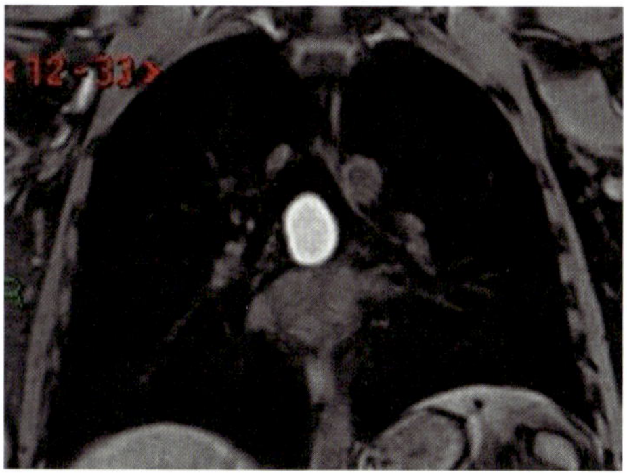

FIGURA 9 Ressonância magnética de tórax: imagem ponderada em T2 evidencia lesão arredondada subcarinal com alto sinal, compatível com cisto broncogênico.

TOMOGRAFIA POR EMISSÃO DE PÓSITRONS

A PET-TC é uma técnica de imagem que tem se mostrado de grande importância no diagnóstico, estadiamento e acompanhamento de diversos tipos de tumores. O radiofármaco mais utilizado nos exames de PET é a flúor-desoxiglicose, análogo da glicose marcado com flúor-18 (FDG). A aplicação do FDG baseia-se no princípio de aumento da captação de glicose pelas células tumorais, que são metabolicamente ativas. A taxa de absorção do FDG pelas células neoplásicas é proporcional à sua atividade glicolítica, que normalmente é mais alta do que nos tecidos normais. Assim, o exame de PET com FDG permite avaliar, em uma única imagem, o metabolismo glicolítico de todo o corpo, identificando as áreas com tumores metabolicamente ativos.

O desenvolvimento dos equipamentos de PET-TC possibilitou realizar o corregistro de imagens anatômicas e metabólicas em um único exame, sem a necessidade de movimentação do paciente. A combinação dessas duas técnicas, especialmente por meio de imagens de fusão, possibilita a localização anatômica exata das lesões hipermetabólicas, o que aumenta a precisão na detecção de tumores em comparação com os exames de PET ou de TC isolados (Figura 10).

As imagens de PET-TC são analisadas principalmente por inspeção visual, a fim de identificar lesões neoplásicas, que geralmente apresentam um metabolismo mais elevado do que as estruturas normais. Além da avaliação visual, o método permite

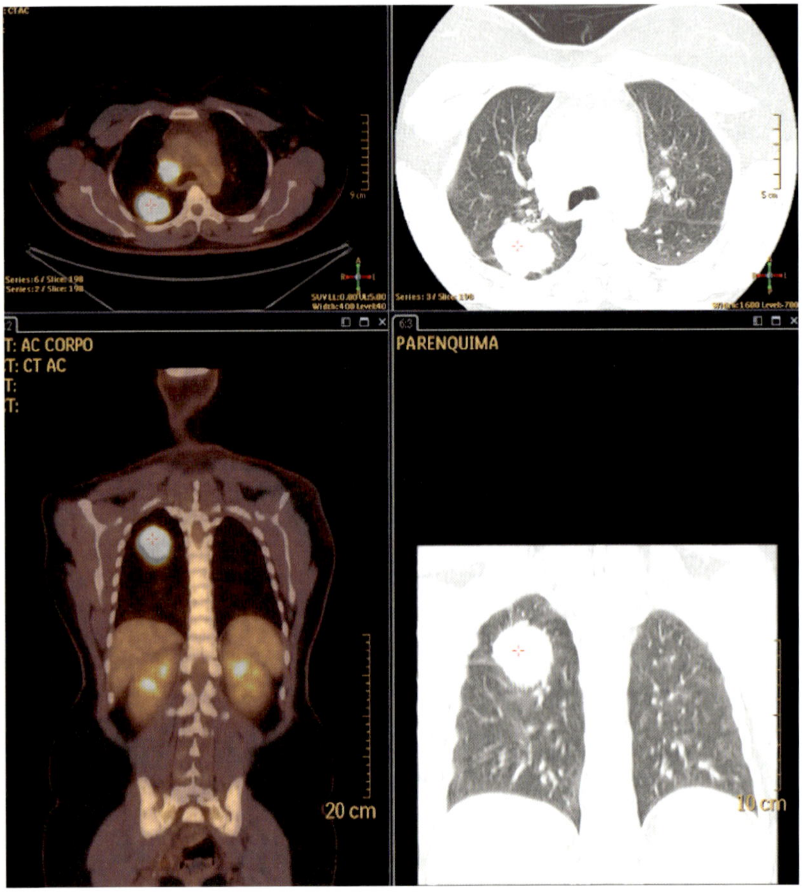

FIGURA 10 PET-TC com FDG-^{18}F de paciente com adenocarcinoma pulmonar. Notar a intensa captação na massa pulmonar no lobo superior direito e em uma linfonodomegalia paratraqueal à direita.

uma análise semiquantitativa da captação de FDG, utilizando o valor SUV (*standard uptake value*).

O SUV tende a ser mais elevado em tumores malignos do que em lesões benignas, e é útil no acompanhamento de lesões hipermetabólicas. A comparação do SUV de uma lesão tumoral antes e depois do tratamento, como quimioterapia ou radioterapia, pode ajudar a avaliar a resposta terapêutica.

O PET-TC possui diversas aplicações no tórax, começando pela caracterização do nódulo pulmonar solitário. Apesar de estudos mostrarem uma alta sensibilidade e especificidade para malignidade, é essencial ressaltar que o comportamento metabólico de um nódulo pulmonar deve ser interpretado em conjunto com suas características morfológicas (como tamanho, contornos, densidade tomográfica etc.), além de ser analisado no contexto dos dados clínico-laboratoriais do paciente. Lesões de origem infecciosa (como pneumonia, tuberculose, histoplasmose, criptococose, entre outras) podem apresentar valores elevados de SUV no PET-TC, assim como algumas neoplasias podem mostrar metabolismo glicolítico reduzido, como no caso de adenocarcinomas pulmonares subsólidos com padrão de crescimento lepídico e carcinoides típicos.

No estadiamento do câncer de pulmão, o PET-TC tem se mostrado extremamente útil como complemento à TC. A sensibilidade e a especificidade para a caracterização do comprometimento linfonodal mediastinal variam na literatura entre 80% e 90% e entre 85% e 100%, respectivamente, resultados significativamente superiores aos da TC. Isso ocorre porque a TC utiliza apenas o critério de tamanho para avaliar o comprometimento linfonodal, o que é bem limitado. Na avaliação de metástases, o PET-TC também apresenta eficácia muito satisfatória, permitindo análise abrangente em um único exame, o que antes múltiplos exames (como TC do tórax e abdome, mapeamento ósseo e TC ou RM do crânio). O PET tem sido capaz de detectar metástases que não são percebidas por outros métodos e, ao mesmo tempo, descartar lesões suspeitas de metástases em uma significativa porcentagem de casos. Em relação às metástases ósseas, o PET-TC é mais eficaz que o mapeamento ósseo. Além disso, mostra-se bastante confiável na diferenciação entre nódulos benignos e metástases nas glândulas suprarrenais, com sensibilidade de 100% e especificidade de 80%. Uma limitação do PET-TC é a caracterização das metástases cerebrais, já que estas podem ser obscurecidas pela intensa captação fisiológica do FDG pelo córtex cerebral. Por esse motivo, o PET não pode substituir a RM cerebral na avaliação das metástases cerebrais.

O PET-TC tem demonstrado eficácia suficiente para ser amplamente utilizado no estadiamento de diversos tumores que afetam o tórax, passando a ser exame imprescindível para essas neoplasias. Exemplos de tumores em que o PET-TC tem se mostrado valioso incluem o linfoma, câncer de mama e esôfago, além de outros tumores que frequentemente metastatizam para o tórax, como câncer colorretal, câncer de tireoide e melanoma.

Considerações finais

O avanço tecnológico nos métodos de imagem tem proporcionado uma gama de alternativas diagnósticas, cada qual com sua eficácia particular, que pode variar conforme a indicação clínica. No entanto, é importante destacar que esses métodos também podem apresentar efeitos colaterais, como os relacionados à exposição a radiações ionizantes e ao uso endovenoso de meios de contraste. Dessa forma, a escolha e a indicação desses exames têm se tornado cada vez mais complexas, o que torna essencial que o clínico colabore de maneira próxima com o médico radiologista. Essa parceria visa assegurar ao paciente o diagnóstico mais eficaz, seguro, rápido e acessível, levando em conta suas necessidades específicas.

ULTRASSONOGRAFIA TORÁCICA

A ultrassonografia torácica (UST) provou-se uma ferramenta essencial na prática médica diária, especialmente na Medicina respiratória, seja para auxiliar no diagnóstico e tomada de decisões clínicas, atuar como guia em tempo real para procedimentos, ou mesmo como preditor de resposta ao tratamento.

A compreensão dos padrões de imagem e a análise dos artefatos produzidos pela insonação do pulmão e das estruturas intratorácicas tornaram a UST imprescindível na avaliação de pacientes com doenças respiratórias.

Equipamento e técnica

Diversos estudos com diferentes protocolos, técnicas e equipamentos foram descritos e validados para a realização da UST à beira do leito. A avaliação pulmonar pode ser executada com praticamente qualquer aparelho de ultrassom capaz de realizar varredura bidimensional, com modo de brilho (B) convencional, embora a seleção de outras opções, incluindo modo de movimento (M) e varredura Doppler de fluxo colorido, possa ser empregada.

O transdutor ideal dependerá do cenário clínico e do diagnóstico suspeito. A sonda curvilínea ou convexa de baixa frequência (5-2 MHz) permite a análise de estruturas mais profundas e visualização aceitável da linha pleural, sendo a ideal para avaliar doenças do parênquima pulmonar e derrame pleural. Por sua vez, a sonda linear de alta frequência (14-6 MHz) gera imagens altamente detalhadas de estruturas superficiais, que incluem a musculatura intercostal, costelas e anatomia pleural.

A UST deve ser realizada, preferencialmente, com o paciente em posição supina para avaliação anterior e lateral do tórax, e, quando possível, sentado ou decúbito lateral para avaliação do dorso do paciente.

Classicamente, o transdutor deve ser posicionado no plano vertical (perpendicular à superfície pleural) e com o índex do transdutor (marcador de orientação) voltado cranialmente, de forma a obter uma visão longitudinal ou sagital. Deve-se fazer a varredura de todos os espaços intercostais, anterior, lateral e posteriormente, de ambos os lados. As regiões pulmonares podem ser divididas em diferentes zonas como parte de um protocolo padronizado, porém não existe uma normatização mundial a ser seguida.

Se uma predefinição (*preset*) de pulmão estiver disponível, ela deverá ser usada. Na ausência de tal predefinição, dá-se preferência ao *preset* de abdome quando se utiliza a sonda convexa e o *preset* musculoesquelético ao usar uma sonda linear. Atenção especial deve ser dada para não selecionar *softwares* (por exemplo, harmônicos, feixe cruzado) ou predefinições (por exemplo, cardíaco) que minimizam artefatos durante a execução da UST.

Achados normais

Em virtude dos princípios da propagação das ondas de ultrassom em estruturas aeradas, a UST depende principalmente da interpretação de artefatos. A imagem de aeração normal do tórax resulta da visualização da pele, do tecido celular subcutâneo, da musculatura intercostal, das sombras das costelas e da linha pleural, associada à presença de linhas A, dando origem ao "sinal do morcego". O movimento natural da pleura parietal sobre o folheto visceral resulta em um fenômeno denominado deslizamento pleural, visto no modo M como o "sinal da praia" (Figura 11). Finalmente, no recesso costofrênico, a sobreposição do pulmão aerado no abdome cria um limite bem definido do artefato de ar pulmonar, que se movimenta conforme a respiração, dando a impressão de uma cortina pulmonar ou "sinal de cortina".

Artefatos de imagem

- Linhas A: linhas hiperecogênicas horizontais paralelas, repetidas em intervalos equidistantes, a partir da linha pleural. São artefatos de reverberação da linha pleural.

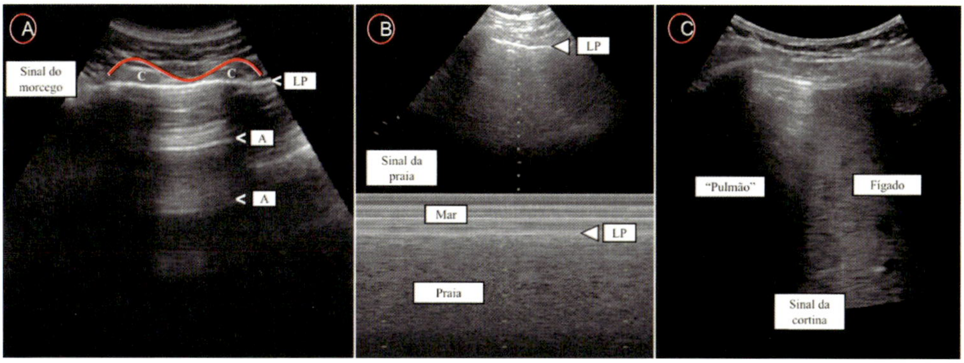

FIGURA 11 Padrão de aeração normal. A: No modo B, identificam-se a linha pleural (LP), hiperecoica, linhas A e as costelas (C) com sombra acústica posterior, denominado sinal do morcego. B: No modo M, a presença do deslizamento pleural determina o aparecimento do sinal da praia. C: Transição toracoabdominal, com interposição do artefato de ar ("pulmão") cobrindo partes do diafragma e do abdome (fígado), e surgimento do "sinal da cortina".

- Linhas B: linhas hiperecogênicas, perpendiculares à superfície pleural e que se estendem até o final da imagem. Movem-se sincronizadamente com o deslizamento pleural e apagam as linhas A. Poucas linhas B estreitas podem ser vistas em pessoas saudáveis (até 2 linhas B por campo), enquanto múltiplas linhas B sugerem doença.
- Linhas C: linhas hiperecogênicas, perpendiculares à linha pleural, que se originam de uma irregularidade pleural e sugerem lesão subpleural. Não estão presentes no padrão de aeração normal.
- Linhas E: pequenas linhas verticais que partem do subcutâneo e representam o enfisema subcutâneo. Não são sincronizadas com respiração, não estão presentes no padrão de aeração normal e impedem a visualização do sinal do morcego.
- Linhas Z: pequenas linhas hiperecogênicas verticais, que não alcançam toda a extensão do campo pulmonar, não apagam as linhas A e não se movem sincronizadas com a respiração. Vistas em grande parte da população normal, sem significativo clínico.

Padrões patológicos

Síndrome intersticioalveolar

A síndrome intersticioalveolar descreve um achado ultrassonográfico que representa uma densidade aumentada do interstício pulmonar secundário a uma doença ou condição subjacente difusa. É definida pela presença de pelo menos três linhas B em mais de dois espaços intercostais anteriores ou laterais, bilaterais.

Em muitos cenários, edema pulmonar cardiogênico e não cardiogênico são as condições causadoras mais comuns de síndrome intersticial, mas outras condições, como a síndrome do desconforto respiratório agudo (SDRA) e doenças pulmonares intersticiais, também causam síndrome a intersticioalveolar.

Consolidação

Os padrões mais encontrados nos pacientes com infecção respiratória são alterações assimétricas, com presença de linhas

B focais, ou de consolidação, definida por áreas hipoecogênicas no parênquima pulmonar, com aspecto ultrassonográfico similar ao observado no fígado, denominado hepatização pulmonar. A presença de focos hiperecogênicos ramificados de permeio define o achado de broncogramas (Figura 12).

Linhas hiperecoicas, perpendiculares à linha pleural, que se originam de uma pleura irregular e/ou espessada, são denominadas linhas C e sugerem lesão subpleural. Outras alterações que podem estar presentes incluem a irregularidade pleural e a ausência de deslizamento pleural.

Uma limitação importante do uso da UST é a impossibilidade de avaliar alterações parenquimatosas que não estejam ou não tenham contato com a região subpleural.

Derrame pleural

Dadas as evidências atuais, a UST pode ser considerada o método de imagem de escolha para a avaliação inicial dos casos de derrame pleural, com capacidade de detectar mínimos derrames (geralmente 5 a 10 mL) e sensibilidade de 100% para diagnosticar volumes superiores a 100 mL. Apresenta grande valia, também, como método auxiliar na busca da etiologia, bem como método orientador para a realização de toracocentese, drenagem torácica e biópsia pleural.

Embora uma avaliação quantitativa precisa do volume do fluido pleural seja possível, uma avaliação qualitativa é adequada para a maioria das tomadas de decisão clínica usando categorias de volume mínimo, pequeno, moderado ou grande. O derrame pleural pode ser classificado em quatro categorias, de acordo com sua aparência ultrassonográfica: derrame pleural anecoico ou simples, complexo não septado, complexo septado e ecogênico homogêneo (Figura 13).

- Derrame pleural simples: derrame anecoico, sem eco entre os folhetos pleurais.

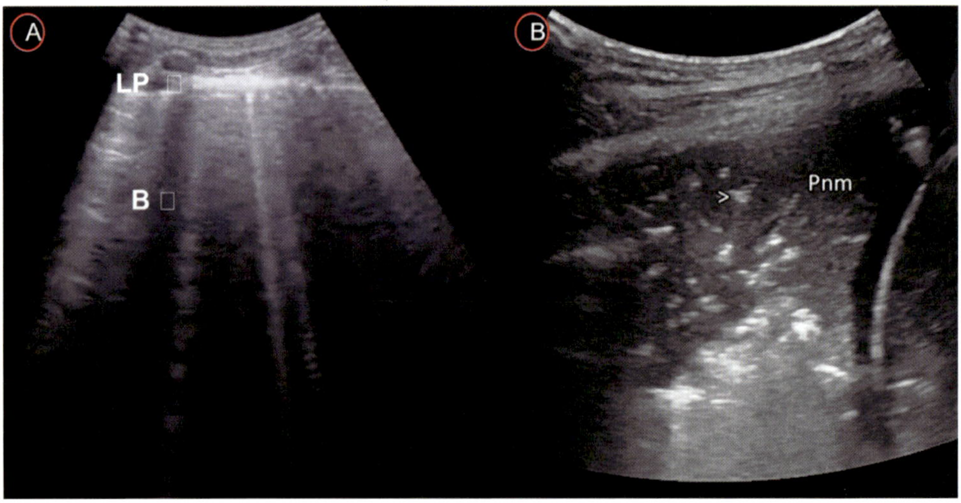

FIGURA 12 Padrões patológicos. A: Síndrome intersticioalveolar: presença de múltiplas linhas B, que se originam da linha pleural (LP), presentes em mais de dois espaços intercostais, bilateralmente. B: Consolidação: hepatização pulmonar (Pnm) com presença de broncogramas (cabeça de seta).

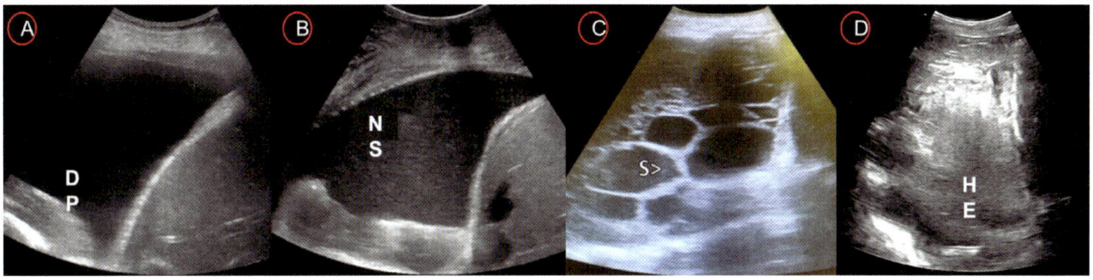

FIGURA 13 Derrame pleural e suas apresentações. A: Derrame pleural simples (DP) – fluido anecoico, livre. B: Derrame pleural complexo não septado (NS) – fluido anecoico com múltiplos focos hiperecoicos em seu interior (sinal do plâncton). C: Derrame pleural complexo septado (S) – fluido anecoico com vários septos e loculações. D: Derrame pleural homogeneamente ecogênico (HE) – fluido universalmente ecogênico, de alta densidade, sugerindo empiema ou hemotórax.

Representa fluido livre, gravidade-dependente, sem a presença de septações ou outras estruturas dentro do fluido.

- Derrame pleural complexo não septado: fluido anecoico com a presença de múltiplos pontos hiperecoicos em seu interior, representando detritos flutuantes dentro do derrame, também conhecido como "sinal do plâncton" ou "ecos giratórios". Denota maior densidade do líquido, seja pela presença de células, fibrina ou proteínas, mas sem septos.
- Derrame pleural complexo septado: fluido anecoico com a presença de vários septos, formando bolsas (loculações) entre os folhetos pleurais.
- Derrame pleural homogeneamente ecogênico: fluido universalmente ecogênico, representando um líquido de alta densidade, sugestivo da presença de pus ou sangue.

Esta classificação pode ajudar a diferenciar entre exsudatos e transudatos. Transudatos, como regra, aparecerão como um derrame pleural simples, embora esse não seja um achado específico. Por sua vez, exsudatos, inversamente, quase sempre aparecerão com ecogenicidade ou complexidade. Há forte correlação entre sinal do plâncton e exsudatos, embora, novamente, este não seja um sinal específico.

Algumas outras alterações pleurais que sugerem exsudatos são espessamento pleural ou a presença de nódulos (ou tumores), bem como alterações no parênquima pulmonar compatíveis com um processo infeccioso (como consolidação). A UST também permite avaliar estruturas adjacentes, como o diafragma, tecidos moles, ossos, órgãos abdominais e mediastino, o que pode ser útil no esclarecimento diagnóstico.

Pneumotórax

O diagnóstico ultrassonográfico de pneumotórax pode ser desafiador e ser avaliado conforme a presença de achados que sugerem pneumotórax e achados que confirmam pneumotórax (Figura 14). São achados que sugerem a presença de pneumotórax, num contexto adequado, a ausência de deslizamento pleural, a presença de linhas A e a ausência de pulso pulmonar. Por sua vez, a presença do ponto pulmonar é considerada patognomônica para pneumotórax, porém só está presente em colapsos pulmonares parciais.

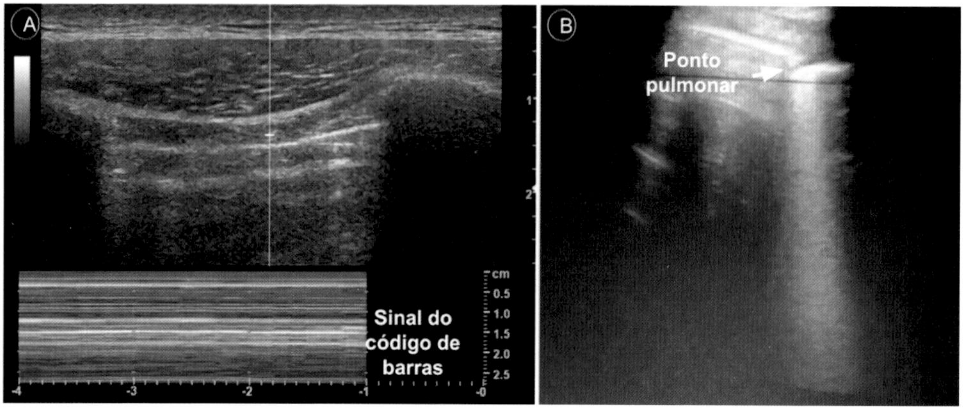

FIGURA 14 Pneumotórax. A: Modo M evidenciando ausência do deslizamento pleural (sinal do código de barras ou estratosfera). B: Modo B evidenciando o ponto pulmonar, que corresponde ao ponto de transição entre o pneumotórax e o pulmão aerado.

- Ausência de deslizamento pleural: a presença de ar entre as duas superfícies pleurais leva ao desaparecimento do deslizamento pleural. O modo M pode ser usado para confirmar a suspeita, com a formação do sinal de código de barras ou sinal da estratosfera (Figura 14). Vale ressaltar, entretanto, que a ausência de deslizamento pleural pode estar presente em outras condições, como pleurodese, aderências pleuroparenquimatosas, fibrotórax, atelectasias obstrutivas ou doenças pulmonares com complacência pulmonar acentuadamente reduzida.
- Presença de linhas A: estão presentes em pulmões normalmente aerados, mas também em pneumotórax. Nesse caso, observa-se a presença de linhas A, em associação aos achados de ausência de deslizamento pleural e ausência de linhas B, que apresentam sensibilidade de 100%, com boa especificidade para o diagnóstico de pneumotórax.
- Ausência de pulso pulmonar: o pulso pulmonar consiste em um movimento vertical da linha pleural sincronizado com o batimento cardíaco (observado em modo M). No pneumotórax, o ar intrapleural impede a transmissão do pulso pulmonar para a pleura parietal. Em contrapartida, a presença do pulso pulmonar descarta essa condição, com valor preditivo negativo de 100%.
- Ponto pulmonar: local em que se observa a transição entre a área de normalidade (presença de deslizamento pleural) e a região do pneumotórax (ausência de deslizamento pleural). O ponto pulmonar também pode ser identificado no modo M, no qual a imagem do código de barras é seguida pelo aspecto da praia. Esse sinal ocorre apenas no pneumotórax, com 100% de especificidade.

Em pacientes com hidropneumotórax, pode ser demonstrada uma interface clara entre o ar e o líquido. O ar aparecerá como uma área com ausência de deslizamento pulmonar acima do fluido. O movimento da interface ar-líquido pode ser confundido com a presença de deslizamento pulmonar.

Avaliação complementar

Parede torácica

Na UST, a avaliação da parede torácica inclui a análise do tecido subcutâneo, grupos musculares e costelas. Por serem estruturas superficiais, o transdutor mais utilizado é o linear de alta frequência (14-6 MHz). O músculo intercostal e a fáscia são visualizados como camadas ecogênicas sob o tecido subcutâneo. Abaixo do músculo intercostal, as pleuras visceral e parietal são visualizadas como uma "linha pleural" ecogênica visível entre e profundamente às costelas.

As principais indicações desse método são a avaliação de dor localizada, alterações palpáveis ao exame físico, coleções líquidas da parede torácica (hematomas, seromas pós-operatórios e abscessos) e lesões sólidas (nodulações e tumores), além de esclarecer achados de outras modalidades de imagem. Também pode ser utilizado para guiar punções e biópsias.

Outra utilização da UST de parede torácica é a avaliação de lesões ósseas líticas ou blásticas e fraturas de arcos costais. As costelas são vistas como estruturas superficiais e curvilíneas, que refletem completamente a onda de ultrassom, resultando em sombras acústicas posteriores. Quando uma fratura cortical está presente, essa linha é interrompida por um degrau ou lacuna, e ecos de reverberação ocorrem no ponto da fratura. Por sua vez, metástases causam destruição do córtex ósseo, resultando em uma aparência cortical irregular e perda das sombras usuais das costelas. Nesse caso, a estrutura óssea infiltrada pode ser mais visível e parecer hipoecoica e heterogênea.

Pleura parietal e visceral

A pleura é uma estrutura relativamente superficial e pode ser examinada com o transdutor linear de alta frequência, geralmente pela janela intercostal, visualizada como uma linha hiperecogênica abaixo das costelas. Em indivíduos saudáveis, a linha pleural desliza paralelamente à parede torácica durante a respiração (deslizamento pleural) e pode se mover em sincronia com a pulsação cardíaca (pulso pulmonar).

Para uma avaliação pormenorizada, pode-se fazer uma varredura no plano transversal ou axial, girando o transdutor no sentido anti-horário, com o marcador de orientação voltado para o lado direito do paciente. Dessa forma, terá a visualização da superfície pleural, sem interposição da sombra acústica posterior das costelas.

Lesões pleurais sólidas

O tecido pleural pode estar envolvido em diversos processos malignos e benignos. O espessamento pleural focal ou circunscrito pode corresponder a inflamação (pleurite) e infiltração maligna. Esses achados podem ajudar a determinar a necessidade de um procedimento pleural e o local mais apropriado para isso.

O espessamento pleural parietal hipoecoico pode mimetizar um derrame pleural, e o uso do Doppler colorido pode ajudar a diferenciar essas condições, com o fluido mostrando fluxo colorido desordenado, ao contrário do espessamento pleural sólido e estático.

Tumores pleurais benignos (lipomas, fibromas, condromas, neurinomas e formas mistas) se apresentam, geralmente, como imagem redonda ou oval, encapsulada e com contorno bem definido, hipoecoicos e homogêneos, sem infiltrar estruturas circundantes. Placas pleurais associadas à exposição ao amianto podem ser identificadas como imagem hipoecoica elíptica e suavemente limitada; se calcificadas, produzem sombras acústicas proeminentes. Em geral, a mobilidade pulmonar é preservada, e os tumores podem ser vascularizados, o que pode ser visualizado pelo modo Doppler.

Sinais de malignidade incluem espessamento irregular ou nodularidade da pleura, com padrão ultrassonográfico heterogêneo, surgindo da pleura parietal e distorcendo o contorno normal da pleura visceral. Pode estar associado a derrame pleural e infiltração de estruturas adjacentes.

No mesotelioma maligno, o espessamento pleural em geral excede 10 mm e pode ser focal ou difuso. Metástases pleurais comumente têm aparência hipoecoica, homogênea, com contorno oval ou irregular. Em tumores pulmonares com extensão transpleural, o deslizamento pleural tende a ser comprometido, com invasão da parede torácica e dos arcos costais sendo ocasionalmente observados, o que representa um sinal confiável de lesão pulmonar por extensão tumoral direta.

Diafragma

A UST pode ser usada para avaliação direta do diafragma, tanto sua mobilidade quanto sua contração (Figura 15). Durante a avaliação da mobilidade diafragmática, um transdutor convexo de baixa frequência é usado, e a imagem é geralmente obtida da janela hepática na região subcostal direita. No lado esquerdo, a janela esplênica pode ser usada, mas a visualização do diafragma é habitualmente mais complexa, e as medições tendem a ser menos reprodutíveis.

A mobilidade é mais bem avaliada usando o modo M, e as medições podem ser feitas em volume corrente, inspiração máxima, expiração máxima e durante manobra de *sniff*. Na posição supina, as medições são geralmente mais diretas e mais reprodutíveis.

Alguns estudos avaliaram valores de normalidade para mobilidade diafragmática, mostrando resultados um tanto diferentes entre eles. De maneira geral, considera-se que há disfunção diafragmática grave quando a mobilidade é menor que 10 mm. Outro marcador de disfunção é a presença de movimento paradoxal do músculo, geralmente visto na manobra de

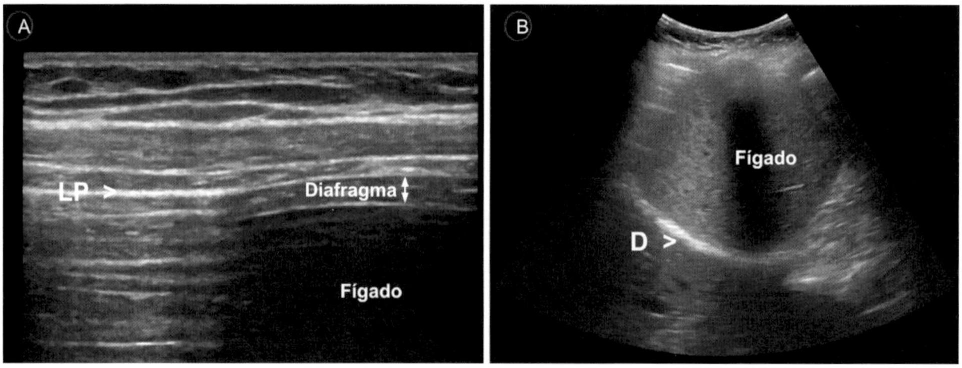

FIGURA 15 Avaliação de contração e mobilidade do diafragma. A: Avaliação da contração e fração de espessamento por meio da zona de aposição. B: Avaliação da mobilidade diafragmática pela janela hepática.

sniff quando o diafragma se insinua na cavidade torácica durante inspiração rápida.

A contração muscular pode ser avaliada na zona de aposição, região anatômica localizada na transição entre o tórax e o abdome, na qual o diafragma é recoberto pela pleura e pelo peritônio. Para essa avaliação, utiliza-se um transdutor linear de alta frequência, sendo possível visualizar a contração muscular e calcular a fração de espessura entre a espessura máxima do músculo medida durante a inspiração (Tins) e a expiração (Tex).

A fração de espessamento é calculada com os valores (em centímetros) obtidos pela fórmula: Tins – Tex/Tex × 100. A contração muscular é considerada adequada quando esse valor ultrapassa 20% a 30%.

Procedimentos guiados por ultrassonografia

Intubação orotraqueal

A ultrassonografia é um poderoso complemento em intubações orotraqueais e pode ser usada para excluir intubações esofágicas e verificar a seletividade do tubo. Essas avaliações podem ser feitas com transdutores de baixa ou alta frequência. Embora a seletividade possa ser apreciada com a ausculta pulmonar, esse método tem uma precisão diagnóstica menor. O exame pode detectar a seletividade do tubo orotraqueal identificando a posição do balão endotraqueal ou, mais frequentemente, visualizando o deslizamento pleural bilateral.

Traqueostomia percutânea

A sonda linear de alta frequência é a preferível para o procedimento, pois produz imagens detalhadas das estruturas superficiais. A UST permite a visualização de estruturas cervicais, exclusão de vasos sanguíneos no caminho da punção, tração do tubo guiado por ultrassonografia, centralização da punção traqueal e exclusão de complicações imediatas do procedimento. Comparada à técnica guiada por marcos anatômicos, a traqueostomia percutânea guiada por ultrassonografia resulta em melhor escolha do local de punção, menor tempo de procedimento, menos punções e menos complicações. Comparado à técnica guiada por broncoscopia, o procedimento guiado por ultrassonografia oferece a vantagem de avaliar estruturas cervicais anteriores. Ainda assim, é limitado por não fornecer visualização da parede posterior da traqueia. No entanto, estudos recentes mostram que ambas as técnicas têm perfil de segurança semelhante.

Toracocentese e drenagem pleural

A utilização da UST tem o papel de orientar o local ideal para punção, facilitar a punção de pequenos derrames e localizar as coleções pleurais em derrames complexos, além de reduzir o risco e o custo de complicações iatrogênicas. Ao realizar procedimentos guiados por ultrassonografia, duas técnicas diferentes podem ser usadas: procedimentos indiretamente guiados (sem orientação em tempo real) e diretamente guiados (orientação em tempo real). Na maioria das vezes, a toracocentese é feita indiretamente, enquanto as biópsias guiadas por UST são feitas com orientação em tempo real.

Na toracocentese indiretamente guiada, utiliza-se a UST para marcar o local ideal para o procedimento, porém a aspiração é feita "às cegas", sem orientação por ultrassonografia. Para essa abordagem, é crucial que o paciente mantenha a posição após a marcação guiada por US, para reduzir o risco de punções inadvertidas. Por sua vez, durante a toracocentese diretamente guiada por ultrassonografia, a UST é usada continuamente durante todo o procedimento e permite a visualização em tempo real da inserção da agulha e aspiração do líquido. Após o procedimento, independentemente da técnica empregada, deve-se realizar a UST para verificar possíveis coleções residuais, avaliar a expansão pulmonar e identificar complicações como hemotórax ou pneumotórax.

Assim como a toracocentese, a drenagem percutânea guiada por ultrassonografia de coleções intratorácicas e pleurais tem vários benefícios em comparação a procedimentos cegos ou não guiados. A UST permite identificar estruturas relevantes, como o diafragma, vasos e nervos, que podem estar no trajeto de drenagem, identificar loculações ou septações que podem exigir posicionamento ou redirecionamento específico da agulha, além de reduzir o risco de complicações como pneumotórax ou lesão de órgãos. Após a inserção do dreno ou cateter de longa permanência, a UST deve ser feita para identificar a trajetória do dreno, excluindo o posicionamento subcutâneo ou outras complicações.

Biópsia torácica

A biópsia por agulha transtorácica guiada por ultrassonografia tem rendimento diagnóstico aceitável e é alternativa econômica e com taxa de complicações geralmente menor quando comparada à biópsia guiada por TC. Dessa forma, as biópsias guiadas por ultrassonografia devem ser preferidas sempre que uma lesão puder ser visualizada pela UST.

A biópsia guiada por UST pode ser feita para obter tecido de uma variedade de estruturas, como parede torácica, pleura parietal, pulmão, diafragma e mediastino anterior e superior. Além disso, a técnica pode ser usada para obter tecido de estruturas extratorácicas, como linfonodos supraclaviculares e cervicais.

O procedimento pode ser feito usando agulhas de aspiração e agulhas de *core biopsy*. Uma vez que o procedimento tenha sido realizado, a ultrassonografia pulmonar é feita novamente para descartar complicações (p. ex., pneumotórax, hemotórax, sangramento intrapulmonar).

PONTOS DE DESTAQUE

- Os exames de imagem desempenham papel fundamental no diagnóstico das doenças torácicas.
- A radiografia de tórax0 ainda que menos acurada, figura como uma ferramenta importante por seu baixo custo, facilidade de realização e ampla disponibilidade.
- A TC de tórax representa o padrão-ouro para a maior parte das afecções torácicas, sendo atualmente muito empregada.
- A ressonância nuclear magnética do tórax tem indicações mais restritas e específicas, como a distinção entre lesão sólida ou cística, todavia futuros avanços podem determinar seu maior uso.
- A PET-TC representa um avanço significativo nas doenças oncológicas, principalmente como ferramenta de estadiamento, todavia, com os usos expandidos,

como no rastreio de quadros infecciosos/inflamatórios ocultos, tem ganho maior uso.

- Nos últimos anos, a UST tem ganhado expressiva evidência, pois permite diagnóstico fácil, rápido e livre de radiação, que pode ser realizado à beira do leito e ainda guiar procedimentos invasivos, garantindo maior efetividade e segurança a eles.

LEITURA RECOMENDADA

1. American College of Radiology. ACR practice guideline for the performance of pediatric and adult chest radiography. Reston, VA, EUA. Disponível em: http://www.acr.org/s_acr/bin.asp?CID=545&DID=12194&DOC=FILE.PDF.
2. Counts SJ, Kim AW. Diagnostic imaging and newer modalities for thoracic diseases: PET/computed tomographic imaging and endobronchial ultrasound for staging and its implication for lung cancer. PET Clin. 2018;13(1):113-26.
3. Colares PFB, Mafort TT, Sanches FM, Monnerat LB, Menegozzo CAM, Mariani AW. Thoracic ultrasound: a review of the state-of-the-art. J Bras Pneumol. 2024;50(4):e20230395.
4. Díaz-Gómez JL, Mayo PH, Koenig SJ. Point-of-care ultrasonography. N Engl J Med. 2021;385(17):1593-602.
5. Laursen CB, Clive A, Hallifax R, Pietersen PI, Asciak R, Davidsen JR, et al. European Respiratory Society statement on thoracic ultrasound. Eur Respir J. 2021;57(3):2001519.
6. Maki DD, Gefter WB, Alavi A. Recent advances in pulmonary imaging. Chest. 1999;116(5):1388-402.
7. Menegozzo CAM, Sorbello CCJ, Santos-Jr JP, Rasslan R, Damous SHB, Utiyama EM. Safe ultrasound-guided percutaneous tracheostomy in eight steps and necessary precautions in COVID-19 patients. Rev Col Bras Cir. 2022;49:e20223202
8. Mongodi S, De Luca D, Colombo A, Stella A, Santangelo E, Corradi F, et al. quantitative lung ultrasound: technical aspects and clinical applications. Anesthesiology. 2021;134(6):949-65.
9. Peris A, Tutino L, Cianchi G, Gensini G. Ultrasound guidance for pleural-catheter placement. N Engl J Med. 2018;378(14):e19.
10. Raptis CA, Ludwig DR, Hammer MM, Luna A, Broncano J, Henry TS, et al. Building blocks for thoracic mri: challenges, sequences, and protocol design. J Magn Reson Imaging. 2019;50(3):682-701.
11. Safai Zadeh E, Görg C, Prosch H, Horn R, Jenssen C, Dietrich CF. The role of thoracic ultrasound for diagnosis of diseases of the chest wall, the mediastinum, and the diaphragm – narrative review and pictorial essay. Diagnostics. 2023;13(4):767.
12. Shao RJ, Du MJ, Xie JT. Use of lung ultrasound for the diagnosis and treatment of pleural effusion. Eur Rev Med Pharmacol Sci. 2022;26(23):8771-6.
13. Szarf G, Souza LVS, Torres PPTS, editores. Coleção CBR – volume tórax. São Paulo: Editora dos Editores; 2024.
14. Toy D, Siegel MD, Rubinowitz AN. Imaging in the intensive care unit. Semin Respir Crit Care Med. 2022;43(6):899-923.
15. Technical considerations. In: Hansell DM, Armstrong P, Lynch DA, McAdams HP, editores. Imaging of diseases of the chest. 4.ed. St. Louis: Elsevier Mosby; 2005. p. 1-26.

3

Afecções traqueais

Paulo F. Guerreiro Cardoso
Benoit Jacques Bibas
Helio Minamoto

INTRODUÇÃO

A traqueia é um órgão ímpar, com uma estrutura tubular que se estende da extremidade inferior da laringe até a bifurcação brônquica. Compõe-se de 16 a 20 anéis cartilaginosos, distribuídos circunferencialmente em forma de ferradura. A extensão da traqueia no adulto atinge cerca de 12-14 cm. A sua parede posterior contém uma porção membranosa, representada por um músculo resquicial (músculo *trachealis*).

A traqueia pode ser dividida conforme o compartimento anatômico onde se situa. A subglote compreende os 10-15 mm a partir da membrana cricotireóidea, estendendo-se até a borda distal da cartilagem cricoide na parede anterior. A partir desse ponto, há os anéis traqueais propriamente ditos, sendo os 2-3 primeiros anéis localizados na região cervical, e os demais, no mediastino. O diâmetro da traqueia varia entre 10 (subglote) e 23 mm (carina traqueal).

As propriedades mecânicas da traqueia são complexas, uma vez que o órgão se estende da região cervical até o mediastino, estando assim submetida a regimes de pressão diferentes. A traqueia acomoda a movimentação de suas paredes, de acordo com as variações do ciclo respiratório e do mecanismo da tosse. Sua estrutura microscópica consiste em mucosa composta de epitélio pseudoestratificado ciliado, submucosa, cartilagem e uma camada adventícia, composta de tecido conjuntivo. Sua vascularização arterial é segmentar, a partir de vasos de pequeno calibre advindos das artérias tireóideas inferiores, inervada por fibras simpáticas e parassimpáticas.

As afecções traqueais podem ser adquiridas ou congênitas e incluem as doenças intrínsecas e as extrínsecas do órgão, em que o comprometimento traqueal é secundário a um processo patológico de órgãos adjacentes, como esôfago, vasos sanguíneos e pulmões.

Usualmente, as afecções traqueais tornam-se sintomáticas a partir de uma obstrução significativa da luz traqueal, caracterizada por um comprometimento circunferencial que exceda 70-75% do diâmetro nominal da luz traqueal. Em seguida, nessa área de obstrução, haverá um turbilhonamento do fluxo aéreo, de maneira a causar dispneia, agravada proporcionalmente à redução do seu diâmetro luminal, podendo tornar-se crítica, levando à insuficiência respiratória.

Os tratamentos para as afecções traqueais adquiridas e congênitas requerem medidas que visam à desobstrução da luz traqueal. Isso pode ser realizado por meio de ressecção cirúrgica da área com estenose e reconstrução com anastomose terminoterminal, ou pela dilatação da área estreitada (estenótica), seguida ou não da colocação de órteses (*stents*) endoluminais para a manutenção de sua perviedade. Tanto o tratamento cirúrgico quanto o endoscópico devem seguir indicações baseadas no tipo, na causa e na extensão da afecção, de acordo com as características clínicas do paciente (idade e presença de comorbidades).

Este capítulo versa sobre as afecções traqueais adquiridas, com foco nas estenoses traqueais e laringotraqueais, fístula traqueoesofágica e neoplasias traqueais.

ESTENOSES TRAQUEAIS E LARINGOTRAQUEAIS

Etiologia e fisiopatologia

A estenose traqueal pós-intubação e/ou traqueostomia representa a causa mais frequente, a qual responde por mais de 80% do total dos casos, seguida da estenose idiopática, doenças inflamatórias e autoimunes (policondrite recidivante, granulomatose com poliangiite), doenças infecciosas (tuberculose) e doenças de depósito (amiloidose). Nas estenoses pós-intubação, o contato do tubo orotraqueal com a parede posterior da subglote pode causar lesões da mucosa e submucosa que resultam em estenoses no local. Da mesma forma, o contato do balonete do tubo orotraqueal ou da cânula de traqueostomia com a luz traqueal nos pacientes submetidos à intubação prolongada para assistência ventilatória pode levar à isquemia local por compressão, com erosão da mucosa e exposição da cartilagem circunferencialmente. A lesão é comumente agravada pela colonização bacteriana local oriunda da flora orofaríngea e laringotraqueal. A resolução do processo resulta em fibrose colagênica com a subsequente retração circunferencial, levando à estenose. Uma vez estabelecida, a estenose fibrótica é um processo irreversível. A redução luminal acima de 70% a 75% do diâmetro interno da traqueia gera sintomas relacionados, entre os quais a dispneia.

A estenose laringotraqueal está frequentemente relacionada à traqueostomia realizada acima do 2º anel traqueal, ou à cricotireoidostomia, as quais não são convertidas em traqueostomias convencionais após 24 horas. Nessas circunstâncias, a permanência da cânula de traqueostomia desencadeia um processo de fibrose cicatricial local com redução do calibre da via aérea central, determinando redução do espaço interaritenóideo e, por conseguinte, dispneia, disfonia e, eventualmente, disfagia. Essas estenoses demandam manuseio cirúrgico e endoscópico mais complexo, com múltiplos procedimentos, conforme será descrito no item de tratamento.

A estenose idiopática não possui causa determinada. A subglote é o local mais afetado, predomina no sexo feminino, possui evolução lenta, desenvolvendo-se ao longo de vários anos, e histologicamente é representada por área de proliferação colagênica circunferencial, com preservação da cartilagem. Fatores coadjuvantes, como o refluxo gastroesofágico, têm sido propostos na sua fisiopatologia, em razão da presença de pepsinas em material de biópsia.

Outras causas de estenose estão vinculadas a um processo de lesão que depende do agente causal, como na tuberculose traqueobrônquica, em que há uma preferência da lesão pela traqueia distal e brônquios principais, sobretudo à esquerda, determinando estenoses longas e infundibulares. Nas doenças autoimunes e nas doenças inflamatórias não infecciosas, o acometimento é segmentar da parede da traqueia, podendo ser multicêntrico e migratório (policondrite recidivante e granulomatose com poliangiite) ao longo da via aérea central, enquanto nas doenças de depósito (amiloidose) o acometimento é progressivo e segmentar, predominando na traqueia em 33% dos casos.

Diagnóstico

O diagnóstico clínico baseia-se nos sintomas, sendo a suspeição fundamentada na história clínica do paciente. Por exemplo, no diagnóstico de estenose pós-intubação, depreende-se que houve intubação ou traqueostomia prévia. A sintomatologia tem início mais tardiamente, podendo ocorrer após várias semanas ou meses do evento inicial. Nos portadores de doenças infecciosas granulomatosas como a tuberculose traqueobrônquica, as estenoses podem ocorrer em 35% dos casos, sendo o diagnóstico usualmente firmado na presença de uma estenose traqueobrônquica já estabelecida.

Exames diagnósticos

A tomografia axial computadorizada sem contraste, com reconstruções nos planos sagital e coronal, além de não ser invasiva fornece a localização exata da lesão, sua extensão na via aérea, além da sua relação com as estruturas anatômicas locais, as quais orientarão as medidas diagnósticas e terapêuticas subsequentes. O radiograma de tórax convencional não é capaz de fornecer essas informações com precisão.

A endoscopia respiratória (rígida ou flexível) serve para avaliação da função, sensibilidade da laringe, mobilidade das pregas vocais e características da lesão (inflamatória; fibrótica; expansiva; vegetante; ulcerada). A laringotraqueobroncoscopia avalia também o percentual de obstrução luminal da via aérea no local da estenose, o início e o fim da lesão, juntamente com a sua posição em relação às referências anatômicas endoscópicas (laringe, subglote, carina traqueal) e distância do traqueostoma nos portadores de traqueostomia.

Biópsias devem ser realizadas nas lesões com suspeita de atividade inflamatória ou de aspecto neoplásico. O material deve ser encaminhado para histopatologia, pesquisa e culturas de bactérias e fungos. No mesmo momento da biópsia, pode-se fazer a dilatação endoscópica da estenose, sobretudo em pacientes que apresentem dispneia e grau mais grave de obstrução.

Tratamento

Medidas clínicas utilizadas em pacientes com estenose traqueal incluem corticoterapia, nebulizações, oxigenoterapia, broncodilatadores e antibióticos de amplo espectro quando houver traqueobronquite bacteriana associada. Embora sejam eficazes no controle parcial dos sintomas, tais medidas raramente são suficientes para a sua resolução completa, sobretudo na presença de reduções significativas do diâmetro da via aérea no local (≥ 70% do diâmetro luminal) e, por conseguinte, mais sintomáticas.

Na obstrução traqueal grave em paciente sem condições clínicas para o tratamento cirúrgico definitivo (ressecção traqueal), o foco concentra-se na restauração da ventilação, seja pela via aérea natural, por meio da dilatação endoscópica da estenose, ou pelo estabelecimento de uma via aérea cirúrgica pela confecção de uma traqueostomia.

A dilatação endoscópica visa ao restabelecimento da perviedade da via aérea através da dilatação com dilatadores metálicos, ou por balão hidrostático realizados por endoscopia rígida ou flexível.

A colocação de próteses (*stents*), usualmente de silicone (endoprótese em pacientes sem traqueostomia, ou tubo T de silicone nos pacientes traqueostomizados), pode ser realizada no mesmo ato da dilatação, ou *a posteriori*. As próteses de malha metálica de nitinol autoexpansível e recobertas com silicone de grau médico também podem ser usadas nas estenoses traqueais, embora seu emprego seja mais frequente nas estenoses dos brônquios principais.

A traqueostomia é reservada para as situações de urgência, quando há sintomas respiratórios graves e risco de obstrução da via aérea. Deve ser realizada por técnica aberta e imediatamente abaixo da área de obstrução sempre que possível. Essa estratégia restabelece uma via aérea para ventilação, permitindo que o paciente seja encaminhado para tratamento em centro que disponha de cirurgião ou broncoscopista habilitados e com recursos materiais e técnicos para o tratamento da estenose.

Cirurgias utilizadas no tratamento da estenose traqueal, subglótica ou laringotraqueal estão bem estabelecidas na literatura. Consistem na ressecção da área estenótica nos pacientes que reúnam condições locais e clínicas para o procedimento. A traqueia possui uma limitação de extensão da ressecção em cerca de 50% da sua extensão no adulto e 30% na criança. Ambas se baseiam na possibilidade da reconstrução primária da continuidade da via aérea através da confecção de anastomose sem tensão entre as suas extremidades, reduzindo-se a probabilidade de deiscência, fístula e a eventual reestenose futura. A reestenose pode resultar na necessidade de prótese traqueal ou traqueostomia de longo prazo, que causam impacto negativo profundo na qualidade de vida desses pacientes.

Complicações pós-operatórias na cirurgia traqueal podem ocorrer em 44% dos casos operados, prejudicando sobremaneira os resultados cirúrgicos em longo prazo. Por essa razão, há necessidade de seleção e preparo adequados dos pacientes, além de técnica cirúrgica adequada e controle das comorbidades. A presença de comorbidades como obesidade, doenças cardiovasculares e diabetes insulinodependente aumenta em 7 vezes a razão de chance de complicações pós-operatórias. As ressecções traqueais acima de 4 cm de extensão em adultos aumentam em 5 vezes a razão de chance de complicações pós-operatórias, enquanto a re-ressecção segmentar da traqueia em paciente já submetido a ressecção traqueal prévia eleva em 49 vezes a razão de chance de complicações pós-operatórias, tornando as re-ressecções traqueais praticamente proibitivas. Para esses casos, as alternativas futuras em investigação incluem a produção de enxertos traqueais por engenharia de tecidos para a substituição de segmentos longos de estenoses, tumores ou na necessidade de re-ressecção nas recidivas da estenose. A incidência de refluxo gastroesofágico patológico, mesmo que assintomático e detectado por avaliação funcional esofágica (esofagomanometria e pHmetria esofágica ambulatorial de 24 horas), deve ser controlada em pacientes com estenoses traqueais benignas, pois esse fator aumenta em 5 vezes a possibilidade de sucesso no tratamento definitivo cirúrgico ou endoscópico da estenose.

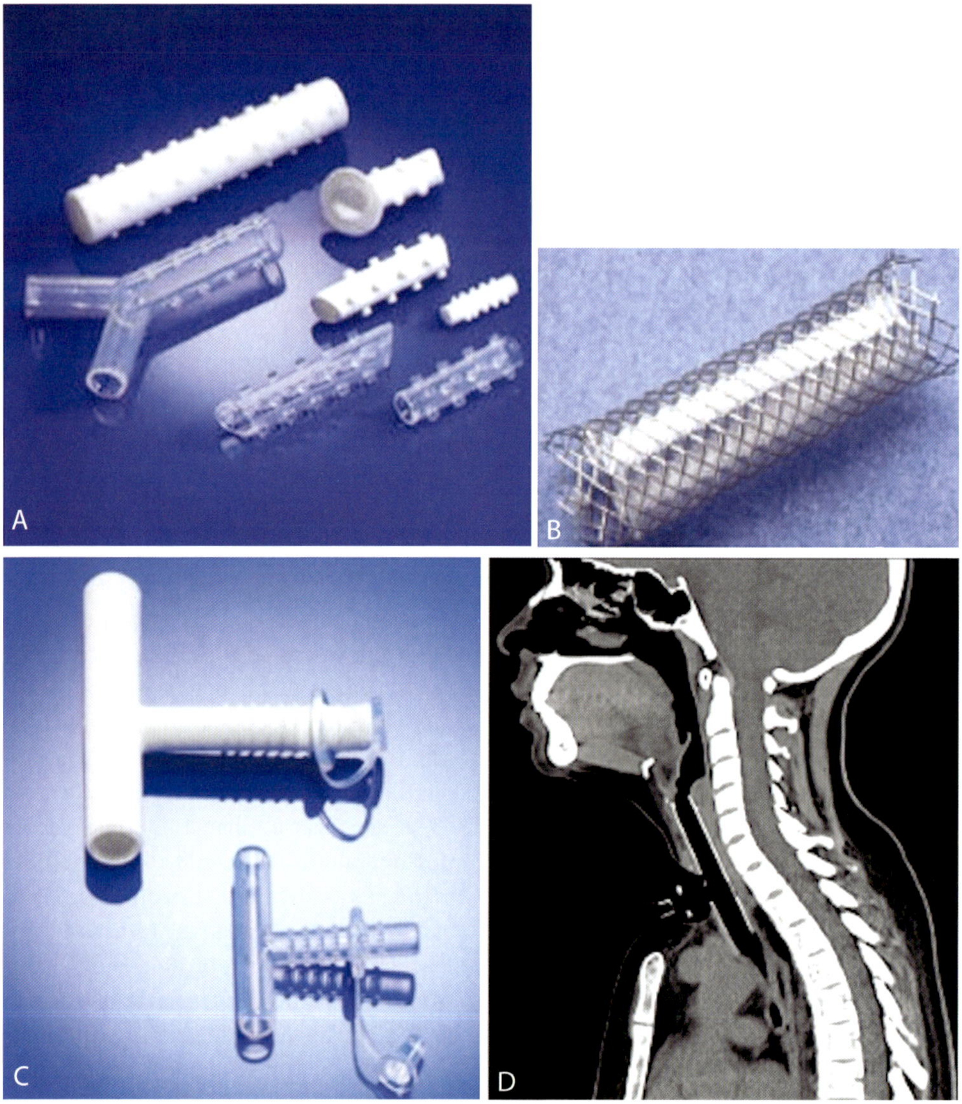

FIGURA 1 A: Endopróteses traqueais retas e bifurcadas. B: Prótese autoexpansível metálica (nitinol) recoberta de silicone. C: Tubo T de silicone. D: Reconstrução sagital de tomografia computadorizada demonstrando um tubo T posicionado na traqueia.

Resumo do tratamento das estenoses traqueais

- Endoscopia respiratória com dilatações seriadas: com ou sem a colocação de próteses, sendo uma técnica apurada, com materiais e equipamentos dedicados, é fundamental para a obtenção de bons resultados nas dilatações e na colocação de próteses.
- Desobstrução com colocação de prótese (tubo T de silicone): utilizada para estenose traqueal completa em fundo-cego (grau IV na classificação de Myer-

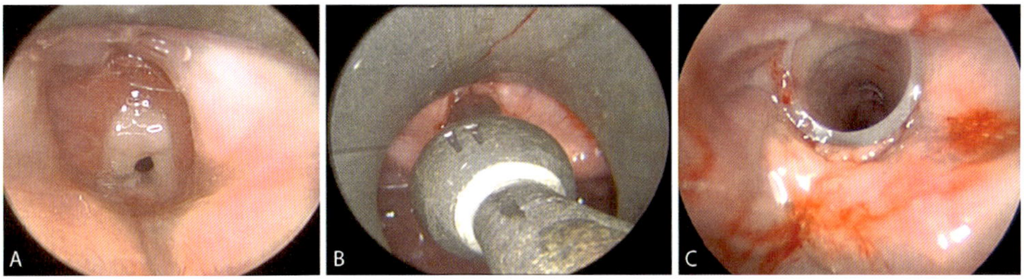

FIGURA 2 Aspecto endoscópico. A: Estenose subglótica. B: Dilatação com ogiva metálica por traqueoscopia rígida. C: Colocação de prótese de silicone (tubo T transglótico).

-Cotton) em pacientes não elegíveis temporariamente ou em definitivo para ressecção. A técnica é híbrida (endoscópica e cirúrgica simultânea), tendo por objetivo a repermeabilização da via aérea e colocação de tubo T de silicone.

- Ressecção e anastomose terminoterminal: procedimento para o tratamento das estenoses subglóticas e traqueais. Ambas as técnicas seguem os princípios técnicos de dissecção com preservação dos nervos laríngeos recorrentes, extensão da ressecção limitada a aproximadamente 50% da traqueia, manobras de liberação da traqueia e anastomose sem tensão com fio absorvível.
- Laringofissura posterior/anterior: com enxerto de cartilagem costal.

FÍSTULA TRAQUEOESOFÁGICA

Etiologia

A fístula traqueoesofágica adquirida (FTE) é uma comunicação anormal entre a parede posterior da traqueia e a parede anterior do esôfago. Pode ocorrer por invasão direta de neoplasias do esôfago.

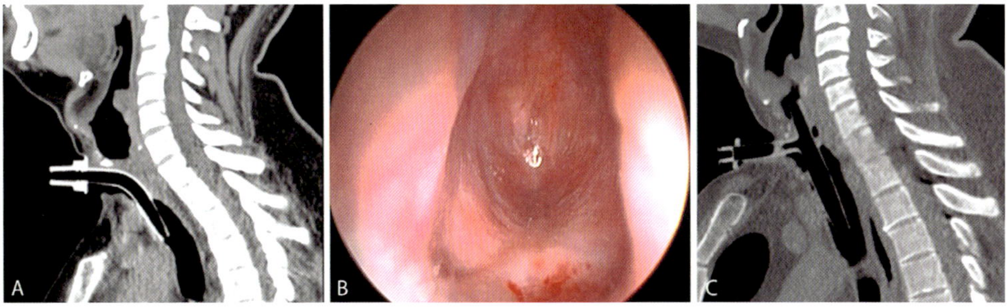

FIGURA 3 Desobstrução de estenose em fundo cego. A: Reconstrução sagital de tomografia computadorizada demonstrando estenose traqueal acima da traqueostomia. B: Aspecto endoscópico de estenose traqueal em fundo cego (Myer-Cotton IV) aos 20 mm abaixo das cordas vocais antes da desobstrução e dilatação por técnica híbrida (endoscopia e cirurgia). C: Tomografia após desobstrução com colocação de prótese de silicone (tubo T infraglótico).

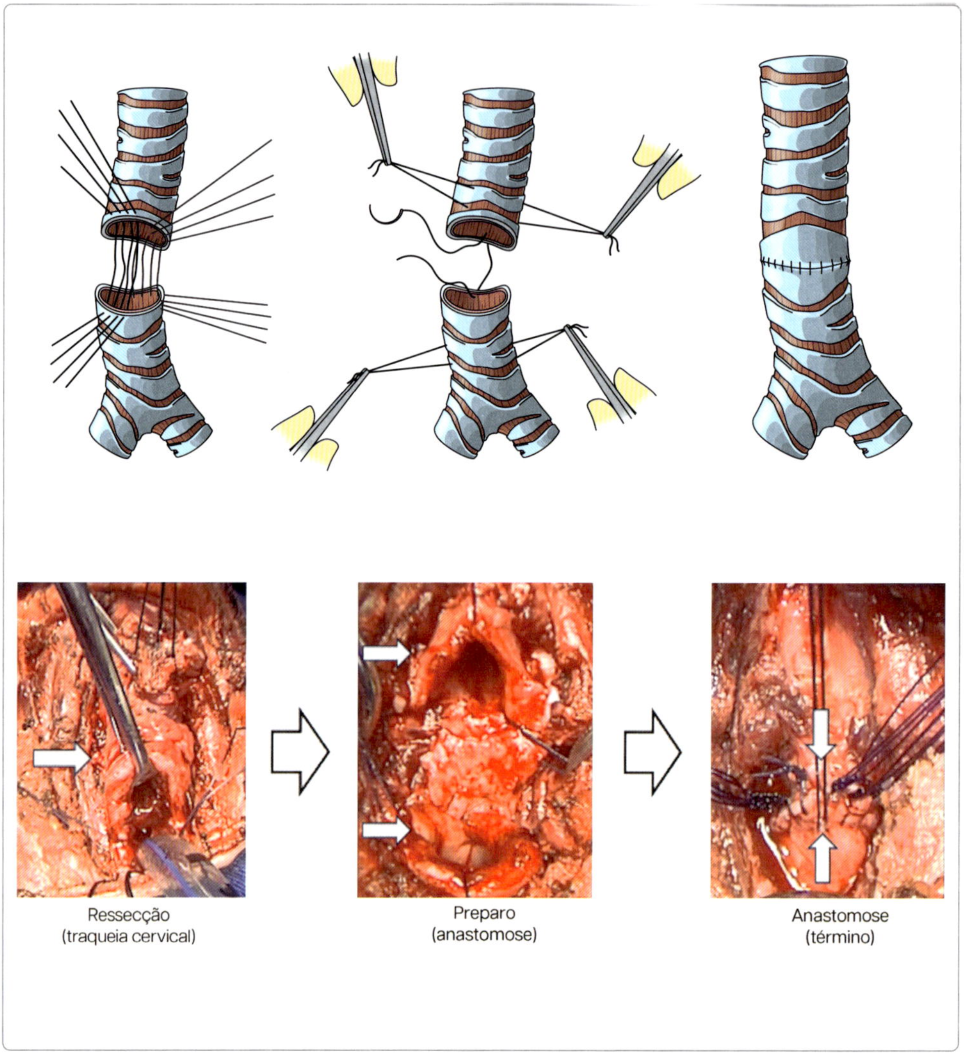

FIGURA 4 Ressecção e anastomose traqueal. Tempos operatórios (ressecção, preparo da anastomose e anastomose completa).

Entre as causas benignas, estão a lesão traqueal pelo balonete do tubo orotraqueal ou da traqueostomia e a ventilação mecânica prolongada, sobretudo nos pacientes em uso de nutrição por sonda nasoenteral. A compressão pelo balonete insuflado do tubo traqueal contra a sonda nasoenteral e a fáscia pré-vertebral determinam uma área de isquemia entre a traqueia e o esôfago que evolui para um trajeto fistuloso. Outra causa menos frequente inclui o trauma direto. A FTE benigna localiza-se quase exclusivamente nos dois terços superiores da traqueia.

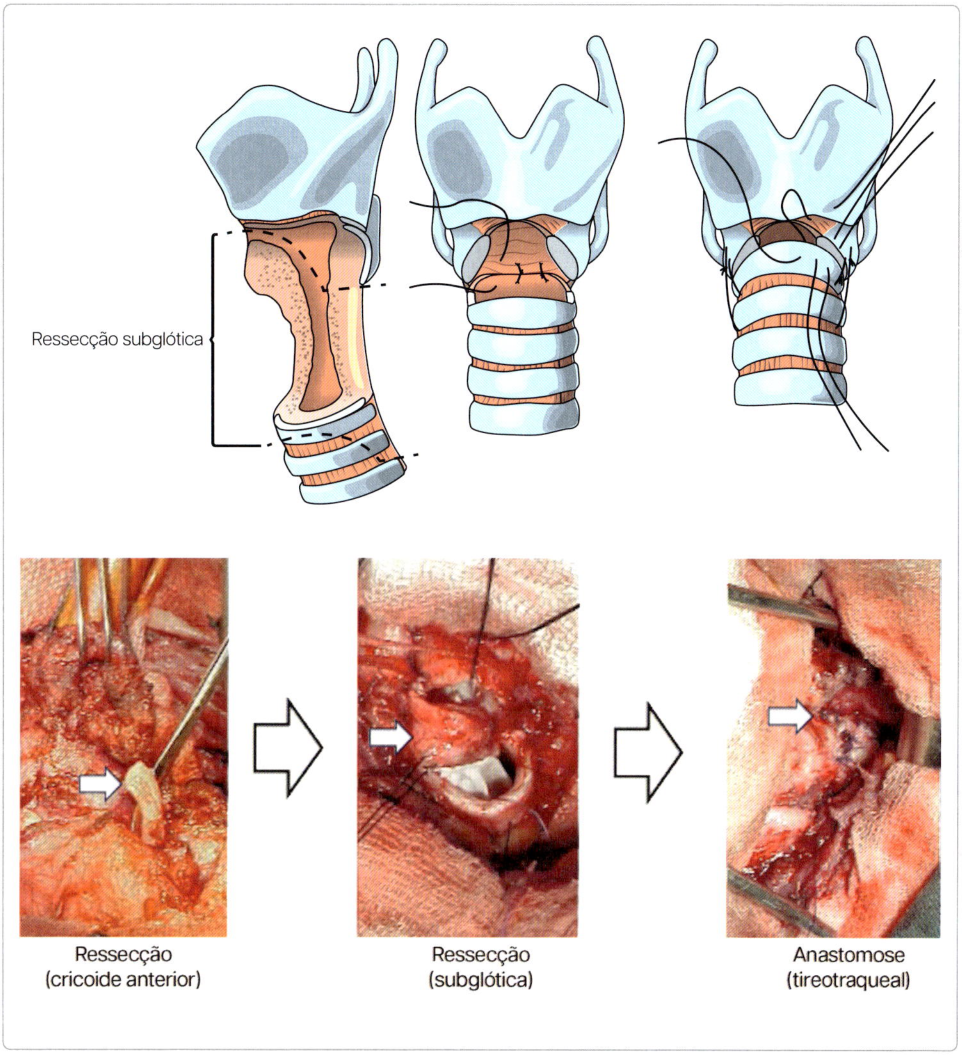

FIGURA 5 Ressecção subglótica e anastomose tireotraqueal. Tempos operatórios (ressecção da lâmina anterior da cartilagem cricoide, ressecção subglótica e anastomose tireotraqueal).

Diagnóstico

O diagnóstico clínico é facilitado pelos sintomas exuberantes, como tosse, engasgos, pneumonias de repetição e perda ponderal, cujo impacto negativo pode ser devastador no estado de saúde e na qualidade de vida do paciente.

O diagnóstico radiológico pode ser suspeitado na radiografia de tórax, pela presença de pneumonias de repetição localizadas nos segmentos pulmonares basais,

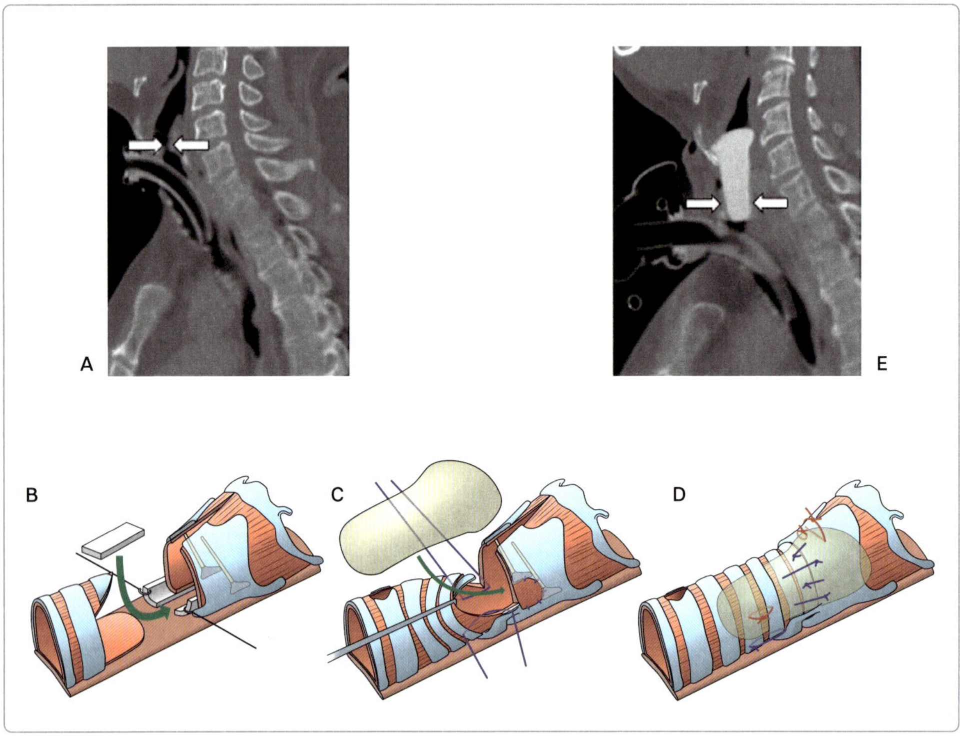

FIGURA 6 Laringofissura para tratamento de estenose laringotraqueal. Tempos operatórios – A: tomografia pré-operatória. B: Abertura da cartilagem tireoide na linha média, cricoidotomia longitudinal posterior e colocação de enxerto condral (cartilagem costal). C: Fixação do enxerto, rafia da mucosa, colocação de molde sólido de silicone. D: Anastomose e síntese da rafia da cartilagem tireoide. E: Tomografia pós-operatória.

após o reinício da alimentação. A radiografia de pescoço e tórax com contraste administrado por via oral é solicitada mediante a suposição de distúrbio de deglutição e pode ser diagnóstica. Não obstante, o exame mais preciso é a tomografia computadorizada de pescoço e tórax sem contraste e com reconstruções. Além de demonstrar a presença da FTE, determina a sua localização, extensão, bem como as áreas mais afetadas do pulmão pelas pneumonias aspirativas de repetição. Nessas circunstâncias, o exame contrastado do esôfago não é essencial, tanto para o diagnóstico como para a decisão e planejamento da conduta.

A endoscopia respiratória visa avaliar a extensão da fístula e sua exata localização em relação aos pontos de referência anatômicos, a exemplo do que descrevemos para a estenose traqueal. A concomitância de estenose traqueal com FTE pode ocorrer em metade dos casos, uma vez que dividem uma fisiopatologia comum, representada pela lesão endoluminal pelo balonete do tubo orotraqueal ou da cânula de traqueostomia.

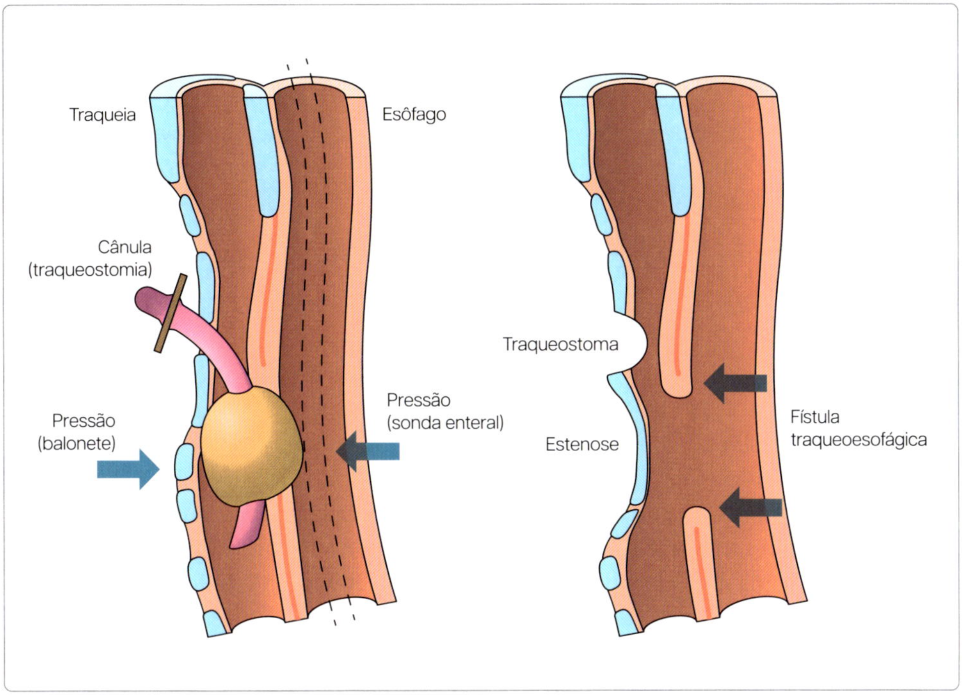

FIGURA 7 Desenho ilustrativo em visão sagital da fisiopatologia da fístula traqueoesofágica, mostrando as relações entre o balonete da cânula de traqueostomia, a sonda nasoenteral e a fístula.

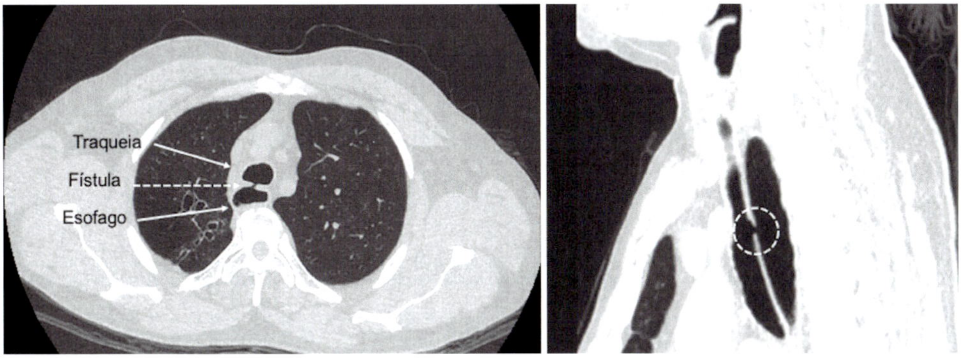

FIGURA 8 Tomografia computadorizada em incidências axial (esquerda) e sagital (direita). Notam-se a distensão esofágica pela pressurização, o trajeto e as bronquiectasias císticas no lobo superior do pulmão direito.

A endoscopia respiratória serve também para a coleta de lavado broncoalveolar com cultura para bactérias e fungos das áreas mais comprometidas pelas pneumonias de repetição, com o intuito de orientar a antibioticoterapia futura. O aspecto esofágico da FTE poderá ser avaliado no mesmo tempo, por meio da passagem do aparelho pelo esôfago proximal.

Tratamento

O tratamento clínico concentra-se na preparação para a cirurgia de correção da FTE e inclui a necessidade de nutrição enteral por gastrostomia endoscópica em substituição à sonda nasoenteral. A cessação da ingesta oral, em conjunto com a fisioterapia respiratória e antibioticoterapia, em geral é suficiente para reverter o estado catabólico determinado pelas infecções e o distúrbio nutricional. Em casos de sialorreia importante e aspiração salivar que mantém a broncopatia, medidas xerostômicas (de redução do débito salivar) devem ser utilizadas, como anticolinérgicos (brometo de propantelina, atropina e toxina botulínica), juntamente com acompanhamento fonoaudiológico. Esse preparo pode requerer de algumas semanas a vários meses, sendo fundamental para que o paciente tenha uma evolução pós-operatória favorável, bem como para a prevenção de complicações respiratórias e cirúrgicas pós-operatórias. Nas fístulas traqueoesofágicas malignas, oriundas em sua maioria de neoplasias do esôfago cervicotorácico, o tratamento endoscópico visa à oclusão da FTE por meio da aplicação de *stents* autoexpansíveis na traqueia, no esôfago ou em ambos.

A obliteração do trajeto da fístula pode ser feita com selantes fibrínicos ou com dispositivos endoscópicos de oclusão e fechamento de fístulas. Em pacientes traqueostomizados com alto risco para tratamento cirúrgico temporário ou definitivo por comorbidades associadas, pode-se considerar a colocação de órtese de sili-

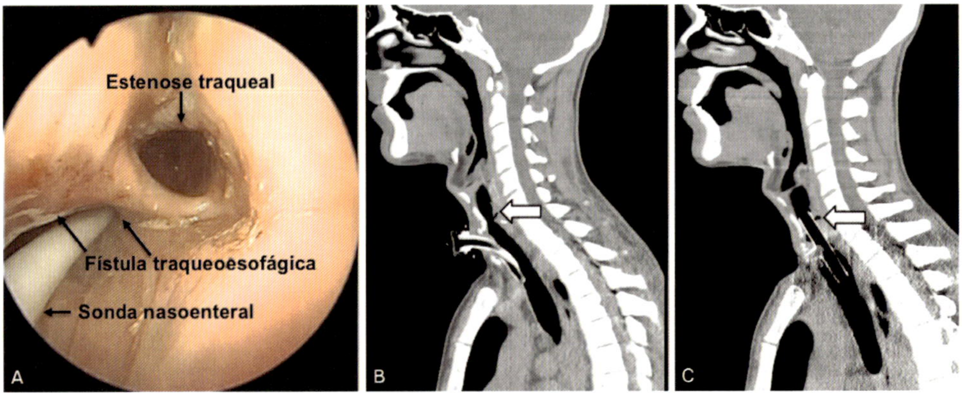

FIGURA 9 A: Broncoscopia em paciente com ampla fístula traqueoesofágica associada à estenose traqueal supraestomal (acima do traqueostoma). B: Incidência sagital na tomografia computadorizada revelando a fístula (seta) antes da colocação de prótese (tubo T). C: Tomografia computadorizada revelando a fístula (seta) com óstio ocluído pelo ramo vertical do tubo T, para manutenção da permeabilidade da via aérea para o preparo para correção cirúrgica definitiva após o controle das infecções respiratórias e recuperação nutricional.

cone (tubo T ou endopróteses de silicone) como método de oclusão da fístula. As endopróteses traqueais autoexpansíveis de malha metálica de nitinol recobertas com silicone também podem ser utilizadas para esse fim como método paliativo de oclusão temporária da FTE, até que o tratamento cirúrgico definitivo possa ser realizado. Entretanto, uma vez que o trajeto fistuloso na FTE benigna está epitelizado, torna-se remota a possibilidade de oclusão e cicatrização definitiva da FTE com tais métodos de oclusão. O mesmo ocorre na doença maligna, em que a FTE se dá pela proliferação neoplásica no local.

O tratamento cirúrgico será considerado somente após o desmame definitivo da ventilação mecânica, a reversão do catabolismo e o tratamento das infecções respiratórias. O fechamento do trajeto fistuloso será associado ou não a ressecção traqueal quando houver estenose traqueal concomitante. A interposição de tecido viável (retalho muscular cervical pediculado) entre as rafias traqueal e esofágica é necessária para que se evite o contato entre as linhas de sutura, reduzindo a possibilidade de recidiva da FTE. O planejamento e a execução da cirurgia serão feitos de acordo com a localização e as dimensões da FTE, assim como da condição clínica do paciente, conforme descrito a seguir:

- Correção da FTE com estenose traqueal associada (abordagem transtraqueal):
  - Abordagem por cervicotomia anterior, cervicoesternotomia ou toracotomia direita na dependência da localização (cervical, cervicomediastinal ou mediastinal).
  - Ressecção da estenose traqueal.
  - Fechamento da fístula por meio de rafia do esôfago (2 planos).
  - Proteção da área de sutura com um retalho muscular (cervical).
  - Anastomose traqueal terminoterminal.
- Correção de FTE sem estenose traqueal associada (abordagem transtraqueal):
  - Cervicotomia transversa.
  - Acesso transtraqueal com ventilação pelo campo operatório e rafia da fístula na parede do esôfago.
  - Proteção da rafia do esôfago com retalho muscular.

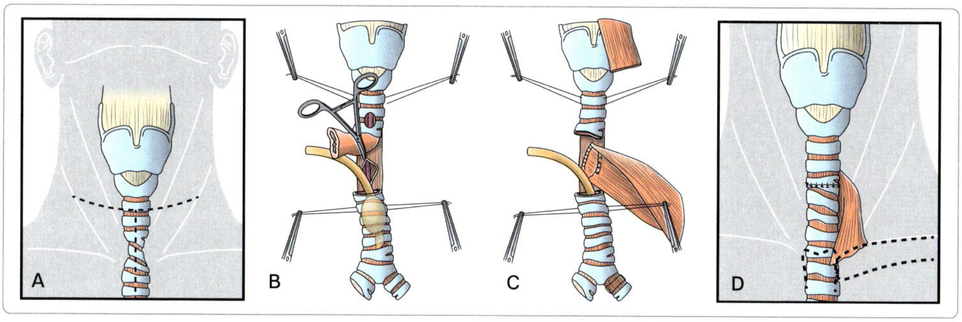

FIGURA 10 Correção cirúrgica transtraqueal de fístula traqueoesofágica. Tempos operatórios – A: Cervicotomia transversa com extensão opcional vertical inferior. B: Traqueotomia transversa com exposição e reparo da fístula por meio de esofagorrafia em 2 planos. C: Rotação de retalho pediculado de músculo (esternotireóideo ou esternocleidomastóideo) para isolamento das sutura esofágica e anastomose traqueal. D: Anastomose traqueal.

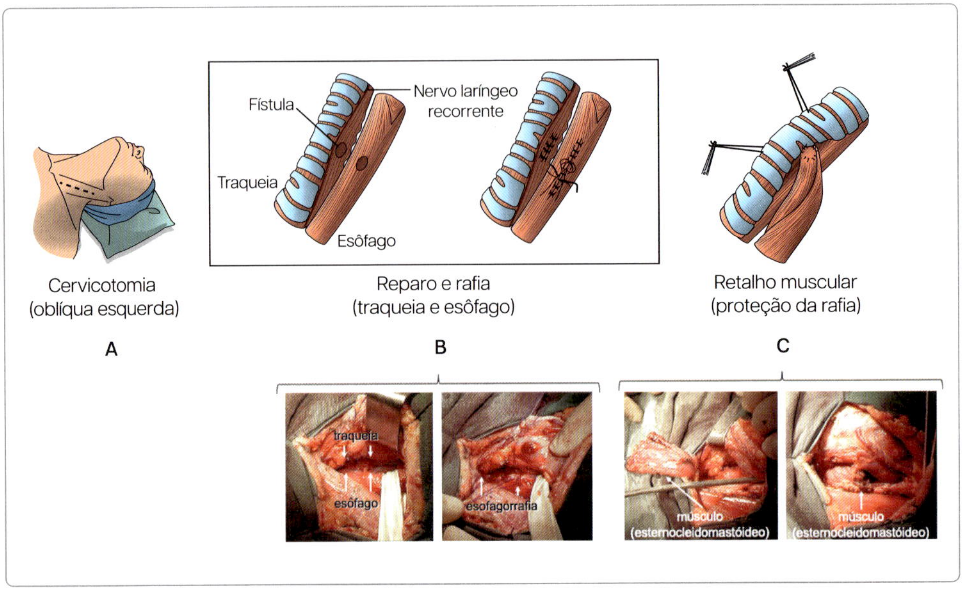

FIGURA 11 Correção cirúrgica de fístula traqueoesofágica por cervicotomia oblíqua esquerda. Tempos operatórios – A: Cervicotomia oblíqua esquerda. B: Exposição da fístula no sulco esofagotraqueal com preservação do nervo laríngeo recorrente e secção do trajeto da fístula (foto esquerda), seguida de esofagorrafia e traqueorrafia em 2 planos (foto direita). C: Rotação de retalho pediculado de músculo esternocleidomastóideo (foto esquerda) e fixação do músculo entre a rafia esofágica e traqueal para isolamento de ambas as rafias (foto direita).

  - Anastomose traqueal terminoterminal.
- Correção de FTE sem estenose traqueal associada (abordagem lateral):
  - Cervicotomia oblíqua.
  - Acesso lateral da FTE entre a traqueia e o esôfago.
  - Isolamento e rafia da fístula.
  - Proteção da rafia através da interposição de retalho muscular pediculado.

O tratamento cirúrgico da FTE benigna requer uma ressecção traqueal concomitante entre 41% e 60% dos casos. A recidiva da FTE após o tratamento cirúrgico oscila entre 5% e 11%.

NEOPLASIAS TRAQUEAIS

Etiologia

As neoplasias malignas primárias da traqueia são infrequentes, representando 2% de todos os tumores das vias aéreas superiores. Não possuem uma predominância de sexo e ocorrem entre a 3ª e a 5ª décadas da vida. Em sua maioria, os tumores primários da traqueia em adultos são malignos, e nas crianças, benignos. Os sintomas causados pela neoplasia traqueal maligna a tornam uma doença gravemente debilitante e rapidamente fatal, em razão do sangramento e da obstrução da via aérea central.

Neoplasias benignas

Podem surgir de quaisquer dos tecidos que compõem a parede traqueal, contabilizando 90% das neoplasias primárias em crianças, enquanto menos de 10% das neoplasias primárias da traqueia adulta são benignas. As mais frequentes são:

- Papilomas: são as lesões vegetantes endoluminais benignas mais comuns da traqueia. São multifocais, podendo envolver a laringe, traqueia e árvore brônquica e estão associados ao papilomavírus humano (HPV). O tratamento de lesões sintomáticas usualmente inclui técnicas de ablação endoscópica.
- Tumores mesenquimais: representados mais comumente pelo condroma, neurilemoma, schwannoma, fibroma e lipoma. Os condromas são mais frequentes, situam-se na traqueia proximal e cartilagem cricoide, e seu diagnóstico diferencial histopatológico é com condrossarcoma. Outros tumores mesenquimais menos frequentes incluem o leiomioma e o hemangioma.

Neoplasias malignas primárias

- Carcinoma epidermoide (escamoso): é o tumor mais frequente, representando a metade de todos os tumores traqueais. Atinge mais frequentemente pacientes tabagistas, ocorre preferencialmente no terço distal da taqueia e a carina com bifurcação da traqueia e pode apresentar metástases linfonodais.
- Carcinoma adenoide cístico: é o segundo em frequência, e sua característica principal é a extensão submucosa e invasividade local e longitudinal da parede traqueal, cuja extensão real nem sempre é visível endoscopicamente, dificultando a sua estimativa macroscópica de margens livres após uma ressecção. Isso pode levar a recidivas locais após uma ressecção cirúrgica aparentemente completa. Embora o carcinoma adenocístico apresente comportamento mais dolente, caracterizado por crescimento lento e insidioso, pode apresentar metástases linfonodais adjacentes e hematogênicas para os pulmões e outros órgãos.
- Tumor carcinoide (neuroendócrino): representa menos de 2% das lesões neoplásicas de baixo grau, embora possa ter invasão direta de estruturas contíguas. O tratamento cirúrgico por ressecção é o recomendado, embora haja relatos esporádicos de ablação endoscópica sem recidivas em longo prazo.
- Neoplasias malignas primárias da traqueia menos frequentes: os carcinoides (2% das lesões neoplásicas de baixo grau), sarcomas (condrossarcoma, sarcoma de células fusiformes, leiomiossarcoma e carcinossarcoma) e o carcinoma mucoepidermoide e carcinoma adenoescamoso misto se originam no epitélio da traqueia.

Neoplasias malignas secundárias

- Invasão direta da traqueia por neoplasias de órgãos adjacentes (laringe, esôfago, pulmão, tireoide e timo). A invasão da traqueia também pode estar associada a neoplasias dos linfonodos mediastinais (linfomas) ou linfadenopatias metastáticas de outras neoplasias malignas (pulmão, esôfago, tireoide e mama).
- Metástases traqueais por via hematogênica de tumores originados em outros órgãos (cólon, rim, útero, glândulas suprarrenais) são infrequentes.

- Tumores adjacentes podem causar envolvimento secundário da traqueia. A perspectiva de cura nesses casos é, em geral, limitada, pois se trata de doença maligna localmente avançada. Assim, a ressecção cirúrgica raramente é indicada. Uma exceção é o carcinoma primário da tireoide, com invasão direta da traqueia subjacente. Alguns desses pacientes apresentam tumores passíveis de ressecção completa e potencialmente curativa, combinando tireoidectomia com ressecção e reconstrução laringotraqueal. As neoplasias primárias do pulmão que invadem a via aérea central usualmente são carcinomas de células não pequenas que invadem a traqueia distal e carina traqueal. O tratamento pode incluir a traqueoplastia distal associada a uma carinectomia e pneumonectomia. Esses procedimentos de grande porte apresentam mortalidade elevada, entre 11% e 30%.

Diagnóstico

O diagnóstico clínico dos tumores primários e secundários da traqueia parte de sinais e sintomas como tosse, dispneia, escarro hemoptoico, hemoptise, dor torácica, disfunção fonatória e distúrbios da deglutição. Frequentemente são confundidos com sintomas de asma, retardando seu diagnóstico e tratamento. O diagnóstico por imagem inclui a tomografia computadorizada e tomografia com emissão de pósitrons (PET-CT), para visualização e localização com determinação da extensão do tumor.

A endoscopia respiratória (laringotraqueobroncoscopia) com biópsia é necessária para que se confirmem o tipo, localização exata e extensão do tumor, bem como a funcionalidade da laringe para o planejamento terapêutico. No caso de tumores secundários, a história pregressa do paciente, além da identificação da origem do tumor primário em outro(s) órgão(s), auxilia no diagnóstico. Exames adicionais podem ser necessários para investigar a presença e extensão das metástases no estadiamento desses tumores.

Tratamento

- Cirurgia de ressecção traqueal: é a forma de tratamento com melhores resultados no tratamento das neoplasias traqueais malignas, desde que sua extensão permita ressecção completa e reconstrução primária através de anastomose terminoterminal. O planejamento visa à escolha de um acesso adequado, de acordo com a localização e extensão da neoplasia. A região subglótica e traqueia cervical e mediastinal superior podem ser abordadas por cervicotomia transversa com ou sem manubriotomia. A traqueia mediastinal é usualmente exposta em todo o seu comprimento através de esternotomia mediana, ou por toracotomia posterolateral direita, particularmente nos tumores que necessitem de ressecção combinada com a carina traqueal. A ressecção da traqueia mediastinal também pode ser feita através da cirurgia videoassistida (VATS) ou robótica (RATS) em casos selecionados, com bons resultados. Uma vez que o limite de ressecção traqueal é de 50% da extensão da traqueia no adulto com reconstrução primária, a experiência do cirurgião com as técnicas de liberação é fundamental. A mobilização dos aspectos anterior e lateral da traqueia sem comprometimento de sua vascularização segmentar deve ser associada a outras manobras, como a liberação laringotraqueal e a liberação hilar intrapericárdica. A histopatologia de congelação intraoperatória é necessária para que se definam as margens livres de neoplasia, sobretudo nas ressecções longas. A extensão microscópica que transcende os limites visíveis macroscopicamente do tumor é uma característica comum do carcinoma adenoide cístico. Entretanto, as características de invasividade local e evolução lenta e insidiosa dessa neoplasia permite margens cirúrgicas microscopicamente comprometidas, pois são tumores com boa resposta à radioterapia adjuvante.

- Ressecção endoscópica: é usualmente incompleta, mais utilizada para diagnóstico, com o intuito de promover a desobstrução paliativa da via aérea e para a colocação de endopróteses.
- Traqueostomia: é empregada em casos de obstruções altas (laringe e subglote) quando uma ressecção não é considerada factível, seja pelo grau de invasão local, extensão da lesão, ou pelas comorbidades associadas que impeçam ressecção de grande porte. Nas lesões mais baixas na via aérea central, a traqueostomia aberta deve ser feita com a utilização de cânulas de comprimento ajustável que ultrapassem a área de obstrução, cujo posicionamento transoperatório requer avaliação broncoscópica.
- Tratamento adjuvante: a radioterapia é a mais utilizada para as neoplasias malignas primárias mais comuns das vias aéreas superiores (carcinoma epidermoide e carcinoma adenocístico). A radioterapia adjuvante (após a cirurgia) da via aérea tem se mostrado eficaz, ao mesmo tempo que não compromete a cicatrização traqueal. A experiência relatada sobre o papel da quimioterapia neoadjuvante e adjuvante no tratamento de neoplasias traqueais primárias é escassa. O advento mais recente da imunoterapia com pembrolizumabe se tornou uma opção de tratamento padrão para câncer de pulmão, mas está limitada a relatos isolados de resposta favorável ao pembrolizumabe para carcinoma epidermoide traqueal metastático.

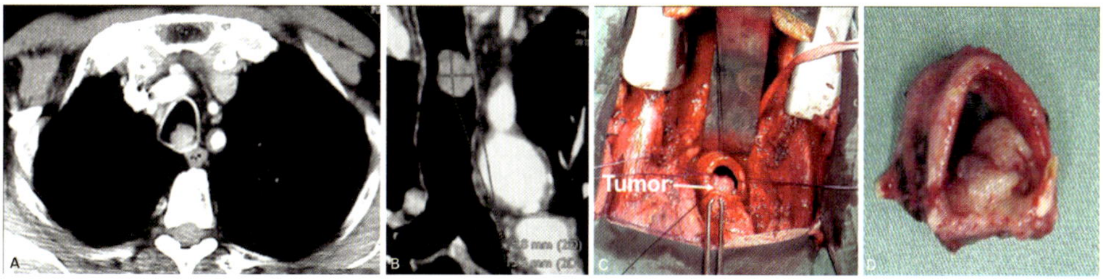

FIGURA 12 Ressecção de neoplasia de traqueia mediastinal (carcinoma epidermoide) via esternotomia mediana. A e B: Tomografia axial computadorizada e reconstrução coronal demonstrando lesão vegetante na traqueia mediastinal. C: Exposição da traqueia mediastinal e traqueotomia transversa acima do tumor com delimitação das margens de ressecção. D: Espécime cirúrgico.

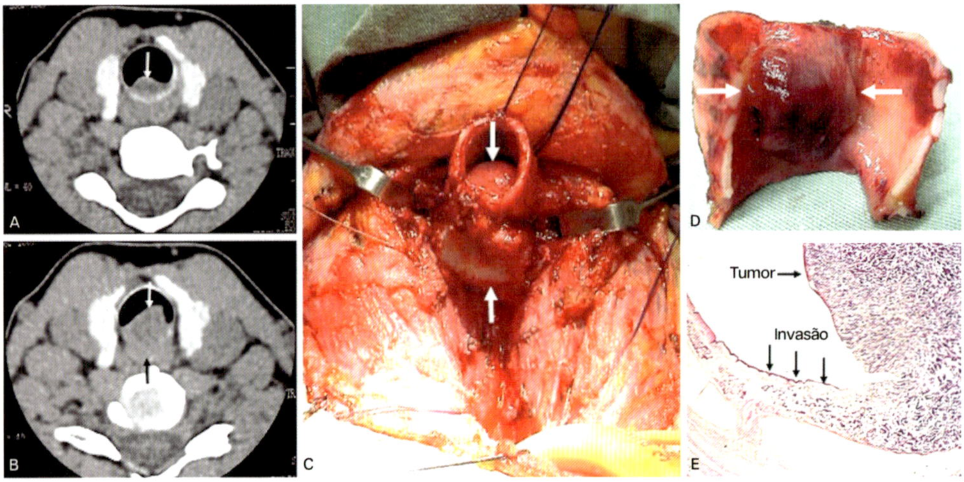

FIGURA 13 Ressecção de neoplasia carcinoma adenocístico de traqueia cervical via cervicotomia transversa. A e B: Tomografia axial computadorizada demonstrando lesão vegetante na traqueia cervical (setas brancas) com extensão da lesão para além da parede membranosa da traqueia (seta preta). C: Exposição da traqueia e traqueotomia transversa acima do tumor demonstrando a extensão posterior sem invasão esofágica. D: Espécime cirúrgico com a lesão delimitada. E: Histopatologia revelando invasão submucosa característica além da lesão.

PONTOS DE DESTAQUE

- As afecções de traqueia constituem um grupo heterogêneo de pacientes potencialmente graves pela possibilidade de insuficiência respiratória aguda.
- A estenose benigna é mais frequentemente adquirida após um insulto traqueal causado por lesões, como na intubação orotraqueal ou traqueostomia.
- A situação de insuficiência respiratória aguda secundária a estenose de traqueia é uma condição grave que deve ser prontamente tratada.
- A estenose benigna pode necessitar de tratamento cirúrgico por ressecção e anastomose de traqueia, e a cirurgia se torna mais complexa quanto maior o envolvimento da traqueia e se elementos laríngeos estão comprometidos.
- Apesar de as neoplasias primárias da traqueia serem raras, a estenose maligna de traqueia por qualquer etiologia pode apresentar-se com progressão rápida, necessitando de pronta intervenção.

LEITURA RECOMENDADA

1. Aravena C, Almeida FA, Mukhopadhyay S, Ghosh S, Lorenz RR, Murthy SC, et al. Idiopathic subglottic stenosis: a review. J Thorac Dis. 2020;12(3):1100-11.
2. Bianchi ET, Guerreiro Cardoso PF, Minamoto H, Bibas BJ, Salati M, Pego-Fernandes PM, et al. Impact of fundoplication for gastroesophageal reflux in the outcome of benign tracheal stenosis. J Thorac Cardiovasc Surg. 2019;158:1698-706.
3. Bibas BJ, Cardoso PFG, Salati M, Minamoto H, Luiz Tamagno MF, Terra RM, et al. Health-related quality of life evaluation in patients with non-surgical benign tracheal stenosis. J Thorac Dis. 2018;10(8):4782-8.
4. Bibas BJ, Guerreiro Cardoso PF, Minamoto H, Eloy-Pereira LP, Tamagno MF, Terra RM, et al. Surgical management of benign acquired tracheoesophageal fistulas: a ten-year experience. Ann Thorac Surg. 2016;102(4):1081-7.
5. Bibas BJ, Terra RM, Oliveira Junior AL, Tamagno MF, Minamoto H, Cardoso PF, et al. Predictors for postoperative complications after tracheal resection. Ann Thorac Surg. 2014;98(1):277-82.
6. Cardoso PFG, Bibas BJ, Minamoto H, Pego-Fernandes PM. Prophylaxis and treatment of complications after tracheal resection. Thoracic Surgery Clinics. 2018;28(2):227-41.
7. Gonzalez-Rivas D, Soultanis KM, Garcia A, Yang K, Qing Y, Yie L, et al. Uniportal video-assisted thoracoscopic lung-sparing tracheobronchial and carinal sleeve resections. J Thorac Dis. 2020;12(10):6198-209.
8. Grillo HC. The management of tracheal stenosis following assisted respiration. J Thorac Cardiovasc Surg. 1969;57(1):52-71.
9. Grillo HC, Dignan EF, Miura T. Extensive resection and reconstruction of mediastinal trachea without prosthesis or graft: an anatomical study in Man. J Thorac Cardiovasc Surg. 1964;48:741-9.
10. Guimaraes AB, Correia AT, da Silva RS, Dos Santos ES, de Souza Xavier Costa N, Dolhnikoff M, et al. Evaluation of structural viability of porcine tracheal scaffolds after 3 and 6 months of storage under three different protocols. Bioengineering (Basel). 2023;10(5).
11. Maller B, Kaszuba F, Tanvetyanon T. Complete tumor response of tracheal squamous cell carcinoma after treatment with pembrolizumab. Ann Thorac Surg. 2019;107(4):e273-e4.
12. Pearson F, Cardoso P, Keshavjee S. Primary tumors of the upper airway. In: Pearson F, Deslauriers J, Ginsberg R, Hiebert C, McNeally M, Urschel Jr H, editores. Thoracic Surgery. Nova York: Churchill Livingston; 1995. p. 285-99.
13. Pearson FG, Cooper JD, Nelems JM, Van Nostrand AW. Primary tracheal anastomosis after resection of the cricoid cartilage with preservation of recurrent laryngeal nerves. J Thorac Cardiovasc Surg. 1975;70(5):806-16.
14. Rodrigues Cremonese M, Bibas BJ, Minamoto H, Pego-Fernandes PM, Guerreiro Cardoso PF. Hybrid desobstruction of blind-end subglottic stenosis with long-term stenting. Ann Thorac Surg. 2021;112(6):e393-e5.
15. Terra RM, Minamoto H, Carneiro F, Pego-Fernandes PM, Jatene FB. Laryngeal split and rib cartilage interpositional grafting: treatment option for glottic/subglottic stenosis in adults. J Thorac Cardiovasc Surg. 2009;137(4):818-23.

4

Afecções congênitas

Miguel L. Tedde
José Ribas M. de Campos
Diego Arley Gomes da Silva

DEFORMIDADES CONGÊNITAS DA PAREDE TORÁCICA

Contexto

Pectus excavatum (PE), *pectus carinatum* (PC), *pectus arcuatum* (PA), fenda esternal e a síndrome de Poland referem-se a anormalidades esqueléticas da parede torácica anterior. Por suas similaridades, o PE, o PC e o PA serão abordados inicialmente.

PE é uma depressão interna do tórax. O envolvimento da parede torácica anterior pode variar de focal, em forma de xícara (*cup*, em inglês), à forma disseminada, em forma de pires (*saucer* ou *grand canyon*). Em contraste, PC é uma protrusão externa da parede torácica. PA (ou síndrome de Currarino-Silverman) é a deformidade *pectus* menos comum e decorrente da calcificação prematura das suturas esternais, resultando em protrusão anterior na seção superior do esterno, que é anormalmente curto, e apresenta recuo inferior.

Epidemiologia

A prevalência de PE é de 0,4% da população. Embora se acreditasse que o PE fosse mais comum em homens, os estudos de TC sugerem que ele é, na verdade, mais comum em mulheres. A incidência de PC é relatada como sendo de 1 caso para cada 150 crianças em idade escolar. PA é bastante incomum, com menos de 1% da frequência de PC. A incidência da síndrome de Poland ocorre em cerca de 1 em cada 30 mil recém-nascidos.

Patogênese

Embora seja comum que pacientes com *pectus* tenham outros membros da família com anormalidades na parede torácica, uma causa genética específica permanece indefinida. Além disso, mais de 230 condições genéticas foram associadas a várias deformidades da parede torácica, incluindo Marfan; Ehlers-Danlos tipo VI A; Loeys-Dietz tipos 1, 2 e 4; neurofibromatose tipo I; e síndrome de Noonan.

Apresentação clínica e avaliação

Os sintomas típicos incluem intolerância ao exercício, dor no peito, asma ou sintomas semelhantes aos da asma, palpitações e desmaios/tonturas. A triagem para histórico familiar de síndrome de Marfan, síndrome de Ehlers-Danlos e/ou aneurismas aórticos é importante.

Imagens como tomografia computadorizada (TC), ressonância magnética (RM) de tórax ou cardíaca podem avaliar a presença de compressão cardíaca, e o comprometimento fisiológico pode ser mensurado com o teste de exercício cardiopulmonar para avaliar o fornecimento máximo de oxigênio durante o exercício (VO_2 máx.).

A prova de função pulmonar (PFP) tem um papel importante em pacientes com sintomas de dispneia e ajudam a descartar asma e outros problemas pulmonares significativos. Para PC, o exame deve incluir a determinação da flexibilidade do tórax por compressão manual. Defeitos compressíveis são candidatos ideais à órtese de compressão externa.

Indicações para a correção

As indicações fisiológicas para reparo podem incluir espirometria anormal, sugerindo comprometimento pulmonar, ou teste de exercício cardiopulmonar anormal, indicando limitações cardíacas. Outro motivo comum para tratamento é a insatisfação com a imagem corporal em adolescentes. Esse é um fator pessoal e variável que deve ser explorado em qualquer adolescente que se apresente para avaliação de uma deformidade *pectus*.

O índice mais utilizado para avaliação de PE é o índice de Haller (IH), calculado dividindo o diâmetro transversal do tórax pela distância anteroposterior na TC do tórax. Os controles normais têm um IH de 2,4. Um IH maior que 3,2 é indicativo de PE grave.

PECTUS CARINATUM

O PC frequentemente causa dor, incapacidade de tolerar certas posições e, às vezes, falta de ar, mas, além do desconforto subjetivo, distúrbios fisiológicos são difíceis de serem demonstrados (Figura 1). O impacto psicológico, no entanto, foi documentado como significativo por diversos pesquisadores.

PECTUS ARCUATUM

O PA pode ser confirmado por sua aparência característica, falta de compressibilidade da parede torácica e exames de imagem mostrando a calcificação das articulações esternais (Figura 2). Esses pacientes não são candidatos para tratamento não invasivo

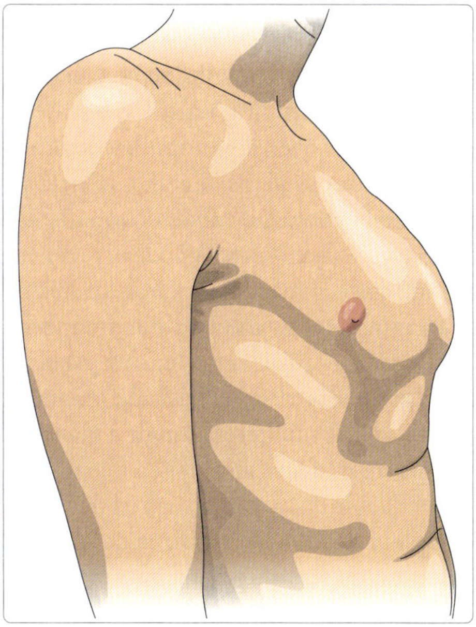

FIGURA 1 *Pectus carinatum.*

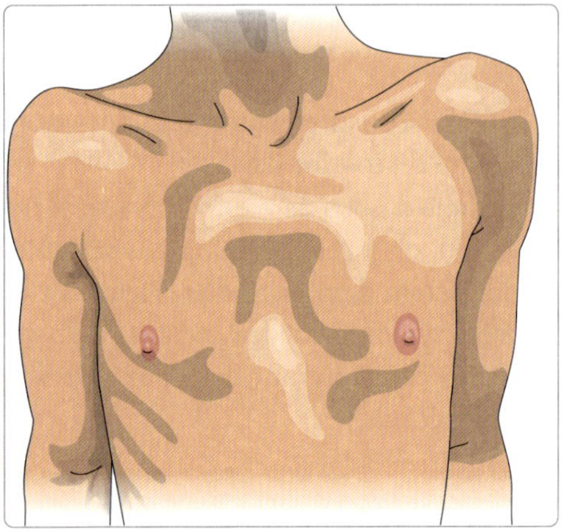

FIGURA 2 *Pectus arcuatum.*

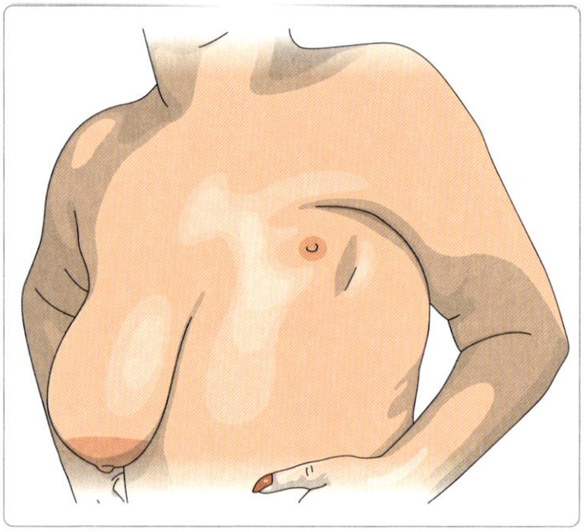

FIGURA 3 Síndrome de Poland.

com órtese. A correção cirúrgica por via aberta (Ravitch) após atingir a maturidade óssea é comum.

SÍNDROME DE POLAND

A síndrome de Poland é caracterizada pelo subdesenvolvimento ou ausência de uma série de estruturas normais, manifesta com graus variáveis de sindactilia, deformidade condrocostal ipsilateral, ausência de músculos peitorais e subdesenvolvimento mamário. A dextrocardia pode ocorrer em alguns casos, havendo defeitos ou hérnia diafragmática, assimetria dos membros superiores, e, quase sempre, vem associada a hipoplasia e/ou agenesia de mamilos, podendo, nas mulheres, atingir a glândula mamária e os demais tecidos da região. Pela variabilidade dos achados, não há definição completa quanto às diretrizes de manejo, valorizando-se a experiência pessoal do cirurgião e os desejos manifestos pelo paciente e família. Tem maior frequência do lado direito e maior incidência em pacientes do sexo masculino (Figura 3).

TRATAMENTO DO *PECTUS EXCAVATUM*

Um tratamento controverso para o PE é o tratamento por pressão negativa, o chamado *vacuum bell*, uma ventosa que aspira o PE na tentativa de reposicionar o esterno. A literatura relata sucesso em uma minoria de casos predominantemente leves de PE, e a correção "excelente" (definida como redução de 0,5 cm) foi obtida em 20% dos pacientes. Entretanto, não há evidências de que o esterno tenha sido reposicionado, mas sim de que tenha havido aumento do tecido adiposo da parede torácica (Figura 4).

O reparo minimamente invasivo do PE (MIRPE, na sigla em inglês) é hoje a técnica mais bem-sucedida para reparo. Também chamada de cirurgia de Nuss, consiste em fazer a elevação do esterno por tração (manobra de Crane) e por via toracoscópica e criar um túnel retroesternal no qual serão implantadas uma, duas ou mais barras metálicas moldadas para reposicionar o osso em sua posição anatômica. Quando utilizada mais de uma barra, elas podem ser fixadas

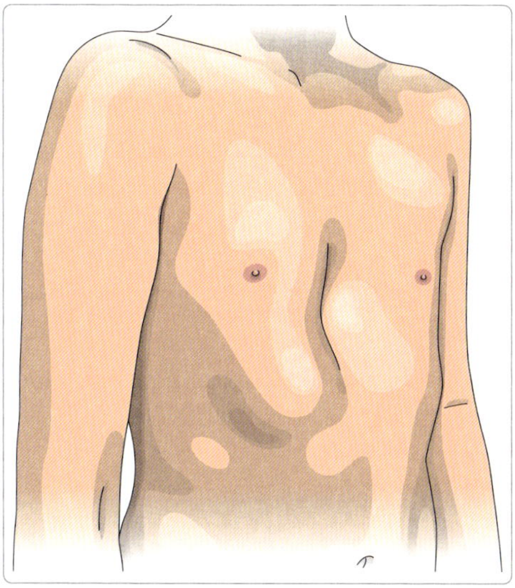

FIGURA 4 *Pectus excavatum.*

entre si por barras transversais (pontes), o que confere estabilidade muito grande, reduzindo a mais temida complicação dessa cirurgia – o deslocamento das barras metálicas. As complicações mais comuns incluem pneumotórax e derrame pleural, que geralmente não requerem intervenção ou, caso sejam significativos, podem ser tratados por meio de drenagem pleural.

O controle da dor tem sido um problema em MIRPE. Diversas estratégias de analgesia têm sido utilizadas, sendo a mais comum em nosso meio a realização de bloqueio epidural. Em razão de seu uso frequente de opioides e da não resolução completa da dor durante os primeiros dias pós-operatórios, internacionalmente tem sido utilizada com maior frequência a crioanalgesia para controle da dor pós-operatória. O método consiste no congelamento controlado de nervos intercostais de forma bilateral, garantindo que a sensibilidade no tórax retorne dentro de 3 a 6 meses após o procedimento. O uso da crioablação tem levado a hospitalizações significativamente mais curtas e reduções drásticas no uso de narcóticos após o reparo do *pectus* em crianças e adultos.

TRATAMENTO DO *PECTUS CARINATUM*

O tratamento compressivo (*bracing*, em inglês) é a terapia de primeira linha para pacientes com flexibilidade adequada do PC. Os pacientes são solicitados a usar o compressor inicialmente 23 horas por dia durante as primeiras 12 semanas antes de entrar em uma fase de manutenção de uso de 8 horas por dia. Embora a correção não operatória completa por meio de compressores torácicos seja comum em pacientes que aderem à terapia, muitas crianças abandonam o tratamento antes da correção completa.

Para os casos de não aderência, ou nos tórax de pouca flexibilidade, existe indicação de correção por meio da cirurgia de Ravitch. Nesse procedimento, são ressecadas as cartilagens periesternais, e o esterno é liberado e reposicionado. Mais recentemente, tem sido utilizado um reparo minimamente invasivo do PC (MIRPC, na sigla em inglês). Por essa técnica, uma barra posicionada por um túnel subcutâneo por cima do esterno é comprimida contra o osso e fixada num conjunto de duas barras retroesternais. Complicações podem incluir fratura de costela, falha do dispositivo e/ou dor.

TRATAMENTO DO *PECTUS ARCUATUM*

O único tratamento efetivo para PA é o reparo cirúrgico aberto. A correção envolve ressecção das cartilagens para liberação do esterno, osteotomia esternal e fixação com placas e parafusos. Em alguns casos, uma barra metálica é utilizada para manter a elevação do aspecto inferior do esterno.

TRATAMENTO DA SÍNDROME DE POLAND

O tratamento da síndrome de Poland visa restaurar a função da parede torácica com resultado estético mais próximo possível do normal. A correção da deformidade ou suas combinações, ocasionadas por uma ausência isolada, como da porção esternocostal do músculo peitoral maior, pode ser feita, com finalidade puramente estética, por retalho pediculado do músculo grande dorsal ou com retalho miocutâneo. Associado a isso, no sexo feminino pode ser que haja a necessidade de mastoplastia ou de aumento da mama do mesmo lado. Quando há hipoplasia ou agenesia da mama, a colocação de prótese de silicone se impõe, de modo que, geralmente, é preciso ajuda de cirurgiões plásticos.

Cerca de 25% dos pacientes necessitam de enxertos autólogos ou materiais biológicos (costelas e/ou cartilagens) para reconstrução da parede torácica, previamente à correção das falhas musculares e da mama. Esse fato quase sempre determina que, em alguns casos, a correção seja retardada até a adolescência, quando o uso de próteses ou enxertos esqueléticos é mais bem tolerado.

As deformidades do membro superior e das mãos são bem mais complexas e necessitam de tratamento ortopédico e da cirurgia plástica quando os pacientes já estão plenamente desenvolvidos e não serão abordadas neste capítulo. Recentemente, uma opção eficaz para correção é a reconstrução com uma prótese de material absorvível e osteoindutor. A parede torácica pode ser moldada usando-se esse material, que pode ser recoberto por uma camada muscular, garantindo a rigidez adequada e a proteção estrutural. O método é particularmente recomendado para grandes defeitos da parede torácica anterior, pois permite a remodelação individual do defeito com base no formato do tórax do paciente. Ele previne movimentos paradoxais e atinge resultados fisiológicos e estéticos satisfatórios.

SATISFAÇÃO DO PACIENTE

A imensa maioria dos pacientes, e de seus pais ou cuidadores, relata melhoria na qualidade de vida, imagem corporal e percepção da capacidade para atividade física após o reparo de suas deformidades.

PONTOS DE DESTAQUE

- As indicações para reparo das deformidades congênitas da parede torácica podem ser feitas por impacto fisiológico e/ou por insatisfação com a imagem corporal.
- O reparo minimamente invasivo do PE é hoje a técnica mais bem-sucedida para reparo.
- O tratamento compressivo (*bracing*, em inglês) é a terapia de primeira linha para pacientes com flexibilidade adequada no PC. Para os casos de não aderência ao tratamento compressivo ou nos tórax de pouca flexibilidade, existe indicação de correção por meio da cirurgia.

LEITURA RECOMENDADA

1. De Carvalho RLC, Tedde ML, de Campos JRM, Hamilton NN, Guilherme GF, Sousa VM, et al. Quality of life outcomes after minimally invasive repair of pectus excavatum utilizing a new set of metallic bars and stabilizers. J Pediatr Surg. 2021;56(3):545-9.
2. De Oliveira A, Oliveira MAP, Barcelos RR, Gomes da Silva DA, Tedde ML. Cardiac perforation caused by pectus excavatum metal bar stabilizer: a case report. Port J Card Thorac Vasc Surg. 2024;31(2):59-61.
3. Diaz YL, Ramos TM, Tedde ML, Gomes da Silva DA. The The sandwich technique for minimally invasive repair of pectus carinatum. Port J Card Thorac Vasc Surg. 2024;31(1):53-5.
4. Tedde ML, De Carvalho RLC, De Campos JRM, Da Silva DAG, Okumura EM, Guilherme GF, et al. Randomized comparison of oblique and perpendicular stabilizers for minimally invasive repair of pectus excavatum. Interdiscip Cardiovasc Thorac Surg. 2024;38(3):ivae040.
5. Tedde ML, Togoro SY, Eisinger RS, Okumura EM, Fernandes A, Pêgo-Fernandes PM, et al. Back to the future: a case series of minimally invasive repair of pectus excavatum with regular instruments. J Bras Pneumol. 2019;45(1):e20170373.
6. Wojtyś ME, Kordykiewicz D, Wójcik J, Tomos P, Kostopanagiotou K. Consultations for Poland syndrome: the essentials for a thoracic surgeon. Medicina (Kaunas). 2024;60(7):1178.

5

Neoplasias da parede torácica

Pedro Henrique Xavier Nabuco de Araújo
João Paulo Cassiano de Macêdo

INTRODUÇÃO

Os tumores de parede torácica compreendem lesões benignas e lesões malignas primárias e secundárias. Estas últimas podem ter origem em locais como pulmão, mama, entre outros.

As lesões primárias de parede torácica são incomuns e correspondem a apenas 5% de todas as neoplasias torácicas. Cerca de 60% dos tumores primários da parede torácica são malignos. Destes, 55% são de origem óssea/cartilaginosa e 45% têm sua origem em partes moles. Em todos os tipos de células, seja de linhagem óssea ou de partes moles estruturais, é possível encontrar variantes benignas e malignas (Quadros 1 e 2).

QUADRO 1 Exemplos de tumores primários benignos e malignos de linhagem óssea/cartilaginosa

Benignos	Malignos
Condroma	Condrossarcoma
Osteocondroma	Osteossarcoma
Displasia fibrosa	Sarcoma de Ewing
Cisto ósseo aneurismático	Plasmocitoma

QUADRO 2 Exemplos de tumores primários benignos e malignos de partes moles

Benignos	Malignos
Lipoma	Lipossarcoma
Fibromatose (tumor desmoide)	Fibro-histiocitoma maligno
Hemangioma	Rabdomiossarcoma
Tumores da bainha neural	Fibrossarcoma

QUADRO CLÍNICO

A maioria dos pacientes com tumores de partes moles de parede torácica apresenta lesões palpáveis e indolores. Abaulamentos de crescimento rápido e dolorosos denotam invasões em estruturas como as esqueléticas e neurológicas.

IMAGEM

Exceto pela radiografia de tórax, a tomografia corresponde ao primeiro exame solicitado para avaliação das lesões de parede torácica. Na maioria das vezes, ela é capaz de trazer informações úteis ao planejamento cirúrgico e acometimento de órgãos adjacentes. Destruição da cortical/destruição óssea e mineralização da matriz óssea são sinais que sugerem malignidade e são facilmente caracterizados na tomografia de tórax.

A ressonância magnética traz informações sobre o envolvimento de partes moles, extensão epidural ou medula espinhal. Lesões malignas são caracterizadas com acometimento de planos profundos e escuros em T1 e brilhantes em imagens ponderadas em T2. A formação de massa extraóssea é mais facilmente caracterizada na ressonância.

A tomografia com emissão de pósitrons (PET-CT) com flúor-18 fluorodesoxiglicose (FDG) não é solicitada rotineiramente para avaliação das lesões de parede. Quando solicitada, restringe-se a estadiamento, avaliação da resposta ao tratamento e recorrência da lesão.

DIAGNÓSTICO HISTOLÓGICO

A biópsia pré-operatória é frequentemente utilizada. Os métodos incluem biópsia por agulha, incisional e excisional. Biópsia por agulha *core* apresenta bons resultados, mostrando sensibilidade e especificidade em determinar se há malignidade e sarcomas de alto grau de 100, 100, 77 e 100%, respectivamente. Biópsia excisional é recomendada em lesões menores do que 2 cm com aspecto de benignidade e que são passíveis de fechamento primário. Biópsia incisional deve ser feita em lesões volumosas, menores do que 2 cm, mas com aspecto clínico e radiológico de malignidade e que necessitam de ressecções extensas com margens amplas. É fundamental o planejamento da incisão usada na biópsia incisional, uma vez que ela deve ser retirada em conjunto com o tumor e margens na futura ressecção radical.

TRATAMENTO CIRÚRGICO E RECONSTRUÇÃO

A discussão multidisciplinar é fundamental, desde o diagnóstico até a definição do melhor tratamento. O planejamento cirúrgico pré-operatório é importantíssimo para que margens oncológicas sejam alcançadas e que a reconstrução do arcabouço ósseo e das partes moles seja a menos mórbida possível, com adequadas proteção e restauração da função.

Por um lado, as margens das resseções para lesões primárias malignas são de 4-5 cm; por outro, em ressecções paliativas ou de lesões metastáticas, as margens podem ser de 2 cm ou apenas justas às bordas macroscópicas da neoplasia.

Defeitos na parede torácica maiores do que 5 cm ou que envolvam três ou mais arcos costais favorecem a reconstrução óssea com algum tipo de prótese, uma vez que a insuficiência respiratória é a complicação mais temida e possui relação direta com a extensão da ressecção. A cobertura adequada do defeito da parede torácica com partes moles é fundamental para o bom resultado cirúrgico. Muitas vezes, são necessários retalhos musculares e de pele e subcutâneo para o adequado fechamento. Entre as opções, existem retalhos de avanço do peitoral, de grande dorsal, de reto abdominal ou mesmo microcirúrgicos. A escolha depende do tamanho e da localização do defeito e do histórico de tratamentos prévios.

A Figura 1 apresenta um exemplo de reconstrução de arcabouço ósseo com cobertura de partes moles.

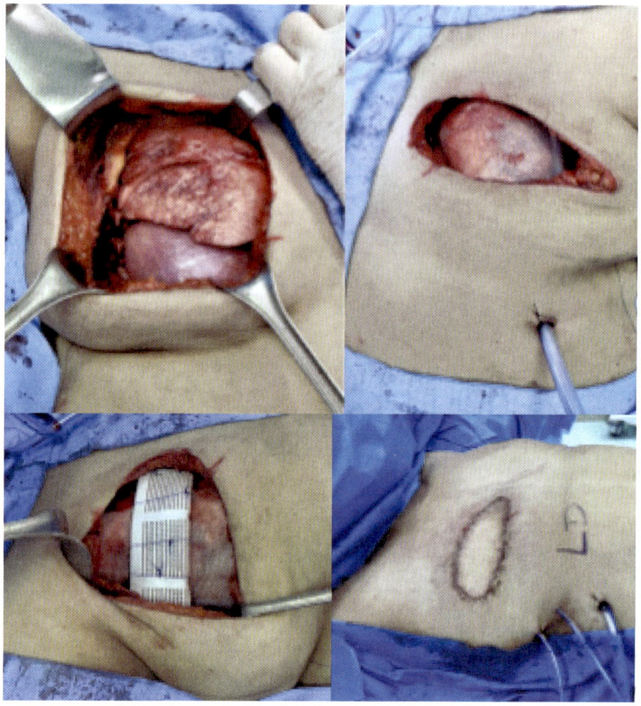

FIGURA 1 Reconstrução da parede torácica com materiais compostos em parede óssea e retalho muscular de grande dorsal com ilha de pele.

PONTOS DE DESTAQUE

- Aproximadamente 60% dos tumores primários da parede torácica são malignos, sendo as origens 55% óssea/cartilaginosa e 45% em partes moles.
- A discussão multidisciplinar é fundamental desde o diagnóstico até a definição do melhor tratamento das neoplasias de parede torácica.

LEITURA RECOMENDADA

1. Cipriano A, Burfeind Jr W. Management of primary soft tissue tumors of the chest wall. Thorac Surg Clin. 2017;27(2):139-47.
2. Fernandez A, Macedo JPC, Nabuco de Araújo PHX. Tumores de parede torácica: manejo diagnóstico e aspectos técnicos da ressecção e reconstrução. In: Camargo JJ, Pinto Filho DR (orgs.). Cirurgia torácica contemporânea. Rio de Janeiro: Thieme Revinter; 2019. p. 148-57.
3. Kachroo P, Pak PS, Sandha HS, Nelson SD, Seeger LL, Cameron RB, et al. Chest wall sarcomas are accurately diagnosed by image-guided core needle biopsy. J Thorac Oncol. 2012;7(1):151-6.
4. Nabuco de Araújo PHX, De Campos JR, de Lima LC. Tipos de reconstrução da parede torácica. In: Ugalde P, Baldotto C, Neto F, Gelatti A, Bonomi D, Castro Junior G (orgs.). Manual de oncologia torácica. Rio de Janeiro: DOC; 2022. p. 178-87.
5. Smith SE, Keshavjee S. Primary chest wall tumors. Thorac Surg Clin. 2010;20(4):495-507.

6

Afecções mediastinais

Alberto Jorge Monteiro Dela Vega

INTRODUÇÃO

O mediastino é uma região anatômica central do tórax, delimitada pelo estreito torácico superior, pelo diafragma e pelos espaços pleurais. Sua divisão anatômica – anterior (ou anterossuperior), médio e posterior – tem grande importância para o diagnóstico e o planejamento terapêutico das diversas condições que acometem essa região. Um amplo espectro de doenças pode afetar o mediastino, e este capítulo irá se concentrar nas afecções mais comuns, divididas em duas categorias principais:

1. Neoplasias e cistos.
2. Doenças infecciosas.

NEOPLASIAS MEDIASTINAIS

Conceito

A divisão anterior do mediastino em anterossuperior, médio e posterior é de grande importância para o diagnóstico das doenças nessa região. De modo geral, podem ser caracterizadas como doenças mais comuns:

- Anterossuperior: timoma, teratoma, bócio, tumor germinativo, linfoma.
- Médio: linfadenomegalias, linfoma, cisto broncogênico, tumores vasculares.
- Posterior: tumores neurogênicos, tumores de esôfago, cisto entérico.

Quadro clínico

A maior parte dos tumores de mediastino é assintomática. Os sintomas ocorrem em torno de 25% a 30% e acontecem por compressão ou invasão de estruturas adjacentes. A velocidade de crescimento também é importante na determinação da ocorrência de sintomas. Os tumores malignos tendem a ser mais sintomáticos – estima-se que 50% desses tumores provoquem algum sintoma. Os mais comuns são:

- Tosse e dispneia: por acometimento de pulmão, traqueia ou árvore brônquica.
- Disfagia: acometimento do esôfago.
- Síndrome da veia cava superior: quando o tumor comprime a veia cava superior, dificultando o fluxo de sangue por sua luz. Apresenta-se como turgência jugular

e de veias da parede superior do tórax, edema de face, pescoço e membros superiores, cefaleia e dispneia.

- Rouquidão: por compressão ou invasão do nervo laríngeo recorrente.
- Elevação de cúpula diafragmática: por acometimento do nervo frênico.
- Síndrome de Claude-Bernard Horner: caracterizada pela tríade ptose palpebral, miose e anidrose do lado afetado.
- Sintomas constitucionais: como febre, perda de peso e sudorese, também podem acontecer.

Exames complementares

- Radiografia de tórax: é o exame mais amplamente disponível e o mais facilmente realizado quando há suspeita de doença mediastinal. Geralmente, leva à suspeita para uma alteração que deverá ser investigada de forma mais detalhada com o uso de tomografia computadorizada, por exemplo. Lesões pequenas e muito centrais podem não ser detectadas por esse método. Pela radiografia de tórax com incidências PA (posteroanterior) e perfil, é possível detectar as seguintes alterações que podem se relacionar a afecções mediastinais:
  - Alargamento do mediastino.
  - Desvio de estruturas da linha média.
  - Lesões concomitantes no pulmão e na parede torácica.
  - Elevação de cúpulas.
- Tomografia computadorizada: principal exame para a detecção de tumores de mediastino, a tomografia computadorizada (TC) é uma ferramenta importantíssima por sua capacidade de fornecer imagens altamente detalhadas, superando as limitações da radiografia torácica convencional. Ela permite a localização precisa de uma lesão dentro do compartimento mediastinal, facilitando o diagnóstico diferencial e o planejamento terapêutico. Além disso, a TC pode revelar características teciduais dos tumores mediastinais com maior detalhe, distinguindo entre cálcio, gordura macroscópica e líquido, o que auxilia no diagnóstico não invasivo de condições como teratomas maduros, cistos complexos, lesões calcificadas e lesões muito vascularizadas. A TC também é importante na detecção de invasões de estruturas adjacentes, o que é crucial para determinar a ressecabilidade cirúrgica de tumores. Além disso, desempenha um papel fundamental no planejamento cirúrgico e para o seguimento e a avaliação do resultado de tratamento de outras estratégias de manejo clínico, incluindo quimioterapia e radioterapia.
- Ressonância magnética: a ressonância magnética (RM) é outra ferramenta muito importante para a avaliação de neoplasias mediastinais, principalmente por sua capacidade excepcional de caracterizar tecidos e realçar contrastes entre as estruturas. Ela possibilita a identificação de fluidos serosos, gordura macroscópica, fluidos hemorrágicos, cartilagem, músculo liso e material fibroso, elementos que a TC não consegue diferenciar com a mesma precisão. Notavelmente tem a habilidade de diferenciar lesões císticas de sólidas e é crucial para evitar procedimentos desnecessários, como biópsias e cirurgias. Além disso, a RM é extremamente útil na avaliação de tumores neurogênicos, proporcionando melhor visualização do envolvimento neural e espinhal (invasão do forame intervertebral) em comparação à TC. No planejamento cirúrgico, a

RM é amplamente usada para descartar invasões por meio de planos teciduais, como a parede torácica e o diafragma, e o envolvimento de estruturas neurovasculares, em razão de maior contraste de tecidos moles. Em casos de invasão tumoral em grandes vasos centrais e coração, a cine-RM pode fornecer informações adicionais valiosas.

- Tomografia por emissão de pósitrons combinada com TC (PET/CT): o PET/CT é outro exame que pode ser usado como auxiliar na avaliação de tumores mediastinais, complementando informações de TC e RM. É importante para determinar áreas de tumores mais agressivos e pode ajudar a guiar biópsias. Também é útil no estadiamento e no acompanhamento de tumores como carcinoma tímico e linfomas. Além disso, ajuda a monitorar a resposta ao tratamento e a planejar intervenções terapêuticas.

Neoplasias malignas mediastinais

Neoplasias tímicas

As neoplasias tímicas formam um grande grupo de tumores que se originam no tecido tímico, sendo as mais comuns os timomas, carcinomas tímicos e tumores neuroendócrinos tímicos. São doenças raras com incidência de 0,5 a 2,2 pacientes por milhão. O prognóstico está relacionado ao grau de invasão de estruturas adjacentes e pela presença de metástases linfonodais e a distância, além do tipo histológico.

Timomas

Timomas são as neoplasias mais comuns do mediastino anterior quando consideradas todas as idades e são mais frequentemente diagnosticadas na 5ª e 6ª décadas de vida. Apresentam grande variedade de características histopatológicas. Sua classificação é determinada pela Organização Mundial da Saúde (OMS), sendo os principais grupos:

- Timoma A.
- Timoma AB.
- Timoma B1.
- Timoma B2.
- Timoma B3.

Esta classificação é importante porque está relacionada à invasão e ao grau de agressividade do tumor. Os timomas do tipo B3 tendem a ser os mais agressivos, normalmente diagnosticados com tamanhos maiores e maior risco de invasão de tecidos adjacentes. Também estão relacionados à maior ocorrência de síndromes paraneoplásicas, como a miastenia *gravis*.

Carcinomas tímicos

Carcinomas tímicos são neoplasias raras e agressivas que se originam no tecido tímico, em geral com padrão histológico escamoso. Essas neoplasias têm maior tendência a desenvolver metástases a distância e para linfonodos regionais. Além disso, podem infiltrar estruturas adjacentes, como grandes vasos e pericárdio, o que contribui para o seu mau prognóstico. Frequentemente diagnosticados em estágios mais avançados, os carcinomas tímicos demandam abordagem multidisciplinar que inclua cirurgia, radioterapia e quimioterapia. Esses tumores são também bastante associados à ocorrência de síndromes paraneoplásicas, principalmente a miastenia *gravis*, que pode acometer até 45% dos casos, além de outras manifestações autoimunes.

Tumores tímicos neuroendócrinos

Os tumores neuroendócrinos do timo (TNET) são neoplasias raras e agressivas originadas no tecido tímico. Eles compartilham características histológicas com tumores neuroendócrinos de outras partes do corpo, mas apresentam particularidades clínicas e patológicas. Esses tumores são mais frequentemente observados em homens na quarta ou quinta década de vida e estão associados a síndromes endócrinas, como a síndrome de Cushing, a acromegalia e a síndrome de neoplasia endócrina múltipla tipo 1. Tem alta propensão para acometimento linfonodal e para gerar metástases a distância.

Estadiamento das neoplasias tímicas

O estadiamento é importante para a definição de prognóstico e definição de tratamento. Atualmente, recomenda-se o uso do estadiamento TNM para todos os tumores tímicos (Quadros 1 a 3).

QUADRO 1 Componentes T de tumores tímicos

T	Descrição
T1	Tumor limitado ao timo, com ou sem encapsulamento, ou que invade diretamente o mediastino, mas sem envolver outras estruturas mediastinais
T1a	5 cm ou menos na maior dimensão
T1b	Maior que 5 cm na maior dimensão
T2	Tumor que invade diretamente o pericárdio (parcial ou totalmente), o pulmão ou o nervo frênico
T3	Tumor que invade diretamente: veia braquiocefálica, veia cava superior, parede torácica, ou artérias ou veias pulmonares extrapleurais
T4	Tumor que invade diretamente: aorta (ascendente, arco ou descendente), grandes vasos, artérias ou veias pulmonares intrapericárdicas, miocárdio, traqueia ou esôfago

QUADRO 2 Componentes N e M de tumores tímicos

Categorias N e M	Descrição
N0	Sem envolvimento nodal
N1	Linfonodos anteriores (peritímicos)
N2	Linfonodos intratorácicos profundos ou cervicais, como paratraqueais, subcarinais, janela aortopulmonar, hilares, jugulares e supraclaviculares
M0	Sem metástases pleurais, pericárdicas ou em locais distantes
M1a	Nódulos pleurais ou pericárdicos separados
M1b	Nódulo intraparenquimatoso pulmonar ou metástase em órgão distante

QUADRO 3 Estágios de tumores tímicos

Estágio	T	N	M
I	T1a-b	N0	M0
II	T2	N0	M0
IIIA	T3	N0	M0
IIIB	T4	N0	M0
IVA	T qualquer	N1	M0
IVA	T qualquer	N0, N1	M1a
IVB	T qualquer	N2	M0, M1a
IVB	T qualquer	N qualquer	M1b

Tratamento das neoplasias tímicas

O tratamento das neoplasias tímicas necessita de uma abordagem multidisciplinar. O tratamento cirúrgico é o de escolha para os tumores ressecáveis; a ressecção completa está diretamente relacionada a desfechos melhores de sobrevida e sobrevida livre de doença. Para tumores avançados, metastáticos ou irressecáveis, a quimioterapia e a radioterapia podem ser consideradas para tratamento primário.

A quimioterapia neoadjuvante pode ser usada para auxiliar no tratamento cirúrgico, pois pode reduzir o tamanho da lesão em casos inicialmente considerados irressecáveis. A radioterapia também pode ser usada como adjuvante à cirurgia e tem indicação em casos de margem de ressecção suspeita ou comprometida.

Linfomas

Os linfomas mediastinais, que incluem tanto linfomas de Hodgkin quanto linfomas não Hodgkin, são uma categoria importante de neoplasias que podem se manifestar no mediastino, particularmente na região anterior. Eles podem ser primários do mediastino ou acometer essa região de forma secundária como doença sistêmica. Correspondem a cerca de 20% das lesões mediastinais malignas no adulto.

O diagnóstico é feito por intermédio de biópsia, com boa amostragem tecidual que pode ser realizada por técnica aberta, videotoracoscopia, mediastinoscopia, ultrassonografia endobrônquica (EBUS, *endobronchial ultrasound*) ou mediastinostomia anterior ou por meio de lesões periféricas, como linfonodos cervicais ou axilares. Os sintomas são os mesmos de outros tumores mediastinais que comprimem ou invadem estruturas adjacentes (p. ex., dor torácica, síndrome de veia cava), além de sintomas constitucionais como febre e perda de peso, que nos linfomas ocorrem de forma frequente. Nos exames de imagem, podem se apresentar como massas volumosas irregulares ou conglomerados linfonodais. O tratamento dos linfomas é baseado em quimioterapia e imunoterapia. Em alguns casos, pode ser considerado o uso de radioterapia. Em comparação com os tumores tímicos, os linfomas mediastinais tendem a ter apresentação mais aguda e agressiva.

Tumores de células germinativas

Os tumores de células germinativas (TCG) do mediastino são os mais frequentes entre os tumores germinativos extragonadais e representam cerca de 15% de todos os cistos e tumores mediastinais e 20% das neoplasias do mediastino anterior. O mediastino anterior é a localização mais comum para esses tumores, que ocorrem mais frequentemente em homens jovens, em geral entre a segunda e a quarta década de vida. Existe forte associação entre os TCG mediastinais e a síndrome de Klinefelter. Podem-se classificar esses tumores em dois grandes grupos: seminomas e não seminomas.

Para o diagnóstico, além dos exames de imagem já citados, é importante colher marcadores séricos: beta-gonadotrofina coriônica humana (beta-HCG), alfafetoproteína (AFP) e desidrogenase láctica (DHL). Esses marcadores são importantes no diagnóstico, estadiamento, prognóstico e avaliação de resultados terapêuticos. Valores elevados após tratamento com quimioterapia estão associados a resultados piores e podem significar doença residual viável.

- Beta-HCG: podem estar elevados nos tumores seminomatosos, mas na maioria dos casos os valores séricos permanecem normais. Estão frequentemente aumentados em tumores não seminomatosos.
- AFP: marcador bastante específico para tumores não seminomatosos, geralmente estão bastante alterados nesses tumores e têm valor normal em pacientes com seminomas.

- DHL: pode estar aumentada em ambos os tumores. São importantes para seguimento e avaliação de tratamento.

Seminomas

Os seminomas têm aparência de massas sólidas, lobuladas e homogêneas no mediastino anterior, sendo caracterizados por comportamento clínico menos agressivo e prognóstico melhor. Acometem pacientes do sexo masculino na terceira e quarta décadas de vida. Podem ser assintomáticos ou provocar sintomas compressivos. Na tomografia de tórax, apresentam-se como massas homogêneas com realce uniforme do contraste.

O diagnóstico ocorre por biópsia guiada por imagem ou cirúrgica, já que o aspecto tomográfico não permite diagnóstico de certeza, sendo difícil distinguir de linfomas, por exemplo. O tratamento para os seminomas consiste em quimioterapia à base de platina e radioterapia. Esses tumores tendem a ser muito sensíveis à radioterapia, e esse tratamento é feito em conjunto com a quimioterapia em muitos casos, especialmente em tumores muito volumosos. A cirurgia raramente é empregada no tratamento, reservada para casos selecionados em que houve permanência de massas residuais ressecáveis. De modo geral, são tumores com altas chances de cura, que podem chegar a 90%.

Tumores germinativos não seminomatosos

Tumores germinativos não seminomatosos são um grupo de tumores, como teratomas, carcinomas de células embrionárias, tumores do saco vitelino e coriocarcinomas. Esses tumores tendem a apresentar comportamento biológico mais agressivo, com pior prognóstico quando associados à disseminação metastática. Além disso, essa mistura de componentes histológicos torna o manejo clínico mais desafiador. Entre esses subtipos, os tumores do saco vitelino são mais frequentes em crianças, enquanto carcinomas de células embrionárias e coriocarcinomas são mais comuns em adultos.

Teratomas

Teratomas são um grupo de tumores não seminomatosos com características específicas. São mais comuns em adultos jovens e afetam, em igual proporção, homens e mulheres. São divididos em teratomas maduros e imaturos. Nos exames de imagem, podem se apresentar como massas volumosas, heterogêneas, com componentes císticos e calcificações no seu interior.

- Teratomas maduros: são em geral benignos e constituídos de tecidos bem diferenciados dos três folhetos embrionários – ectoderma, mesoderma e endoderma. Dessa forma, podem incluir tecidos bem formados, como dentes e cabelos, em seu interior.
- Teratomas imaturos: contêm tecidos menos diferenciados e com potencial de malignidade e podem requerer tratamento quimioterápico. Podem também elevar marcadores séricos, como AFP e beta-HCG. É importante ressaltar a possibilidade do mesmo tumor ser em sua maior parte um teratoma maduro e ter componente imaturo no seu interior.

Cistos mediastinais

São lesões raras do mediastino que se apresentam normalmente no mediastino médio, mas podem surgir em quaisquer dos compartimentos. Em sua grande maioria são assintomáticos, mas, se atingirem um grande volume, podem provocar compressão de órgãos adjacentes como coração, grandes vasos, pulmão e esôfago, assim provocando sintomas. Podem ser divididos em cistos primários e cistos adquiridos. Os cistos mediastinais primários incluem broncogênicos, pericárdicos, entéricos e cistos do ducto torácico, além de cisto de Muller. Os cistos secundários geralmente decorrem da degeneração cística de tumores ou de processos infecciosos, como timomas e tumores germinativos.

O aspecto tomográfico dos cistos mediastinais primários podem variar, a depender da sua causa. Por exemplo, cistos broncogênicos em uma minoria de casos podem se apresentar como massa sólida com componentes císticos. Cistos pericárdicos têm paredes finas e se localizam no seio pericardiofrênico. Em alguns casos, pode ser necessária a RM para determinar se o tumor é de natureza cística ou sólida. Para os cistos primários, o tratamento é cirúrgico, sobretudo se houver sintomas ou em caso de dúvida diagnóstica.

Tumores neurogênicos

Os tumores neurogênicos têm origem nas estruturas derivadas da crista neural, incluindo células pertencentes aos sistemas nervoso periférico, autonômico e paraganglionar. Esses tumores são predominantes no mediastino posterior, com cerca de 95% das massas dessa região originando-se nos ramos nervosos intercostais ou ao longo da cadeia simpática. Essa distribuição reflete a alta concentração de estruturas neurais presentes na região do mediastino posterior, especialmente no seio costovertebral.

Representam até 21% de todas as massas mediastinais. A grande maioria é benigna, o que está diretamente ligado ao fato de a maioria não apresentar sintomas. Entretanto, mesmo tumores benignos podem crescer e dar sintomas de dor e outros sintomas neurológicos. Os sintomas podem incluir dor torácica, sinais de compressão da medula espinhal ou mesmo alterações funcionais, por decorrência do envolvimento de nervos específicos. Os tumores malignos incluem os neuroblastomas, ganglioneuroblastomas e tumores malignos da bainha de nervos periféricos, que são sarcomas fusiformes do mediastino posterior.

Para todos os tumores neurogênicos, o tratamento principal é a ressecção cirúrgica. Em alguns casos, é necessária a ressecção de componentes que estejam dentro do forame intervertebral. Para tumores malignos muito grandes e irressecáveis, tratamento com quimioterapia e radioterapia pode ser uma opção. O Quadro 4 relaciona os tipos de tumores neurogênicos do mediastino.

QUADRO 4 Tipos de tumores neurogênicos do mediastino

Origem	Benignos	Malignos
Bainha nervosa	Neurilemoma (schwannoma)	Schwannoma maligno
Nervos periféricos	Neurofibroma	Neurofibroma maligno
Cadeia simpática	Ganglioneuroma	Ganglioneuroblastoma
Cadeia simpática	-	Neuroblastoma
Paraganglionares	Feocromocitoma, paraganglioma	-

DOENÇAS INFECCIOSAS MEDIASTINAIS

Mediastinite aguda

São infecções agudas raras do mediastino, geralmente graves, com alta mortalidade e que necessitam de tratamento rápido. Podem ser provocadas por qualquer processo que leve à contaminação do mediastino. Entre as causas mais comuns, estão:

- Infecções agudas da faringe ou infecções odontogênicas (abscessos) que se estendem para o mediastino.
- Perfurações do esôfago ou faringe.
- Infecções provocadas por feridas cirúrgicas.
- Extensão de infecção do pulmão.
- Supuração aguda de linfonodos mediastinais.

O diagnóstico é feito com base no quadro clínico, que pode se apresentar com sinais de infecção aguda grave, como febre, taquicardia e hipotensão. Outros sintomas incluem dor torácica, dor cervical, queda do estado geral, abaulamento e hiperemia na região cervical. A tomografia é fundamental na suspeita de mediastinite aguda, pois mostra aumento da atenuação da gordura mediastinal, coleções líquidas ou presença de ar. A depender da gravidade, derrame pleural e empiema podem já estar presentes no diagnóstico.

Tratamento

O tratamento necessariamente inclui antibioticoterapia e drenagem de coleções, tanto do sítio primário da infecção como da drenagem do mediastino para as cavidades pleurais. É imprescindível que a abordagem cirúrgica seja rápida. Comumente são empregadas abordagens combinadas, como cervicotomia e pleuroscopia ou toracotomia bilateral, para garantir uma drenagem adequada de todos os compartimentos, tanto cervical quanto mediastinal.

PONTOS DE DESTAQUE

- O entendimento das divisões do mediastino é fundamental para a realização de hipóteses diagnósticas.
- O mediastino constitui uma área anatômica que pode apresentar tumores benignos e malignos.
- O diagnóstico em geral é realizado com auxílio de métodos de imagem como TC de tórax e RM; em alguns casos, é necessária a biópsia.
- O tratamento de muitos tumores do mediastino é cirúrgico, porém, em alguns casos, radioterapia e quimioterapia também são tratamentos recomendados.
- A mediastinite é uma infecção grave que deve ser pronta e agressivamente tratada.

LEITURA RECOMENDADA

1. De Latour B, Fadel E, Mercier O, Mussot S, Fabre D, Fizazi K, et al. Surgical outcomes in patients with primary mediastinal non-seminomatous germ cell tumours and elevated post-che motherapy serum tumour markers. Eur J Cardiothorac Surg. 2012;42(1):66-71.
2. Detterbeck FC, Parsons AM. Thymic tumors. Ann Thorac Surg. 2004;77:1860-9.
3. Duwe BV, Sterman DH, Musani AI. Tumors of the mediastinum. Chest. 2005;128:2893-909.
4. Mikail N, Khalil A, Rouzet F. Mediastinal masses: 18F-FDG-PET/CT features based on the International Thymic Malignancy Interest Group Classification. Semin Nucl Med. 2021;51(1):79-97.
5. Pina-Oviedo S. Mediastinal lymphoproliferative disorders. Adv Anat Pathol. 2021;28(5):307-34.
6. Ruffini E, Huang J, Cilento V, Goren E, Detterbeck F, Ahmad U, et al. The International Association for the Study of Lung Cancer Thymic Epithelial Tumors Staging Project: proposal for a stage classification for the forthcoming (ninth) edition of the TNM Classification of Malignant Tumors. J Thorac Oncol. 2023;18(12):1655-71.

7. Strollo DC, Rosado De Christenson ML, Jett JR. Primary mediastinal tumors. Part 1: Tumors of the anterior mediastinum. Chest. 1997;112(2):511-22.
8. Strollo DC, Rosado-de-Christenson ML, Jett JR. Primary mediastinal tumors: Part II. Tumors of the middle and posterior mediastinum. Chest. 1997;112(5):1344-57.
9. Takeda S, Miyoshi S, Minami M, Ohta M, Masaoka A, Matsuda H. Clinical spectrum of mediastinal cysts. Chest. 2003;124(1):125-32.
10. Takeda SI, Miyoshi S, Ohta M, Minami M, Masaoka A, Matsuda H. Primary germ cell tumors in the mediastinum: A 50-year experience at a single Japanese institution. Cancer. 2003;97(2):367-76.
11. Vargas D, Suby-Long T, Restrepo CS. Cystic Lesions of the mediastinum. Semin Ultrasound CT MR. 2016;37(3):212-22.

7

Afecções pleurais

Leticia Leone Lauricella

INTRODUÇÃO

O derrame pleural é uma condição clínica comum e frequentemente encontrada na prática médica, caracterizada pelo acúmulo anormal de líquido no espaço pleural. Esse fenômeno pode ser secundário à ampla variedade de processos patológicos, desde doenças benignas até condições malignas, e pode representar tanto o sinal inicial de uma doença subjacente quanto uma complicação de estados clínicos já estabelecidos.

Entre as causas mais frequentes de derrame pleural estão: insuficiência cardíaca congestiva, infecções, incluindo pneumonia e tuberculose, neoplasias, doenças autoimunes, como o lúpus eritematoso sistêmico, e condições traumáticas (Quadro 1). A compreensão da fisiopatologia subjacente ao acúmulo de líquido pleural é essencial para o diagnóstico preciso e para a escolha do tratamento adequado.

FISIOLOGIA DO ESPAÇO PLEURAL

O espaço pleural é delimitado pelas pleuras visceral e parietal, que formam uma superfície lisa e lubrificada para facilitar o movimento dos pulmões durante a respiração. Normalmente, uma pequena quantidade de líquido pleural está presente, mantida em equilíbrio dinâmico por processos de produção e reabsorção. Esse equilíbrio é regulado por fatores como a pressão hidrostática e oncótica nos capilares pleurais e pela drenagem linfática. O derrame pleural ocorre quando há desequilíbrio entre a produção e a reabsorção do líquido, como em casos de aumento da pressão hidrostática (insuficiência cardíaca), diminuição da pressão oncótica (hipoalbuminemia), aumento da permeabilidade vascular (infecções ou inflamação) ou obstrução da drenagem linfática (neoplasias).

Este capítulo aborda os principais aspectos das afecções pleurais, com ênfase em três apresentações clínicas relevantes: o empiema pleural, o derrame pleural tuberculoso e o derrame pleural neoplásico. Serão discutidos também os princípios gerais da investigação diagnóstica, com foco nos métodos mais eficazes e nas diretrizes baseadas em evidências, para auxiliar na abordagem clínica e terapêutica.

QUADRO 1 Principais causas de derrame pleural separadas por transudato e exsudato

Tipo de derrame	Causas mais comuns
Exsudato	• Infecção: pneumonia (parapneumônico), tuberculose, empiema.
	• Neoplasias: carcinoma de pulmão, metástases, mesotelioma.
	• Doenças autoimunes: artrite reumatoide, lúpus eritematoso sistêmico.
	• Embolia pulmonar: derrames pleurais associados a infarto pulmonar.
	• Trauma torácico: hemotórax.
	• Pancreatite: envolvimento pleural decorrente da inflamação pancreática.
	• Doenças abdominais: abscessos subfrênicos, perfuração esofágica.
	• Outros: asbestos (exposição ao amianto), sarcoidose.
Transudato	• Insuficiência cardíaca congestiva: causa mais comum de derrame transudativo.
	• Cirrose hepática: derrame pleural hepático decorrente de ascite.
	• Síndrome nefrótica: hipoproteinemia levando ao acúmulo de líquido pleural.
	• Hipoalbuminemia: decorrente de várias condições (p. ex., desnutrição e doenças renais).
	• Diálise peritoneal: líquido migra para o espaço pleural.
	• Mixedema: hipotireoidismo grave.
	• Outros: obstrução venosa central (p. ex., trombose da veia cava superior).

INVESTIGAÇÃO

A investigação do derrame pleural visa identificar a causa subjacente e orientar o manejo adequado. O processo diagnóstico deve ser sistemático, iniciando com uma anamnese detalhada e exame físico, seguidos por exames complementares direcionados (Figura 1).

Anamnese e exame físico:

- Perguntar sobre sintomas associados, como dispneia, dor torácica pleurítica, febre, perda de peso e história de exposição a tuberculose ou agentes ocupacionais.
- Investigar comorbidades associadas, incluindo insuficiência cardíaca, doenças reumatológicas, insuficiência renal, antecedente de neoplasias, traumas e cirurgias prévias.
- Avaliar sinais como redução do murmúrio vesicular, macicez à percussão e diminuição das vibrações vocais na ausculta pulmonar.

Exames de imagem:

- Radiografia de tórax: primeiro exame complementar, que mostra velamento do seio costofrênico e aumento da opacidade.
- Ultrassonografia torácica: útil para confirmar a presença de líquido, guiar procedimentos invasivos e avaliar loculações (Figura 2).
- Tomografia computadorizada (TC): indicada em casos de suspeita de neoplasia, empiema ou derrames complexos (Figura 3).

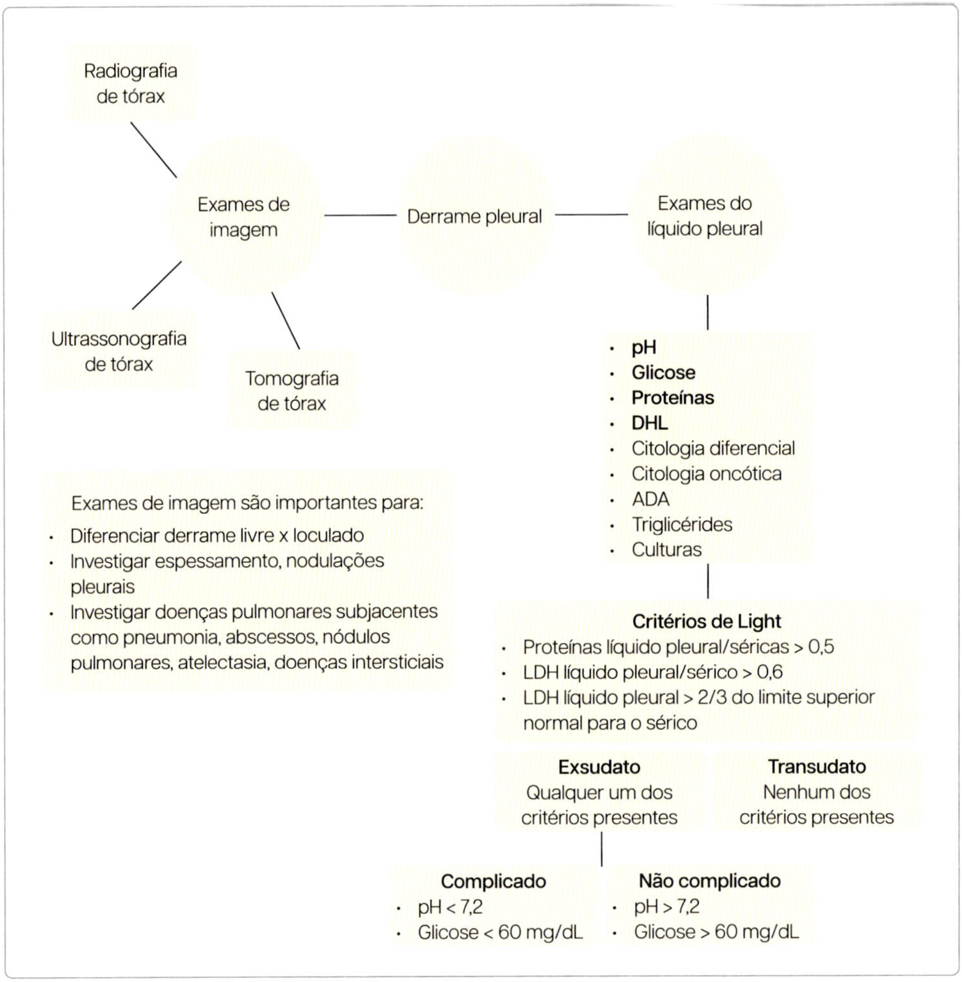

FIGURA 1 Investigação do derrame pleural.

Toracocentese:

- Procedimento essencial para a avaliação diagnóstica do derrame pleural.
- Permite a análise do líquido pleural, incluindo pH, glicose, proteínas, DLH (desidrogenase lática), triglicérides, ADA (adenosina deaminase), citologias diferencial e oncótica.

Classificação do líquido pleural:

- Transudato: associado a insuficiência cardíaca, cirrose e outras condições sistêmicas.
- Exsudato: relacionado a processos inflamatórios ou infecciosos, como pneumonia, tuberculose e neoplasias.

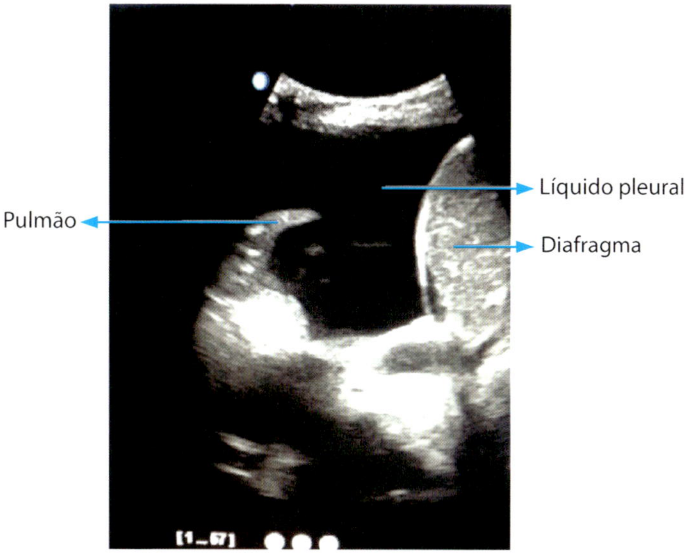

FIGURA 2 Ultrassonografia torácica mostrando derrame pleural volumoso de aspecto livre.

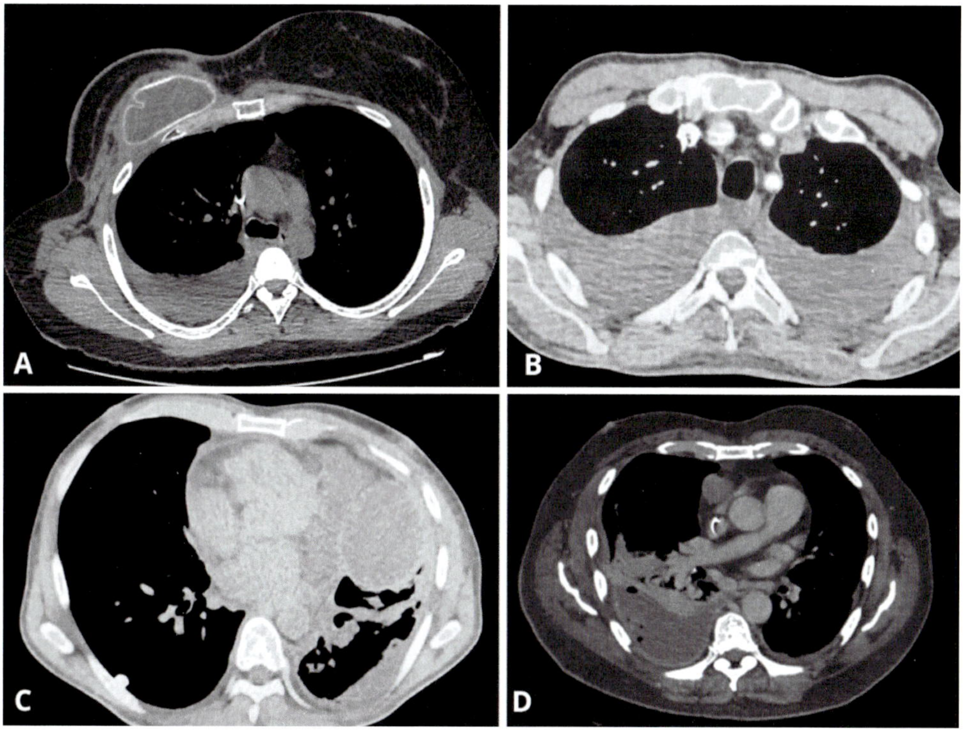

FIGURA 3 Tomografias de tórax ilustrando diferentes aspectos de derrame pleural. A: Derrame pleural livre em paciente com neoplasia de mama. B: Derrame pleural livre bilateral em paciente com insuficiência cardíaca congestiva. C: Derrame pleural loculado em paciente com neoplasia de pulmão. D: Derrame pleural loculado em paciente com empiema.

Para diferenciar o derrame pleural entre transudato e exsudato, utilizam-se os critérios de Light, em que são comparados os exames bioquímicos do líquido pleural com exames séricos. O derrame é considerado um exsudato quando qualquer um dos seguintes critérios estiver presente:

- Relação proteínas do líquido pleural/séricas > 0,5.
- Relação LDH do líquido pleural/sérico > 0,6.
- LDH no líquido pleural > 2/3 do limite superior normal para o sérico.

No contexto de derrame pleural exsudativo, é fundamental diferenciar entre exsudato complicado e não complicado, pois isso direciona o manejo clínico. O exsudato não complicado é em geral estéril, com baixa atividade inflamatória, enquanto o complicado reflete um processo infeccioso ou inflamatório mais grave.

Exsudato não complicado:

- Tipicamente, apresenta pH > 7,2.
- Níveis de glicose no líquido pleural em geral > 60 mg/dL.

Exsudato complicado:

- Apresenta pH < 7,2, indicando acidose em razão da maior atividade inflamatória.
- Glicose < 60 mg/dL, sugerindo consumo metabólico pelas células inflamatórias ou patógenos.

Exames complementares específicos:

- Cultura e Gram: para identificação de agentes infecciosos.
  - Marcadores tumorais: em casos de suspeita de derrame pleural neoplásico.
  - Biópsia pleural: indicada quando o diagnóstico permanece inconclusivo após exames iniciais.

EMPIEMA PLEURAL

O empiema pleural é uma condição grave, caracterizada pela infecção do espaço pleural, geralmente resultante de complicações de pneumonia, trauma torácico ou cirurgias torácicas. O manejo adequado dessa doença depende de um diagnóstico precoce e tratamento eficaz para evitar complicações potencialmente fatais.

Sintomas e história clínica

Os pacientes com empiema geralmente apresentam febre persistente, mesmo após tratamento inicial para infecções respiratórias. A dor torácica é um sintoma comum, frequentemente pleurítica, ou seja, piora com a inspiração profunda. Outros sintomas incluem tosse produtiva, dispneia progressiva, mal-estar e perda de peso, especialmente nos casos mais prolongados. Na história clínica, é fundamental investigar a presença de pneumonia recente, trauma torácico, procedimentos invasivos (como toracocentese) ou condições predisponentes, como diabetes *mellitus*, imunossupressão e neoplasias.

Propedêutica

O exame físico pode revelar diminuição ou ausência de sons respiratórios no hemitórax afetado, macicez à percussão e redução do frêmito toracovocal. Em muitos casos, sinais sistêmicos de infecção, como febre e taquicardia, também estão presentes.

Diagnóstico radiológico

Radiografia de tórax

A radiografia de tórax (RX) é frequentemente o primeiro exame realizado e pode revelar opacidade unilateral com obliteração do ângulo costofrênico. A presença de uma linha de Damoiseau sugere derrame pleural significativo. Em grandes derrames, pode haver desvio das estruturas mediastinais contralaterais.

Ultrassonografia

A ultrassonografia (USG) é altamente sensível para diferenciar líquidos simples de complexos no espaço pleural. Ela permite identificar loculações e septações, sendo também usada para guiar procedimentos como a toracocentese.

Tomografia computadorizada

A tomografia computadorizada (TC) é o exame mais detalhado para avaliação do empiema, demonstrando espessamento pleural, loculações multilobulares e realce pleural em "casca de ovo" após a administração de contraste. Também ajuda a excluir diagnósticos diferenciais, como abscessos pulmonares ou neoplasias.

Análise do líquido pleural

A toracocentese diagnóstica é essencial para confirmar o diagnóstico. O líquido pleural é analisado quanto ao aspecto macroscópico, bioquímica, citologia e microbiologia.

- Aspecto macroscópico: o líquido pleural pode variar de não purulento nas fases iniciais do empiema para purulento em estágios mais avançados, sendo o aspecto purulento confirmatório da presença de empiema em fases fibrinopurulentas ou tardias.
- Bioquímica: na análise laboratorial do líquido pleural, espera-se que o empiema, além de o perfil ser de exsudato com predomínio neutrofílico, apresente, na análise bioquímica:
  - pH < 7,2.
  - Glicose < 60 mg/dL.
  - DHL > 1.000 U/L.
- Microbiologia:
  - Gram e cultura positivos em até 60% dos casos. Essa taxa relativamente baixa de positividade pode ser explicada pelo uso prévio de antibióticos, que reduz a viabilidade bacteriana, bem como pela dificuldade de isolar certos patógenos anaeróbios ou de crescimento lento presentes no empiema. É importante fazer a coleta do líquido pleural antes do início da antibioticoterapia sempre que possível, para aumentar a chance de diagnóstico microbiológico preciso.

Fases do empiema e implicações terapêuticas (Quadro 2)

Fase exsudativa (inicial)

Nesta fase, ocorre o acúmulo inicial de líquido no espaço pleural em decorrência da inflamação. O líquido é tipicamente um exsudato estéril, com baixo teor de proteínas e poucos leucócitos. Clinicamente os pacientes podem apresentar sintomas inespecíficos, como febre e dor torácica leve.

- Radiologia: na RX, o derrame aparece homogêneo, sem evidências de septações.

- Tratamento: antibióticos direcionados para a infecção subjacente e, em alguns casos, drenagem simples por toracocentese são suficientes para resolver a condição nessa fase.

Fase fibrinopurulenta (intermediária)

Esta fase é marcada pela proliferação de bactérias no líquido pleural, levando à formação de pus. Fibrina é depositada nas superfícies pleurais, resultando em loculações e espessamento pleural. Os sintomas se tornam mais pronunciados, com febre alta, dor torácica intensa e piora da dispneia.

- Radiologia: a USG e a TC revelam loculações e espessamento pleural. A TC pode demonstrar o padrão de realce pleural em "casca de ovo" após a administração de contraste.
- Tratamento: a drenagem adequada torna-se crucial. Um tubo torácico guiado por USG é frequentemente necessário. Em alguns casos, agentes fibrinolíticos podem ser empregados para quebrar septações e melhorar a drenagem. O tratamento cirúrgico pode ser considerado já nessa fase, uma vez que permite não só a deloculação do líquido pleural como também a decorticação pulmonar (retirada do espessamento pleural que recobre o pulmão), permitindo a reexpansão do pulmão e recuperação mais rápida do paciente.

Fase de organização (tardia)

Nesta fase, o pus é progressivamente organizado em um tecido fibroso que recobre o pulmão e limita a sua expansão. Clinicamente, os pacientes podem apresentar redução significativa da função pulmonar e sintomas persistentes, como dor e dispneia.

- Radiologia: o espessamento pleural é evidente em exames de imagem, e a TC demonstra claramente a formação de membranas fibrosas.
- Tratamento: a decorticação cirúrgica é uma intervenção fundamental na fase de organização do empiema. Esse procedimento consiste na remoção das membranas fibróticas espessas que revestem o pulmão, permitindo a sua reexpansão completa. Pode ser realizado por toracoscopia videoassistida (VATS), que é menos invasiva e com recuperação mais rápida, ou por toracotomia aberta, necessária em casos de extensa organização pleural. Em pacientes gravemente debilitados, em quem o risco de decorticação é alto, pode-se optar por toracostomia aberta (pleurostomia) como medida paliativa, visando controlar a infecção e melhorar os sintomas enquanto se avalia a possibilidade de um procedimento definitivo em momento mais seguro.

Tratamento geral

O tratamento do empiema, além das intervenções descritas anteriormente, inclui cuidado de suporte clínico necessário, como o nutricional, e o uso de antibióticos. Sugere-se iniciar empiricamente com cefalosporinas de 3ª geração associadas a metronidazol ou piperacilina/tazobactam, considerando a origem da infecção. Para infecções comunitárias, a cobertura deve incluir patógenos comuns como *Streptococcus pneumoniae* e *Staphylococcus aureus* sensíveis à meticilina. Já em infecções hospitalares, deve-se ampliar a cobertura para patógenos resistentes, incluindo MRSA e Gram-negativos multirresistentes. Além disso, é essencial investigar possíveis com-

QUADRO 2 Resumo dos principais achados no empiema

	Fase exsudativa	Fase fibrinopurulenta	Fase de organização
Radiologia	Derrame homogêneo, sem septações	Loculações e espessamento pleural	Espessamento pleural mais acentuado, encarceramento pulmonar, perda de expansão
Patologia	Inflamação e líquido no espaço pleural	Presença de fibrina e pus	Formação de membranas fibrosas
Tratamento	Antibióticos + drenagem simples	Dreno torácico + fibrinolíticos (se indicado), deloculação + decorticação cirúrgica	Decorticação cirúrgica, pleurostomia
Exame	Achados		
RX	Opacidade com obliteração do ângulo costofrênico, linha de Damoiseau		
USG	Loculações, septações		
TC	Realce pleural em "casca de ovo", loculações multilobulares.		
Líquido pleural	pH < 7,2, glicose < 60 mg/dL, DHL > 1.000 U/L, cultura positiva (60%)		

plicações associadas a sítios abdominais, como abscessos subfrênicos ou perfurações gastrointestinais, que podem originar empiemas secundários e demandar ajustes terapêuticos. A antibioticoterapia deve ser, sempre que possível, ajustada após resultados de cultura.

DERRAME PLEURAL TUBERCULOSO

O derrame pleural tuberculoso (DPT) é uma das formas mais frequentes de tuberculose extrapulmonar e representa um desafio significativo na prática médica, tanto em termos de diagnóstico quanto de tratamento. Estima-se que aproximadamente 8,7% dos casos de tuberculose no Brasil sejam atribuídos ao DPT, com maior prevalência entre jovens e indivíduos imunossuprimidos, incluindo pessoas vivendo com HIV. A condição afeta desproporcionalmente populações marginalizadas, como moradores de rua e migrantes, mas é importante salientar que também pode ocorrer em indivíduos previamente saudáveis, sem comorbidades e sem história prévia de tuberculose pulmonar. A fisiopatologia ainda não é completamente entendida, mas teoriza-se que envolve a disseminação hematogênica do *Mycobacterium tuberculosis* ou a ruptura de focos caseosos subpleurais, desencadeando reação inflamatória intensa na pleura. Essa condição leva ao acúmulo de líquido pleural rico em proteínas e células inflamatórias, o que causa os sintomas típicos da doença.

Epidemiologia e fatores de risco

O DPT é particularmente prevalente em regiões com alta carga de tuberculose, sendo mais comum em indivíduos de baixa renda, com desnutrição ou imunodeficiência. A coinfecção com HIV é um fator importante, pois compromete a capacidade do sistema imunológico de conter a infecção. Outros fatores incluem a não imunização com a vacina BCG, o tabagismo e condições de vida insalubres.

No contexto brasileiro, observa-se a distribuição desigual dos casos, com maior incidência em regiões metropolitanas e áreas com menor acesso aos serviços de saúde. O fortalecimento dos programas de controle da tuberculose é essencial para reduzir o impacto do DPT, especialmente em populações vulneráveis.

No entanto, é importante ressaltar que, por ser a tuberculose uma doença endêmica no Brasil, o DPT pode ocorrer mesmo em pessoas imunocompetentes, sem histórico prévio de tuberculose e sem fatores de risco socioeconômicos. De tal forma que o DPT deve sempre entrar como diagnóstico diferencial em pacientes com derrame pleural, principalmente na ausência de outras comorbidades conhecidas.

Patogênese

A tuberculose pleural é uma forma de tuberculose extrapulmonar que pode ocorrer em concomitância com a tuberculose pulmonar ativa, particularmente quando o parênquima pulmonar é extensamente acometido, ou em uma fase de reativação da doença pela reativação de focos latentes localizados na região subpleural. Esse fenômeno é comumente observado em pacientes imunossuprimidos ou sob condições que comprometem a imunidade, como coinfecções virais ou desnutrição.

A fisiopatologia do DPT é complexa e envolve múltiplos mecanismos imunológicos. A disseminação do *Mycobacterium tuberculosis* para o espaço pleural ocorre principalmente por duas vias: hematogênica ou pela ruptura de um foco caseoso subpleural. Essa presença de bacilos ou seus antígenos no espaço pleural desencadeia uma reação de hipersensibilidade do tipo IV, mediada por linfócitos *T-helper* 1 (Th1). Essas células liberam citocinas como interferon-gama, promovendo uma resposta inflamatória com recrutamento de macrófagos e linfócitos para o local.

Nas fases iniciais, pode haver um padrão neutrofílico no líquido pleural, evoluindo para predomínio linfocitário à medida que a resposta inflamatória progride. A formação de granulomas caseosos é uma característica marcante do DPT, e o acúmulo de líquido pleural é resultado tanto do aumento da permeabilidade vascular quanto da diminuição da drenagem linfática.

Apresentação clínica e diagnóstico

Os sintomas do DPT são muitas vezes inespecíficos e podem incluir febre, sudorese noturna, perda de peso, dor torácica pleurítica e dispneia. A dor é frequentemente exacerbada pela inspiração profunda, e a dispneia está diretamente relacionada ao volume do derrame pleural. No exame físico, observam-se macicez à percussão, redução do frêmito tátil e diminuição dos sons respiratórios na área acometida.

Exames de imagem, como RX, em geral revelam derrame pleural unilateral, enquanto a TC pode mostrar espessamento pleural e sinais de acometimento pulmonar adjacente. A USG torácica é uma ferramenta útil para identificar loculações e guiar procedimentos invasivos.

A análise do líquido pleural é essencial para o diagnóstico do DPT. O líquido pleural é geralmente um exsudato, com altos níveis de proteína (> 3 g/dL), predominância linfocitária (> 70%), e frequentemente apresenta pH abaixo de 7,3 e glicose reduzida (< 60 mg/dL ou < 50% da glicose sérica). O nível de DHL é normal ou aumentado, acima de 500 U/L, dependendo do grau de inflamação pleural. A pesquisa de BAAR (bacilos álcool-ácido resistentes) no líquido pleural tem baixa sensibilidade (< 10%), refletindo a natureza paucibacilar da condição.

Entre os testes complementares, a adenosina deaminase (ADA) é uma ferramenta diagnóstica confiável, com sensibilidade de 92% e especificidade de 90% quando o valor é superior a 40 U/L, desde que o quadro clínico e o perfil do líquido sejam compatíveis (exsudato linfocítico) No entanto, outros diagnósticos diferenciais devem ser considerados em casos de ADA elevada no líquido pleural. Situações como infecções bacterianas (particularmente empiema), linfomas, mesotelioma e doenças reumatológicas como artrite reumatoide e lúpus eritematoso sistêmico também podem apresentar elevação de ADA. Esses contextos clínicos requerem avaliação cuidadosa e correlação com outros achados clínicos e laboratoriais.

Marcadores imunológicos como o interferon-gama (≥ 20 pg/mL) e a interleucina-27 (IL-27) também apresentam boa acurácia diagnóstica, especialmente em contextos em que a ADA possa ser menos específica devido a doenças concomitantes. A PCR no líquido pleural, incluindo o teste GeneXpert MTB/RIF, tem sensibilidade de 50-70% e especificidade superior a 97%, sendo útil para detecção rápida do *Mycobacterium tuberculosis* e resistência à rifampicina.

A biópsia pleural permanece o padrão-ouro para confirmação diagnóstica. Histologicamente, o achado de granulomas caseosos é característico da tuberculose pleural, com sensibilidade entre 80% e 90%. A cultura do fragmento pleural tem maior sensibilidade (50-80%) comparada à cultura do líquido pleural, sendo essencial para determinar a sensibilidade antimicrobiana. Além disso, a combinação de exames histopatológicos e microbiológicos aumenta significativamente a taxa de diagnóstico definitivo.

EMPIEMA TUBERCULOSO

O empiema tuberculoso é uma forma mais grave e rara de tuberculose pleural, caracterizada pela presença de líquido purulento no espaço pleural e por uma alta carga bacilar. Diferentemente do DPT, no qual a inflamação é predominantemente mediada por imunidade adaptativa, o empiema é marcado por uma resposta inflamatória exuberante, com acúmulo de neutrófilos e grandes quantidades de micobactérias viáveis.

Clinicamente, o empiema tuberculoso apresenta-se com febre alta, dor torácica intensa, dispneia grave e sinais de toxemia. A drenagem pleural é fundamental para o manejo inicial, e a análise do líquido pleural revela um aspecto purulento, pH muito baixo (< 7,0), glicose extremamente reduzida (< 30 mg/dL) e níveis elevados de proteína e DHL (> 1.000 U/L). A pesquisa de BAAR tem maior sensibilidade nesses casos, e a cultura frequentemente confirma a presença de *Mycobacterium tuberculosis*.

Tratamento e prognóstico

O tratamento do DPT segue os esquemas padrões para a tuberculose pulmonar, com uma fase inicial de 2 meses utilizando rifampicina, isoniazida, pirazinamida e etambutol, seguida por uma fase de manutenção de 4 meses com rifampicina e isoniazida. Em casos complicados, como derrames loculados ou com espessamento pleural significativo, pode ser preciso utilizar fibrinolíticos intrapleurais ou fazer procedimentos cirúrgicos. A decorticação, entretanto, não é indicada na fase inicial da doença devido à inflamação ativa, que pode aumentar o risco de complicações. Geralmente, a intervenção cirúrgica é reservada para casos em fases tardias ou para tratar complicações, como fibrose pleural significativa ou pulmão preso.

A maioria dos pacientes apresenta boa evolução com o tratamento adequado. Entretanto, até 20% podem desenvolver fibrose pleural residual, levando a restrições funcionais leves a moderadas. O seguimento deve incluir avaliações clínicas e radiológicas regulares para monitorar a resolução do quadro e identificar complicações precocemente. O tratamento do empiema tuberculoso requer o esquema-padrão de antibióticos para tuberculose, mas em geral demanda intervenções adicionais, como drenagem torácica contínua e, em casos graves, decorticação pleural para remover o tecido fibrótico e restaurar a expansibilidade pulmonar. O prognóstico depende da identificação precoce e do manejo agressivo da condição.

QUADRO 3 Principais aspectos do derrame pleural tuberculoso

Aspecto	Características
Epidemiologia	Mais comum em jovens e imunossuprimidos; alta prevalência em regiões endêmicas
Patogênese	Derrame pleural tuberculoso é uma forma extrapulmonar de tuberculose que pode surgir tanto em doença primária quanto na reativação de focos latentes; caracteriza-se por reação de hipersensibilidade do tipo IV
Apresentação clínica	Febre, sudorese, dor torácica pleurítica, dispneia
Achados radiológicos	Derrame pleural unilateral, espessamento pleural, loculações
Diagnóstico	ADA > 40 U/L, predomínio linfocitário, pH < 7,3, glicose < 60 mg/dL, DHL > 500 U/L, cultura e PCR para *M. tuberculosis*, biópsia pleural (padrão-ouro)
Tratamento	Esquema-padrão para TB; fibrinolíticos ou cirurgia para casos complicados
Prognóstico	Boa resposta ao tratamento; risco de fibrose pleural residual

DERRAME PLEURAL NEOPLÁSICO

O derrame pleural neoplásico (DPN) é uma complicação comum de várias neoplasias em estágio avançado, particularmente as de origem pulmonar, mamária e linfoide. Estima-se que cerca de 20% de todos os derrames pleurais sejam de origem neoplásica, afetando até metade dos pacientes com câncer de pulmão ou mama durante a evolução da doença. Essa condição está associada a um mau prognóstico, com sobrevida média de 2,5 meses em carcinomas pulmonares e 13,5 meses no câncer de mama.

A abordagem terapêutica do DPN tem caráter essencialmente paliativo, com foco no alívio de sintomas e melhora da qualidade de vida. O manejo adequado requer a consideração do *performance status* do paciente, a expansibilidade pulmonar após drenagem e as condições clínicas subjacentes. Além disso, a seleção do tratamento mais adequado depende de uma avaliação criteriosa, muitas vezes realizada por uma equipe multidisciplinar.

Epidemiologia e fisiopatologia

O DPN está presente em até 65% dos pacientes com câncer de pulmão e mama, dois tipos responsáveis por mais da metade dos casos. Outras neoplasias comumente associadas incluem linfomas, tumores gastrointestinais e do trato geniturinário. Em cerca de 7% a 15% dos casos, o sítio primário permanece desconhecido.

A fisiopatologia do DPN é multifatorial, envolvendo diversos mecanismos que contribuem para o acúmulo patológico de líquido pleural. Inicialmente, ocorre obstrução dos vasos linfáticos subpleurais e capilares da pleura visceral devido à infiltração de células neoplásicas. Essa infiltração compromete o fluxo linfático normal, levando à estase do líquido e subsequente acúmulo no espaço pleural. Além disso, as células tumorais secretam substâncias vasoativas, como o fator de crescimento endotelial vascular (VEGF), que aumenta a permeabilidade vascular e promove o extravasamento de líquido rico em proteínas e células para o espaço pleural.

Outro aspecto fundamental é a redução da reabsorção pleural, frequentemente associada ao espessamento e à fibrose da pleura. Esses processos, combinados com o aumento da permeabilidade vascular induzida pelo VEGF e outras substâncias vasoativas, resultam em um exsudato pleural característico. Esse líquido acumulado apresenta alta concentração de proteínas, linfócitos e hemácias (com valores que podem atingir até 50.000/mL), refletindo a interação complexa entre alterações vasculares, inflamatórias e neoplásicas na cavidade pleural.

Propedêutica diagnóstica

O diagnóstico do DPN requer uma abordagem sistemática que inclua exames de imagem, análise do líquido pleural e, em alguns casos, biópsia pleural.

Toracocentese

A toracocentese é o primeiro passo na investigação, permitindo:

- Confirmação citológica de células neoplásicas.
- Análise bioquímica que em geral revela um exsudato linfocitário.

Em casos com citologia negativa, é indicada a biópsia pleural para complementar o diagnóstico.

Exames de imagem

A USG torácica é um recurso essencial para guiar a toracocentese e detectar loculações. A TC é recomendada para avaliar o espessamento e as nodulações pleurais e/ou pulmonares.

Biópsia de pleura guiada por exames de imagem

Quando a citologia é inconclusiva e há suspeita de DPN, a biópsia pleural guiada por exames de imagem é uma opção valiosa. Utilizando USG ou TC (Figura 4), o procedimento permite a coleta precisa de amostras da pleura, especialmente em áreas com alterações visíveis ou onde o líquido pleural é escasso. A biópsia guiada oferece maior sensibilidade diagnóstica (70-88%) e menor risco de complicações, como pneumotórax e hemotórax, quando comparada

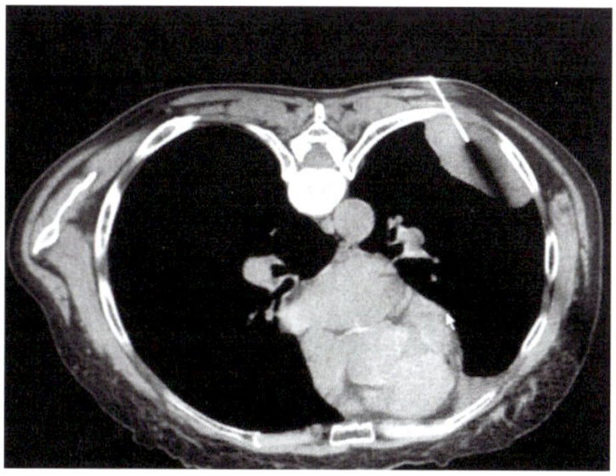

FIGURA 4 Tomografia mostrando punção transtorácica de tumoração pleural.

com a biópsia às cegas. É particularmente útil em pacientes com loculações pleurais ou quando a suspeita de malignidade permanece alta após exames iniciais.

Pleuroscopia e videotoracoscopia

Estas técnicas permitem a visualização direta do espaço pleural, coleta de amostras para histopatologia e realização de procedimentos terapêuticos. A pleuroscopia é menos invasiva e indicada em pacientes com baixo *performance status*.

Opções terapêuticas

O tratamento do DPN é direcionado ao controle dos sintomas, com as opções principais relacionadas a seguir.

Toracocentese de alívio

Em pacientes oncológicos que apresentam derrame pleural pela primeira vez, a toracocentese costuma ser a primeira abordagem. Além da coleta de líquido para diagnóstico, ela alivia os sintomas e permite a avaliação da expansibilidade pulmonar (verificada com um RX ou TC após o exame). Também é a opção terapêutica mais recomentada em pacientes com baixa expectativa de vida e *performance status* ruim. Deve-se limitar o volume drenado a 1,5 L para evitar reações adversas, como edema de reexpansão pulmonar, instabilidade hemodinâmica e dor torácica.

Pleurodese

A pleurodese é um procedimento que visa obstruir o espaço pleural, prevenindo o reacúmulo de líquido e proporcionando alívio sintomático duradouro. O procedimento é indicado a pacientes com DPN recidivante, sintomático e com expansibilidade pulmonar adequada após drenagem inicial. Os pacientes devem apresentar *performance status* razoável (KPS > 30) e não ter condições que impeçam a aposição das pleuras visceral e parietal, como pulmão encarcerado ou aderências extensas.

A fisiopatologia da pleurodese está associada à resposta inflamatória local, que gera adesão entre os folhetos pleurais. Isso ocorre devido ao dano mesotelial causado pelos agentes esclerosantes, que estimulam a proliferação fibroblástica e a deposição de colágeno. Os agentes esclerosantes mais utilizados incluem:

Talco

É um silicato de magnésio que induz uma intensa reação inflamatória granulomatosa na pleura. Essa inflamação resulta em fibrose e obliteração do espaço pleural. É considerado o agente esclerosante de escolha para a pleurodese, pois, além da alta disponibilidade, apresenta altas taxas de sucesso, entre 70% e 90% na literatura. Os efeitos colaterais mais comuns incluem dor torácica, febre e empiema (infecção do espaço pleural). A complicação mais grave, embora seja rara, é a síndrome do desconforto respiratório agudo (SDRA), que pode ocorrer sobretudo com a utilização de talco seco ou em pacientes com comprometimento pulmonar prévio.

Nitrato de prata

Induz à pleurodese por meio de uma reação inflamatória química que leva à necrose tecidual e subsequente fibrose. Trata-se de alternativa custo-efetiva com bons resultados (eficácia > 90%), com a ressalva de que a dor pleurítica intensa durante a infusão pode ocorrer em 10% dos casos.

Iodopovidona

Age como um agente irritante, induzindo uma reação inflamatória na pleura que leva à fibrose e adesão das superfícies pleurais. Acredita-se que o iodo liberado pela solução seja o principal responsável pela ação esclerosante. A efetividade da iodopovidona na pleurodese tem sido avaliada em alguns estudos, com resultados variáveis. Um estudo brasileiro mais recente analisou a eficácia e a segurança da pleurodese com iodopovidona em 54 pacientes com DPN, mostrando taxa de sucesso de 98,4% (Neto et al., 2010). A complicação mais frequente foi dor torácica de média intensidade, em 16,4% dos casos, sem necessidade de administração de opioides.

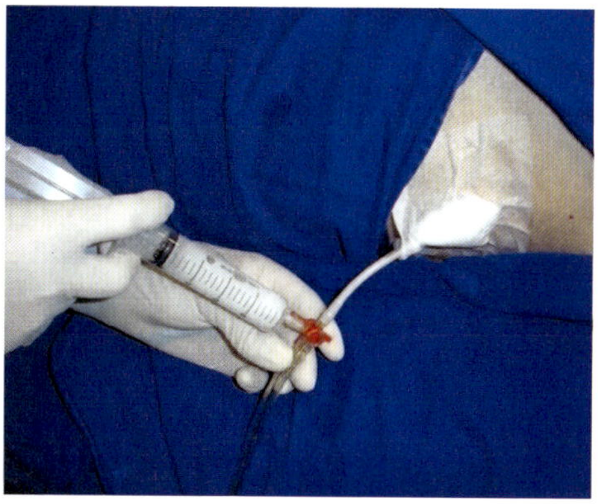

FIGURA 5 Instilação de talco estéril em suspensão para pleurodese por cateter pleural (*talc slurry*).

Bleomicina

É um agente quimioterápico que induz a pleurodese por meio da inflamação e fibrose pleural. Seu mecanismo de ação envolve a quebra do DNA das células mesoteliais e a liberação de mediadores inflamatórios. Apresenta taxas de sucesso entre 50% e 70%. No entanto, devido ao seu custo mais elevado e à disponibilidade do talco, seu uso é menos frequente na prática clínica. Os agentes esclerosantes podem ser administrados por duas vias principais:

- *Talc slurry*: instilado por dreno pleural, usualmente em solução salina (Figura 5).
- *Talc poudrage*: aplicado por insuflação durante videotoracoscopia, permitindo o tratamento simultâneo de loculações ou aderências.

Apesar de serem descritas com o uso do talco, as duas vias podem ser usadas para a administração de outros agentes esclerosantes.

Drenagem pleural de longa permanência

A drenagem pleural de longa permanência (DPLP) é uma abordagem eficaz para o manejo de pacientes com DPN, especialmente naqueles em que a pleurodese não é indicada devido à falta de expansibilidade pulmonar ou em casos de falha do procedimento. Também pode ser usada como alternativa à pleurodese em pacientes com pulmão não encarcerado. Os cateteres pleurais tunelizados permitem a drenagem intermitente do líquido pleural, proporcionando alívio dos sintomas e melhora da qualidade de vida.

Indicações

- Pulmão encarcerado: quando o pulmão não expande adequadamente após a drenagem inicial, impedindo a pleurodese.
- Falha da pleurodese: pacientes em que o espaço pleural continua acumulando líquido após tentativa de pleurodese.
- Baixo *performance status*: em situações em que o controle sintomático é prioritário e intervenções mais invasivas não são indicadas, é uma opção que permite desospitalização e manejo do DPN em ambiente domiciliar. Dessa forma, é indicado em pacientes que tenham perspectiva de alta hospitalar e expectativa de vida maior que 2 meses.

Procedimento

O cateter pleural é inserido no espaço pleural utilizando a técnica de Seldinger e tunelizado no subcutâneo para reduzir o risco de infecção. A drenagem é feita de forma intermitente pelo próprio paciente, utilizando frascos a vácuo no ambiente domiciliar. A frequência da drenagem é ajustada conforme a necessidade de cada caso, com base nos sintomas e na quantidade de líquido acumulado (Figura 6).

Benefícios

- Alívio sintomático imediato: reduz dispneia e desconforto torácico.
- Melhora na qualidade de vida: permite ao paciente maior independência, evitando hospitalizações frequentes.

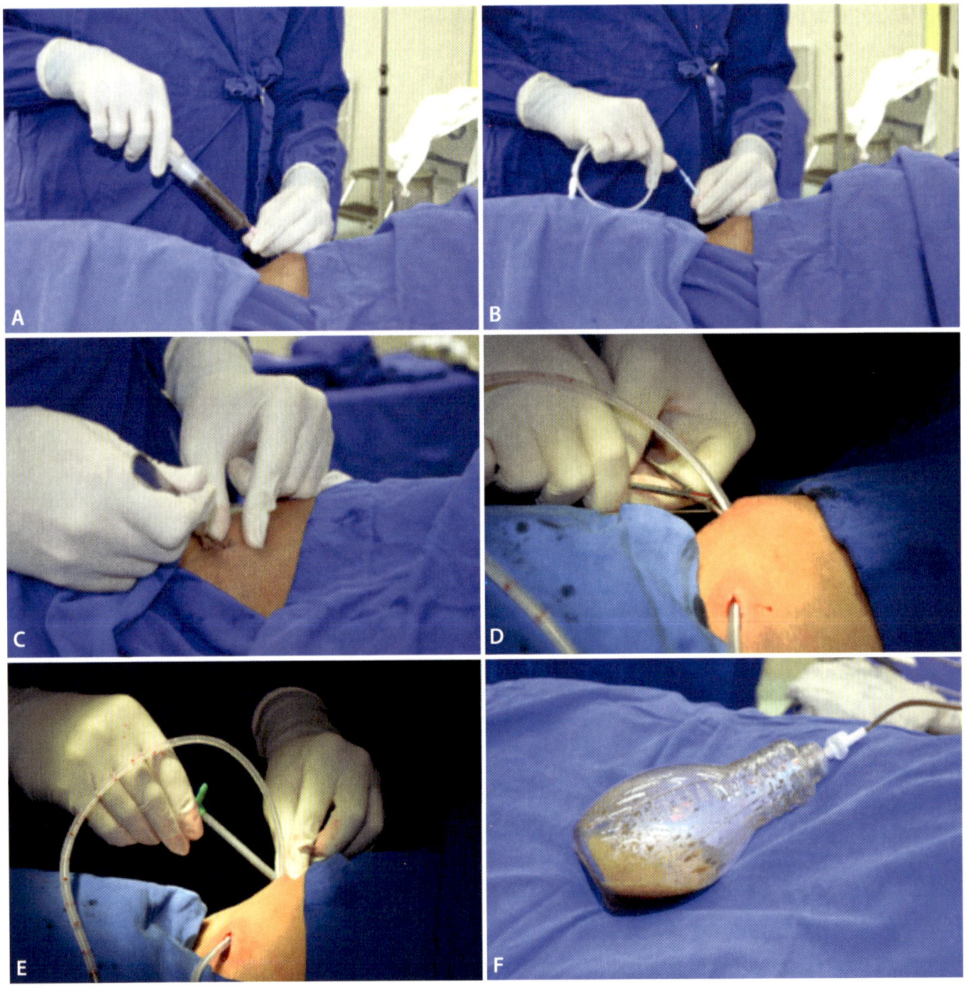

FIGURA 6 Colocação de cateter pleural de longa permanência. A: Punção do espaço pleural. B: Passagem do fio-guia pela técnica de Seldinger. C: Contraincisão para passagem do tunelizador. D: Passagem do cateter pelo túnel subcutâneo. E: Dilatação do ponto de entrada do cateter na cavidade pleural com o introdutor "*peel way*" através do fio-guia. F: Sistema de drenagem a vácuo.

- Pleurodese espontânea: em alguns casos, a presença prolongada do cateter no espaço pleural estimula uma resposta inflamatória que leva à obliteração do espaço.

Complicações potenciais

- Infecções: embora sejam raras, podem ocorrer ao longo do túnel subcutâneo ou no local de inserção.
- Obstrução do cateter: exige substituição ou manutenção adicional.
- Dor local: em geral, controlável com analgesia leve.

Videotoracoscopia

A videotoracoscopia (VT) é uma técnica minimamente invasiva que permite o acesso direto à cavidade pleural para fins diagnósticos e terapêuticos. Esse procedimento é realizado em centro cirúrgico, sob anestesia geral e, frequentemente, com intubação seletiva para otimizar o campo operatório. A VT utiliza instrumentos especializados, incluindo câmeras de alta definição, permitindo visualização detalhada da cavidade pleural (Figuras 7 e 8).

Indicações

- Derrame pleural de etiologia indeterminada: especialmente em casos em que outras técnicas não invasivas não foram conclusivas.
- Pleurodese: feita de forma mais eficiente, com possibilidade de tratamento simultâneo de loculações e aderências.
- Diagnóstico e estadiamento de neoplasias: permite a biópsia direta da pleura e nódulos suspeitos.
- Tratamento de pulmão encarcerado: remoção de aderências para melhorar a expansibilidade pulmonar.

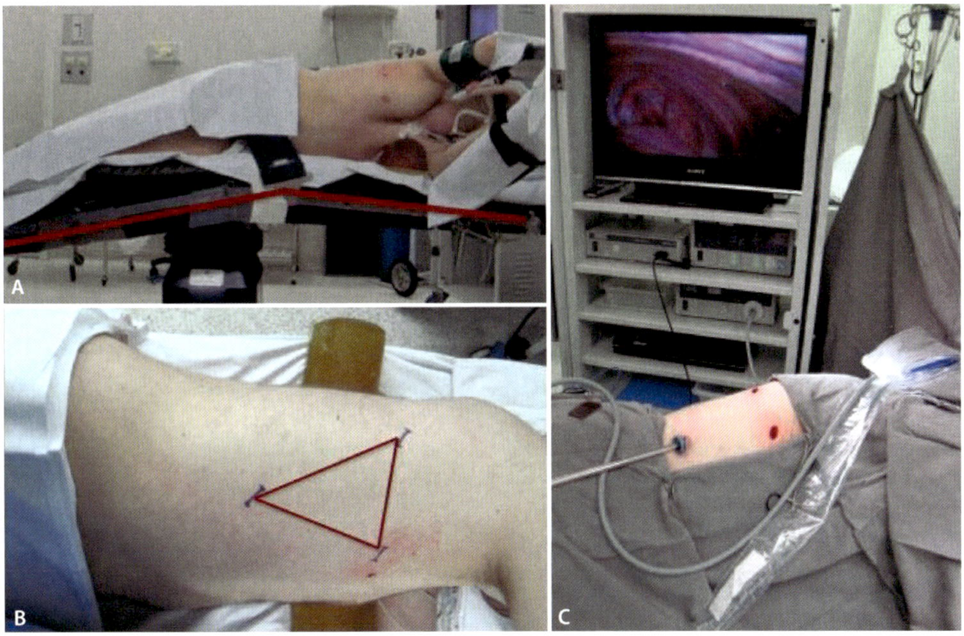

FIGURA 7 A: Posicionamento em decúbito lateral, com coxim axilar e mesa cirúrgica fletida. B: Triangulação das incisões torácicas. C: Posicionamento do monitor de vídeo no dorso do paciente.

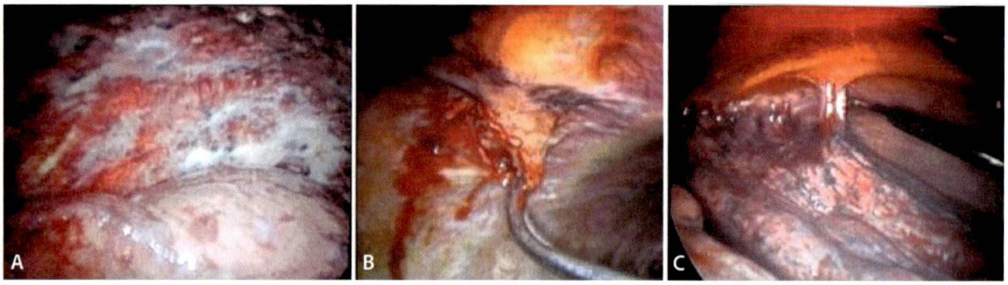

FIGURA 8 A: Visualização toracoscópica de pleura parietal com espessamento e implantes pleurais. B: Biópsia de pleura parietal. C: Liberação de aderências pleuropulmonares.

Benefícios

- Alta sensibilidade diagnóstica: particularmente útil em casos de derrames malignos ou suspeita de mesotelioma.
- Intervenção terapêutica simultânea: inclui drenagem de loculações, pleurodese e remoção de lesões visíveis.
- Recuperação mais rápida: quando comparada às cirurgias abertas tradicionais.

A VT é amplamente reconhecida como ferramenta essencial no manejo do DPN, proporcionando um equilíbrio único entre eficácia diagnóstica e intervenções terapêuticas minimamente invasivas. A VT permite intervenções mais amplas, como remoção de aderências e loculações, além de pleurodese intraoperatória. Por ser um procedimento realizado sob anestesia geral, deve ser indicada em pacientes que apresentem um bom *performance status*.

Algoritmo de manejo

O manejo do DPN deve ser baseado em uma sequência lógica que considere o *performance status* e a expectativa de vida do paciente, a expansibilidade do pulmão e a necessidade de obtenção de biópsia pleural para confirmação diagnóstica. A Figura 9 sumariza o manejo do DPN levando em consideração esses fatores.

PONTOS DE DESTAQUE

- A investigação do derrame pleural comumente passa pela necessidade da análise do líquido pleural.
- O empiema pleural deve ser tratado de acordo com as três fases clínicas: fase I exsudativa, fase II fibrinopurulenta e fase II de organização.
- A biópsia de pleura pode ser necessária para esclarecer as condições crônicas da pleura, principalmente tuberculose pleural e DPN.
- O DPT é uma das formas mais comuns de tuberculose extrapulmonar.
- O DPN é comumente redicivante e pode necessitar de tratamento específico.

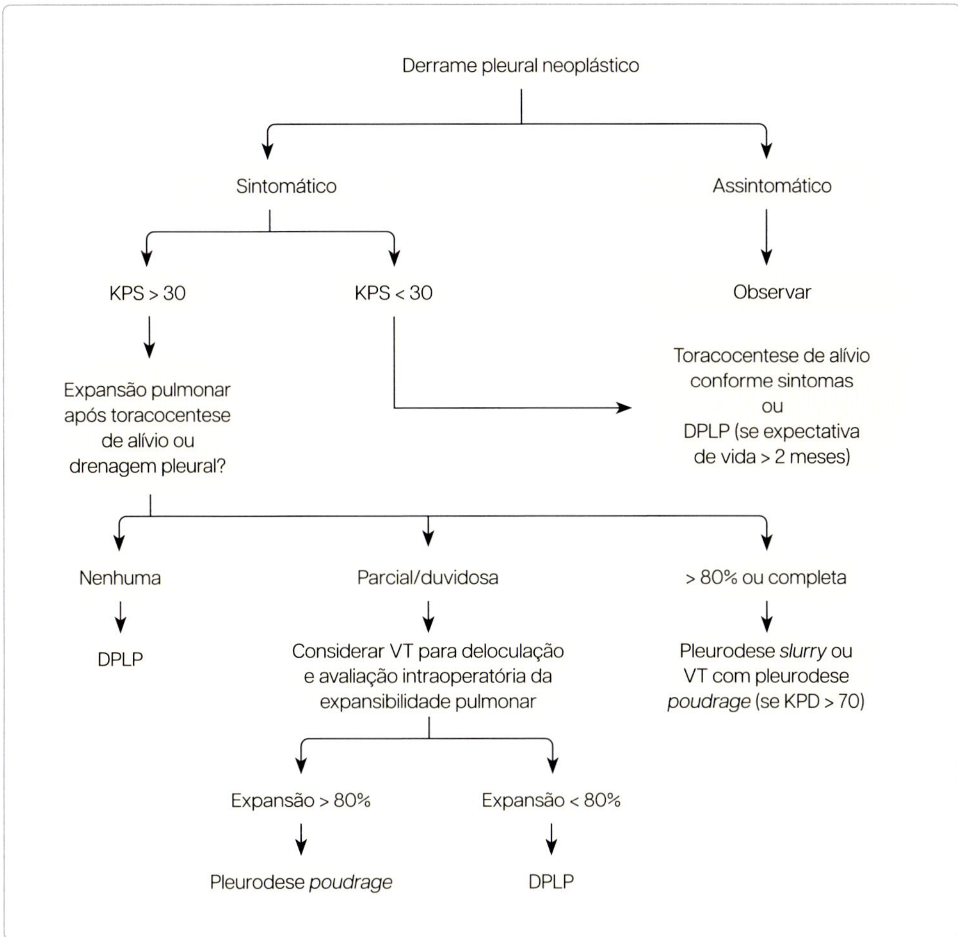

FIGURA 9 Manejo do derrame pleural neoplásico.

DPLP: drenagem pleural de longa permanência; VT: videotoracoscopia.

LEITURA RECOMENDADA

1. Antonangelo L, Faria CS, Sales RK. Tuberculous pleural effusion: diagnosis & management. Expert Rev Respir Med. 2019;13(8):747-59.
2. Bertolaccini L, Viti A, Gorla A, Terzi A. Home-management of malignant pleural effusion with an indwelling pleural catheter: Ten years experience. Eur J Surg Oncol. 2012;38(12):1161-4.
3. Brasil. Boletim Epidemiológico de Tuberculose 2023. Secretaria de Vigilância em Saúde e Ambiente. Ministério da Saúde. 2023.
4. Chan KKP, Lee YCG. Tuberculous pleuritis: clinical presentations and diagnostic challenges. Curr Opin Pulm Med. 2024;30(3):210-6.
5. Davies HE, Mishra EK, Kahan BC, Wrightson JM, Stanton AE, Guhan A, et al. Effect of an indwelling pleural catheter vs chest tube and talc pleurodesis for relieving dyspnea in patients with malignant pleural effusion: the TIME2 randomized controlled trial. JAMA. 2012;307(22):2383-9.
6. de Campos JR, Vargas FS, de Campos Werebe E, Cardoso P, Teixeira LR, Jatene FB, et al. Thoracoscopy talc poudrage: a 15-year experience. Chest. 2001;119(3):801-6.
7. Diacon AH, Van de Wal BW, Wyser C, Smedema JP, Bezuidenhout J, Bolliger CT, et al. Diagnostic tools in tuberculous pleurisy: a direct comparative study. Eur Respir J. 2003;22(4):589-91.
8. Dresler CM, Olak J, Herndon JE, Richards WG, Scalzetti E, Fleishman SB, et al.; Cooperative Groups

Cancer and Leukemia Group B; Eastern Cooperative Oncology Group; North Central Cooperative Oncology Group; Radiation Therapy Oncology Group. Phase III intergroup study of talc poudrage vs talc slurry sclerosis for malignant pleural effusion. Chest. 2005;127(3):909-15.
9. Efthymiou CA, Masudi T, Charles Thorpe JA, Papagiannopoulos K. Malignant pleural effusion in the presence of trapped lung. Five-year experience of PleurX tunnelled catheters. Interact Cardiovasc Thorac Surg. 2009;9(6):961-4.
10. Hatami H, Sotgiu G, Bostanghadiri N, Abadi SSD, Mesgarpour B, Goudarzi H, et al. Bedaquiline-containing regimens and multidrug-resistant tuberculosis: a systematic review and meta-analysis. J Bras Pneumol. 2022;48(2):e20210384.
11. Light RW, Lee YC, Maskell NA. Textbook of pleural diseases. 3.ed. CRC Press; 2016.
12. Lo Cascio CM, Kaul V, Dhooria S, Agrawal A, Chaddha U. Diagnosis of tuberculous pleural effusions: A review. Respir Med. 2021;188:106607.
13. Lyon SM, Rossman MD. Pulmonary tuberculosis. Microbiol Spectr. 2017;5(1).
14. Maskell NA, Davies CW, Nunn AJ, Hedley EL, Gleeson FV, Miller R, et al.; First Multicenter Intrapleural Sepsis Trial (MIST1) Group. U.K. Controlled trial of intrapleural streptokinase for pleural infection. N Engl J Med. 2005;352(9):865-74. Erratum in: N Engl J Med. 2005;352(20):2146.
15. Maskell NA, Lee YC, Gleeson FV, Hedley EL, Pengelly G, Davies RJ. Randomized trials describing lung inflammation after pleurodesis with talc of varying particle size. Am J Respir Crit Care Med. 2004;170(4):377-82.
16. McNally E, Ross C, Gleeson LE. The tuberculous pleural effusion. Breathe (Sheff). 2023;19(4):230143.
17. Neto JD, de Oliveira SF, Vianna SP, Terra RM. Efficacy and safety of iodopovidone pleurodesis in malignant pleural effusions. Respirology. 2010;15(1):115-8.
18. Roberts ME, Rahman NM, Maskell NA, Bibby AC, Blyth KG, Corcoran JP, et al.; BTS Pleural Guideline Development Group. British Thoracic Society Guideline for pleural disease. Thorax. 2023;78(Suppl 3):s1-s42.
19. Thomas R, Fysh ETH, Smith NA, Lee P, Kwan BCH, Yap E, et al. Effect of an indwelling pleural catheter vs talc pleurodesis on hospitalization days in patients with malignant pleural effusion: The AMPLE Randomized Clinical Trial. JAMA. 2017;318(19):1903-12.

8

Neoplasias pulmonares

Ricardo Mingarini Terra
Juliana Vieira de Oliveira Salerno
Paula Duarte D'Ambrosio

INTRODUÇÃO

O câncer de pulmão representa um dos maiores desafios na oncologia por sua alta prevalência e mortalidade associada. Com mais de 2,2 milhões de novos casos e 1,8 milhão de mortes anuais em todo o mundo, permanece a principal causa de morte por câncer globalmente, de acordo com a International Agency for Research on Cancer. No Brasil, as estimativas mais recentes (2023-2025) apontam para 32 mil novos casos anuais, destacando sua relevância como o terceiro tipo de câncer mais incidente em homens e o quarto em mulheres. A elevada mortalidade está, em grande parte, associada ao diagnóstico tardio, com mais de 70% dos pacientes identificados em estágios avançados da doença.

A forte associação entre tabagismo e câncer de pulmão permanece indiscutível, sendo responsável por aproximadamente 85% dos casos. Além disso, a exposição a carcinógenos ambientais, a ocupação em indústrias específicas e fatores genéticos contribuem para o risco de desenvolvimento da neoplasia. Nesse contexto, o programa de rastreamento utilizando tomografia computadorizada de baixa dose (TCBD) emergiu como ferramenta crítica para a detecção precoce, conforme demonstrado em estudos de grande porte, como o National Lung Screening Trial (NLST), de 2011, e o NELSON Trial, de 2020. Ambos revelaram reduções significativas na mortalidade por câncer de pulmão, variando de 20% a 39%, especialmente em populações de alto risco.

As neoplasias pulmonares podem ser classificadas em malignas e benignas, cada qual com características clínicas e histológicas distintas. As neoplasias malignas são mais frequentes e de maior relevância clínica. Já as benignas, embora sejam menos comuns, em geral são detectadas incidentalmente e apresentam comportamento não invasivo. O Quadro 1 detalha as principais neoplasias pulmonares e seus subtipos, destacando as características principais de cada uma.

A evolução tecnológica e o avanço nas abordagens terapêuticas também transformaram o panorama do tratamento do câncer de pulmão. No âmbito cirúrgico, as técnicas minimamente invasivas, como a cirurgia videoassistida (VATS) e a cirurgia robótica, redefiniram os padrões de cuidado, promovendo redução nas complicações perioperatórias e melhorando

QUADRO 1 Principais neoplasias pulmonares e seus subtipos

Tipos histológicos	Subtipos	Características principais	Frequência
Câncer de pulmão de células não pequenas (CPCNP)			85% dos casos
Adenocarcinoma	Acinar, lepídico, mucinoso, micropapilar, papilar	• Mais comum em não fumantes. • Geralmente periférico.	40% dos CPCNP
Carcinoma espinocelular	Não queratinizado, queratinizado	• Mais comum em fumantes. • Geralmente central, próximo aos brônquios.	25% dos CPCNP
Carcinoma de grandes células		• Tumor indiferenciado. • Geralmente periférico. • Diagnóstico de exclusão.	10% dos CPCNP
Câncer de pulmão de células pequenas (CPCP)	*Oat cell*	• Associado a tabagismo. • Geralmente central. • Altamente agressivo e frequentemente metastático.	15% dos casos
Tumores neuroendócrinos	Carcinoide típico e atípico	• Variam de baixa a alta agressividade. • Produção de hormônios em alguns casos (síndromes paraneoplásicas).	2% dos casos
Tumores benignos	Hamartoma, lipoma, fibroma, hemangioma	• Indolentes e geralmente assintomáticos.	Raros

os desfechos funcionais e a qualidade de vida dos pacientes. Em paralelo, a segmentectomia surgiu como alternativa viável à lobectomia em casos bem selecionados, com base em estudos robustos, como o JCOG0802/WJOG4607L (2022), que demonstraram taxas semelhantes de controle local e superioridade na preservação da função pulmonar.

Outro marco foi a introdução da imunoterapia, que alterou substancialmente o manejo do câncer de pulmão irressecável e localmente avançado. O estudo PACIFIC (2018) estabeleceu o durvalumabe como padrão para pacientes em estágio III após quimiorradioterapia, demonstrando aumento na sobrevida global e livre de progressão de doença. Mais recentemente, o estudo Keynote-091 trouxe dados pioneiros sobre a imunoterapia perioperatória, abordando pela primeira vez a eficácia do pembrolizumabe na melhora das taxas de sobrevida global e livre de progressão em pacientes com câncer de pulmão ressecável. Esses achados foram complementados pelo CheckMate 816 (2021), que revelou que a combinação de imunoterapia com quimioterapia neoadjuvante melhorou as taxas de resposta patológica completa e sobrevida em pacientes com envolvimento linfonodal (N1 e N2).

Este capítulo está estruturado com o objetivo de explorar os avanços que estão redefinindo o manejo do câncer de pulmão, contribuindo para a melhora dos desfechos e da qualidade de vida dos pacientes.

DIAGNÓSTICO

O diagnóstico do câncer de pulmão evoluiu com os avanços tecnológicos, principalmente na área de imagem e patologia. Tradicionalmente, a radiografia de tórax era amplamente utilizada como exame inicial para a avaliação de sintomas respiratórios e suspeita de doenças pulmonares. Contudo, sua baixa sensibilidade, especialmente na detecção de nódulos menores que 1 cm, limita a sua eficácia no diagnóstico precoce. Até 50% dos casos detectados por radiografia já estão em estágios avançados.

Com o advento da tomografia computadorizada (TC), a capacidade diagnóstica foi ampliada consideravelmente. A TC de tórax tornou-se o padrão-ouro para a detecção e caracterização de nódulos pulmonares, por sua alta resolução e capacidade de distinguir características morfológicas, como bordas espiculadas e calcificações. A sua acurácia diagnóstica ultrapassa 90% na detecção de nódulos pulmonares, e o uso de TC de baixa dose em populações de alto risco reduziu a mortalidade por câncer de pulmão em 20%, solidificando a sua importância no rastreamento e no diagnóstico precoces.

Nos últimos anos, novas tecnologias, como a broncoscopia robótica e o uso do *cone-beam CT*, têm revolucionado o diagnóstico de nódulos subcentimétricos. Essas técnicas oferecem alta acurácia, mesmo em lesões pequenas e de difícil acesso, com taxas de sucesso superiores a 90% em alguns estudos. O *cone-beam CT*, por exemplo, permite orientação em tempo real durante procedimentos, aumentando a precisão diagnóstica.

Apesar das vantagens, cada método tem riscos específicos. Na broncoscopia convencional, complicações como pneumotórax e sangramentos leves são relatadas em até 5% dos casos. A biópsia percutânea guiada por TC, embora seja altamente precisa, apresenta taxas de pneumotórax entre 15% e 30%, com 5% dos pacientes necessitando de drenagem torácica. Já a broncoscopia robótica e o *cone-beam CT*, apesar de mais recentes, têm demonstrado complicações similares às das técnicas convencionais, porém com menores taxas de falha diagnóstica.

A biópsia tecidual continua sendo o pilar do diagnóstico definitivo. Entre as técnicas disponíveis, a biópsia percutânea guiada por TC se destaca pela alta precisão, especialmente em lesões periféricas. Em contrapartida, a broncoscopia, embora seja amplamente utilizada, apresenta menor sensibilidade para lesões periféricas e pode ser insuficiente para amostras adequadas.

A qualidade do material colhido durante a biópsia tornou-se ainda mais relevante com os avanços da medicina de precisão. A análise molecular de biomarcadores, como mutações em EGFR, ALK, ROS1 e expressão de PD-L1, é essencial para orientar o manejo terapêutico. A coleta de amostras adequadas para análises moleculares tem impacto direto na escolha de terapias-alvo e imunoterapias, revitalizando o manejo do câncer de pulmão. Além disso, avanços na biópsia líquida têm mostrado promessas no diagnóstico e monitoramento do câncer de pulmão, oferecendo uma abordagem minimamente invasiva para detecção de DNA tumoral circulante (ctDNA). Essa técnica pode complementar os métodos tradicionais, especialmente em pacientes com contraindicação para biópsias invasivas.

O diagnóstico do câncer de pulmão, portanto, exige uma abordagem multidisciplinar e integrada, que combine tecnologias avançadas de imagem, técnicas de biópsia de alta precisão e análises moleculares, garantindo uma abordagem personalizada e eficaz para cada paciente.

ESTADIAMENTO

O estadiamento é um componente essencial no manejo do câncer de pulmão, pois define o prognóstico e orienta decisões terapêuticas baseadas na extensão anatômica da doença. Um estadiamento inadequado pode levar a tratamentos subótimos ou excessivamente agressivos, comprometendo a qualidade de vida e a sobrevida do paciente. O sistema padronizado utilizado para descrever a extensão dos tumores malignos é denominado TNM (classificação de tumores, linfonodos e metástases). São usados três parâmetros principais, pormenorizados no Quadro 2:

- T (tumor primário): indica o tamanho e a extensão da lesão. Pode variar de T0 (nenhum tumor detectado) até T4 (tumor invadindo estruturas próximas ou com múltiplos nódulos no mesmo pulmão).
- N (linfonodos regionais): avalia o envolvimento dos linfonodos próximos ao tumor. Vai de N0 (sem linfonodos acometidos) até N3 (linfonodos afetados em áreas mais distantes, como no lado oposto do tórax ou acima da clavícula).
- M (metástases): representa a presença de metástases a distância. Pode ser M0 (ausência de metástases) ou M1, que é subdividido para detalhar a localização e o número de metástases (p. ex., em outros órgãos ou em um pulmão diferente).

Pacientes **N0** (sem envolvimento linfonodal) podem ser tratados com intenção curativa por ressecção cirúrgica. Para aqueles clinicamente inoperáveis, a radioterapia estereotática corporal (SBRT) é uma opção efetiva, com taxas de controle local superiores a 90% em 5 anos. No grupo **N1**, o tratamento é mais complexo e depende do tamanho do tumor primário (T), podendo incluir abordagens neoadjuvantes, adjuvantes ou perioperatórias. Casos **N2** ou **N3**, frequentemente considerados avançados, demandam estratégias multimodais, combinando quimioterapia, radioterapia e, em situações selecionadas, imunoterapia, especialmente em pacientes com alta expressão de PD-L1 ou alterações moleculares como EGFR, ALK ou ROS1.

A 9ª edição da classificação TNM introduziu o refinamento no descritor N, com a subdivisão do **N2** em **N2a** e **N2b**. Essa modificação permite uma estratificação mais precisa, refletindo o impacto prognóstico do número de cadeias linfonodais acometidas e ajustando melhor as decisões terapêuticas. Pacientes com **N2a** apresentam sobrevida superior comparada à **N2b**, o que reforça a relevância de um estadiamento detalhado.

Estadiamento não invasivo

O estadiamento inicial é feito por métodos não invasivos que visam identificar a extensão locorregional e sistêmica do tumor. Entre os métodos não invasivos, destacam-se exames de imagem, como a TC de tórax e abdome superior, essencial para avaliar o tumor primário e linfonodos regionais, além da tomografia por emissão de pósitrons (PET-CT), que combina informações anatômicas e metabólicas para detectar linfonodopatias e metástases a distância.

PET-CT

- Superior à tomografia convencional na detecção de linfonodos acometidos e metástases a distância.
- Sensibilidade de 84% a 93% e especificidade de 85% a 90%.

QUADRO 2 9ª edição TNM para estadiamento de câncer de pulmão

T: Tumor primário	
Tx	Tumor primário não pode ser avaliado
T0	Sem evidência de tumor primário
Tis	Carcinoma *in situ*
T1	Tumor ≤ 3 cm circundado por pulmão ou pleura visceral, ou em um brônquio lobar ou mais periférico T1mi - Adenocarcinoma minimamente invasivo T1a - Tumor ≤ 1 cm T1b - Tumor > 1 cm e ≤ 2 cm T1c - Tumor > 2 cm e ≤ 3 cm
T2	Tumores > 3 cm e ≤ 5 cm com qualquer dos seguintes achados: • Invasão de pleura visceral. • Invasão de lobo adjacente. • Envolvimento do brônquio principal ou apresenta atelectasia ou pneumonia obstrutiva que se estende à região hilar. T2a - tumor > 3 cm e ≤ 4 cm T2b - tumor > 4 cm e ≤ 5 cm
T3	Tumor com quaisquer dos seguintes achados: • Tumor > 5 cm e ≤ 7 cm. • Invasão de pleura parietal ou parede torácica. • Invasão de pericárdio, nervo frênico ou veia ázigo. • Invasão das raízes nervosas torácicas T1/T2 ou gânglio estrelado. • Outros nódulos tumorais no mesmo lobo pulmonar.
T4	Tumor > 7 cm ou com algum dos achados a seguir: • Invasão de mediastino, timo, traqueia, carina, nervo laríngeo recorrente, nervo vago, esôfago ou diafragma. • Invasão de coração ou grandes vasos (aorta, veia cava, artéria ou veia pulmonar intrapericárdica), artérias supra-aórticas ou veias braquiocefálicas. • Invasão de vasos subclávios, vértebras, canal espinhal, raízes nervosas cervicais ou plexo braquial. • Nódulos tumorais em outro lobo pulmonar ipsilateral ao tumor primário.
N: Linfonodos regionais	
Nx	Linfonodos regionais não podem ser avaliados
N0	Ausência de metástase linfonodal regional
N1	Metástase do linfonodo peribrônquico ipsilateral e/ou hilar ipsilateral e/ou intrapulmonar, incluindo envolvimento por extensão direta
N2	Metástase linfonodal mediastinal ipsilateral ou subcarinal N2a - cadeia linfonodal única N2b - múltiplas cadeias linfonodais
N3	Metástase linfonodal no mediastino ou hilo contralateral Metástase ipsilateral ou contralateral dos linfonodos escaleno ou supraclavicular
M: Metástase a distância	
M0	Sem metástase a distância
M1	Metástase a distância M1a - Metástase pleural ou pericárdica, derrame pleural ou pericárdico maligno, nódulos tumorais em lobo pulmonar contralateral M1b - Metástase extratorácica em um único órgão M1c - Múltiplas metástases extratorácicas

- Limitações incluem disponibilidade restrita, custo elevado e possibilidade de falsos-positivos em processos inflamatórios.
- Indicada quando tumores centrais ou maiores que 3 cm, com linfonodos suspeitos em imagem convencional ou sintomas ou achados clínicos sugerindo metástases a distância.

Ressonância magnética (RM)

Considerada o padrão-ouro para a avaliação de metástases cerebrais, com superioridade em relação à TC, especialmente em lesões menores ou assintomáticas.

Principais indicações:

- Câncer de pulmão de células pequenas – alta propensão à disseminação para o sistema nervoso central, sempre é recomendado no estadiamento inicial.
- Pacientes com sintomas neurológicos (p. ex., cefaleia, alterações motoras, convulsões).
- Estádio clínico avançado (estádio III ou IV), especialmente com envolvimento significativo de linfonodos ou metástases em outros locais.

Estadiamento invasivo

O estadiamento invasivo das neoplasias pulmonares é fundamental para determinar com precisão o envolvimento linfonodal e a extensão local da doença, especialmente em situações nas quais os métodos não invasivos, como TC ou PET-CT, sugerem alterações suspeitas. Conforme as diretrizes da NCCN, indica-se estadiamento mediastinal invasivo para tumores centrais, maiores de 3 cm ou linfonodos com metabolismo glicolítico aumentado ao PET maiores de 1 cm pela maior probabilidade de acometimento linfonodal mediastinal.

Broncoscopia com ultrassonografia endobrônquica

Este método é amplamente utilizado para avaliação dos linfonodos mediastinais e hilares. A ultrassonografia endobrônquica (EBUS) permite a visualização direta dessas estruturas e a realização de punção aspirativa por agulha fina (PAAF) guiada por ultrassonografia, fornecendo material para análise citológica ou histológica. É minimamente invasivo, altamente sensível e específico e indicado especialmente quando o PET-CT identifica linfonodos suspeitos.

Mediastinoscopia

A mediastinoscopia é um procedimento cirúrgico feito sob anestesia geral. Por meio de uma pequena incisão no pescoço, é possível acessar diretamente os linfonodos paratraqueais e subcarinais para biópsia. Embora seja invasiva, apresenta alta acurácia e é indicada em situações em que outros métodos, como a EBUS, não são conclusivos ou viáveis.

Toracoscopia assistida por vídeo

A toracoscopia assistida por vídeo (VATS) é indicada para estadiamento de linfonodos mediastinais não acessíveis por mediastinoscopia, como os subdiafragmáticos, ou para avaliação da pleura em casos de suspeita de disseminação pleural. Também permite biópsia direta de lesões pulmonares periféricas.

Por que o procedimento EBUS se tornou padrão-ouro em relação à videomediastinoscopia?

- Alta acurácia diagnóstica: o exame EBUS apresenta sensibilidade de 88%-93% e especificidade acima de 95% na avaliação de linfonodos mediastinais e hilares.

Isso é comparável e, em muitos casos, superior à videomediastinoscopia convencional.

- Menor invasividade: o procedimento EBUS é realizado por broncoscopia, evitando incisões e anestesia geral em grande parte dos casos, ao contrário da mediastinoscopia, que exige abordagem cirúrgica.
- Segurança e baixas taxas de complicação: as taxas de complicação do exame EBUS são inferiores a 1%, em contraste com as complicações ligadas à mediastinoscopia, que incluem hemorragias e lesões de estruturas mediastinais.
- Capacidade de avaliar várias estações linfonodais: o procedimento EBUS permite acesso simultâneo a linfonodos mediastinais (estações 2R, 2L, 4R, 4L, 7) e hilares (10R, 10L), ampliando a sua utilidade.
- Custo-efetividade: embora os equipamentos para EBUS tenham custo inicial elevado, o procedimento em si é mais barato que a mediastinoscopia, considerando menor uso de sala cirúrgica, internação e recursos humanos.
- *One-stop-shop*: o exame EBUS permite coleta de material para histologia e citologia em um único procedimento, facilitando diagnóstico e estadiamento simultâneos.

Embora a mediastinoscopia ainda seja recomendada em situações complexas ou como complementar ao exame EBUS quando ele não fornece resultados conclusivos, a menor invasividade e a alta acurácia o tornaram a primeira escolha em centros modernos. O estadiamento das neoplasias pulmonares é um processo indispensável para avaliar a extensão da doença, orientar o tratamento e prever o prognóstico. A integração de métodos não invasivos com técnicas invasivas permite um diagnóstico mais preciso, especialmente em casos com envolvimento linfonodal ou suspeita de metástases. Um estadiamento bem conduzido evita tratamentos desnecessários, melhora a seleção de pacientes para abordagens curativas e contribui para uma tomada de decisão terapêutica mais eficaz e personalizada.

TRATAMENTO

O tratamento do câncer de pulmão varia com o estágio da doença, a condição clínica do paciente e as características biológicas do tumor. A abordagem multidisciplinar, envolvendo pneumologistas, oncologistas, radioterapeutas e cirurgiões torácicos, é essencial para garantir decisões terapêuticas otimizadas e personalizadas. A abordagem multidisciplinar aumenta significativamente a adesão a diretrizes internacionais, melhora a acurácia do estadiamento e reduz o tempo até o início do tratamento. Além disso, pacientes tratados em centros que utilizam *tumor boards* apresentam melhores taxas de sobrevida global, principalmente em casos complexos ou localmente avançados.

Doença em estádio inicial

O tratamento em estágios iniciais (I e II) é predominantemente cirúrgico, com ressecção completa do tumor, em geral por lobectomia associada à linfadenectomia mediastinal, proporcionando taxas de sobrevida em 5 anos superiores a 70%. A segmentectomia pulmonar, com base em estudos como o JCOG0802 e o CALGB 140503, mostrou-se eficaz para nódulos periféricos menores que 2 cm, especialmente aqueles com características de vidro fosco ou semissólidos. Esses estudos demonstraram que a segmentectomia preserva a função pulmonar e apresenta taxas de sobrevida semelhantes às da lobectomia.

Em casos de contraindicação cirúrgica em razão de comorbidades ou limitações funcionais, a SBRT é uma alternativa eficaz. Esse método tem taxa de controle local superior a 90% em 5 anos, entretanto apresenta índice de recidiva local mais alto quando comparado à cirurgia, particularmente em pacientes com boa funcionalidade pulmonar. Isso reforça a indicação preferencial da cirurgia para pacientes operáveis.

Doença localmente avançada

Para pacientes com doença localmente avançada (estágio III), a combinação de quimiorradioterapia é frequentemente empregada, com sobrevida global em 5 anos estimada em 30%. A adição do duvalumabe como terapia de consolidação após quimiorradioterapia foi associada a aumento significativo na sobrevida global e livre de doença desses pacientes no estudo PACIFIC.

Nos estágios avançados ou metastáticos, a quimioterapia sistêmica, baseada em platina, permanece uma das principais estratégias. Entretanto, avanços no entendimento molecular dos tumores permitiram a introdução de terapias-alvo, como inibidores de EGFR (osimertinibe) e ALK (alectinibe), que demonstraram benefícios nos subgrupos de pacientes com essas mutações acionáveis. A imunoterapia, com inibidores de *checkpoint* imunológico (anti-PD-1/PD-L1), também tem se mostrado promissora em tumores avançados, prolongando a sobrevida em casos selecionados.

Imunoterapia neoadjuvante

A imunoterapia neoadjuvante é uma estratégia promissora no manejo de neoplasias pulmonares, especialmente no câncer de pulmão de células não pequenas (CPCNP). Esse tratamento é administrado antes da cirurgia com o objetivo de reduzir o volume tumoral, facilitar a ressecção completa e tratar micrometástases.

Os inibidores de *checkpoint* imunológico, como os anti-PD-1 (nivolumabe) e anti-PD-L1 (atezolizumabe), têm sido os principais agentes investigados nesse contexto. Estudos recentes demonstraram que a imunoterapia neoadjuvante é capaz de induzir uma redução expressiva do tumor viável no espécime cirúrgico, com resposta patológica completa em 24% dos que receberam nivolumabe combinado com quimioterapia neoadjuvante e uma sobrevida livre de eventos em 24 meses de 77,1%.

Além dos benefícios no controle tumoral, a imunoterapia neoadjuvante apresenta boa tolerabilidade, com menos eventos adversos graves comparados à quimioterapia tradicional. Contudo, sua eficácia depende de fatores como a expressão de PD-L1 e outras características moleculares do tumor, o que reforça a importância de uma avaliação detalhada para a seleção de candidatos. Embora os resultados iniciais sejam encorajadores, o uso da imunoterapia neoadjuvante ainda está em processo de validação em ensaios clínicos, e seu papel definitivo no manejo do CPCNP será mais bem definido à medida que mais dados forem coletados.

Doença metastática

Quimioterapia e radioterapia

O tratamento do câncer de pulmão em estágios metastáticos (IV) tem como base principal a quimioterapia, sendo uma opção eficaz para o controle sistêmico da doença. A radioterapia, por sua vez, desempenha um papel paliativo, utilizada para aliviar sintomas como dor, hemoptise ou dispneia e para o manejo de metástases localizadas, como no cérebro, ossos ou outros órgãos, contribuindo para melhor qualidade de vida dos pacientes.

Terapias-alvo e imunoterapia

No contexto de terapias sistêmicas, pacientes com alterações moleculares específicas, como mutações no EGFR ou rearranjos em ALK e ROS1, têm se beneficiado de terapias-alvo. Esses tratamentos apresentam taxas de sobrevida global que ultrapassam 40% em 5 anos, marcando um avanço significativo no manejo da doença metastática. Para pacientes sem mutações conhecidas, a imunoterapia com inibidores de PD-1 ou PD-L1 demonstrou melhorar substancialmente a sobrevida global, sendo agora uma das principais opções terapêuticas para esse grupo.

Inovações futuras no tratamento do câncer de pulmão

- Terapias personalizadas: a integração de biomarcadores tumorais promete avançar na estratificação de pacientes e no direcionamento terapêutico otimizado.
- Técnicas cirúrgicas avançadas: a cirurgia robótica e minimamente invasiva continua a expandir seu papel, permitindo ressecções seguras mesmo em casos mais complexos, com menor morbidade e recuperação acelerada.
- Ensaios clínicos e inteligência artificial (IA): estudos em andamento exploram o papel de vacinas terapêuticas, terapias celulares (CAR-T), com o potencial de mudar drasticamente o tratamento oncológico de pulmão conhecido atualmente. Adicionalmente, a IA surge como ferramenta promissora, com aplicações no diagnóstico precoce, análise de imagens e personalização terapêutica, integrando-se ao arsenal médico para melhorar os desfechos clínicos.

PONTOS DE DESTAQUE

- As neoplasias pulmonares representam um dos maiores desafios na oncologia por sua alta incidência, mortalidade e complexidade clínica.
- O entendimento aprofundado de suas características histológicas, mecanismos moleculares e apresentações clínicas é essencial para o diagnóstico precoce e tratamento eficaz.
- Com os avanços nas técnicas de imagem, métodos de estadiamento e abordagens terapêuticas, como as terapias-alvo e imunoterapias, tem sido possível melhorar os desfechos e a qualidade de vida dos portadores de neoplasias pulmonares.
- A integração de estratégias multidisciplinares, somada ao progresso contínuo em pesquisa e inovação tecnológica, sinaliza um futuro promissor.
- Contudo, esforços contínuos são necessários para ampliar o acesso aos tratamentos e aprimorar a prevenção, especialmente com foco no controle do tabagismo e na identificação precoce dos casos.

LEITURA RECOMENDADA

1. Antonia SJ, Villegas A, Daniel D, Vicente D, Murakami S, Hui R, et al. Durvalumab after chemoradiotherapy in stage III non-small-cell lung cancer. N Engl J Med. 2018;378(7):1919-29.
2. Atualizações no tratamento de câncer de pulmão. Dr. Marcelo Cruz. [acesso em fevereiro de 2025]. Disponível em: https://drmarcelocruz.com.br/blog/novidades-direto-do-congresso-europeu-de-oncologia-esmo-2023. (Acesso em: março 2025.)
3. Bolton WD, Richey J, Ben-Or S, Park CM. Cone-beam CT guided percutaneous lung biopsy: Technique and outcomes. Ann Thorac Surg. 2023;115(2):423-30.
4. Callister MEJ, Baldwin DR, Akram AR, Barnard S, Cane P, Draffan J, et al. British Thoracic Society guidelines for the investigation and management of pulmonary nodules. Thorax. 2015;70(Suppl 2):ii1-ii54.
5. Chen AC, Pastis NJ, Furukawa B, et al. Bronchoscopic transparenchymal nodule access: Feasibility and safety in an animal model. Am J Respir Crit Care Med. 2020;201(7):902-9.
6. De Koning HJ, Van Der Aalst CM, De Jong PA, Scholten ET, Nackaerts K, Heuvelmans MA, et al. Reduced lung-cancer mortality with volume CT screening in a randomized trial. N Engl J Med. 2020;382(6):503-13.
7. De Ruysscher D, Dingemans AM, Pijls-Johannesma M, et al. PET scans in radiotherapy planning of lung cancer. Lung Cancer. 2009;64(2):151-8.
8. Detterbeck FC, Boffa DJ, Kim AW, Tanoue LT. The eighth edition lung cancer stage classification. Chest. 2017;151(1):193-203.
9. Fischer BM, Mortensen J, Højgaard L. Positron emission tomography in the staging of lung cancer: A systematic, quantitative review. Lancet Oncol. 2009;10(9):880-5.
10. Forde PM, Spicer J, Lu S, Provencio M, Mitsudomi T, Awad MM, et al. Neoadjuvant nivolumab plus chemotherapy in resectable lung cancer. N Engl J Med. 2022;386(21):1973-85.
11. Ginsberg RJ, Rubinstein LV. Randomized trial of lobectomy versus limited resection for T1 N0 non-small cell lung cancer. Lung Cancer Study Group. Ann Thorac Surg. 1995;60(3):615-22.
12. Hellmann MD, Chaft JE, William WN Jr, et al. Perioperative pembrolizumab in resectable non-small-cell lung cancer (Keynote-091). Lancet Oncol. 2023;24(1):21-32.
13. International Agency for Research on Cancer (IARC). Global Cancer Statistics 2020. CA Cancer J Clin. 2021;71(3):209-49.
14. National Comprehensive Cancer Network (NCCN) Guidelines. Non-Small Cell Lung Cancer. Version 3.2025.
15. National Lung Screening Trial Research Team. Reduced lung-cancer mortality with low-dose computed tomographic screening. N Engl J Med. 2011;365(5):395-409.
16. Saji H, Okada M, Tsuboi M, Nakajima R, Suzuki K, Aokage K, et al. Segmentectomy versus lobectomy in small-sized peripheral non-small-cell lung cancer (JCOG0802/WJOG4607L): a multicentre, open-label, phase 3, randomised, controlled, non-inferiority trial. Lancet. 2022;399(10335):1607-17.
17. Provencio M, Nadal E, Insa A, García-Campelo MR, Casal-Rubio J, Dómine M, et al. Neoadjuvant chemotherapy and nivolumab in resectable non-small-cell lung cancer (NADIM II): a multicentre, randomised, open-label, phase 2 trial. Lancet Oncol. 2023;24:251-63.
18. Reck M, Rodríguez-Abreu D, Robinson AG, Hui R, Csőszi T, Fülöp A, et al. Pembrolizumab versus chemotherapy for PD-L1–positive non–small-cell lung cancer. N Engl J Med. 2016;375:1823-33.
19. Silvestri GA, Gonzalez AV, Jantz MA, Margolis ML, Gould MK, Tanoue LT, et al. Methods for staging non-small cell lung cancer. Chest. 2013;143(5_suppl):e211S-e250S.
20. van der Leest M, Widmann G, Rotter N, et al. Liquid biopsy and ctDNA in lung cancer: Current status and future perspectives. J Thorac Oncol. 2022;17(1):30-45.
21. Yasufuku K, Pierre A, Darling G, de Perrot M, Waddell T, Johnston M, et al. A prospective controlled trial of endobronchial ultrasound-guided transbronchial needle aspiration compared with mediastinoscopy for mediastinal lymph node staging of lung cancer. J Thorac Cardiovasc Surg. 2011;142(6):1393-400.

9

Doenças infecciosas pulmonares de tratamento cirúrgico

Alessandro Wasum Mariani
Isabele Alves Chirichela

INTRODUÇÃO

Diversas afecções inflamatórias/infecciosas podem acometer o parênquima pulmonar. Este capítulo aborda as principais doenças para as quais poderia haver indicação de procedimento cirúrgico como abordagem principal, a exemplo de manejo de complicações ou adjuvante ao tratamento clínico de infecções pulmonares.

BRONQUIECTASIAS E SEQUELAS DE TUBERCULOSE

Conceito

A definição de bronquiectasia envolve a dilatação permanente dos brônquios e bronquíolos resultante da destruição dos músculos e dos tecidos conjuntivos elásticos. A tuberculose pulmonar pode resultar em alterações cicatriciais frequentemente conhecidas como sequelas que podem se manifestar como bronquiectasias, como áreas fibróticas, áreas de atelectasias ou cavitações pulmonares. Apesar de as sequelas de tuberculose serem frequentemente apresentadas na literatura como uma das causas de bronquiectasia, é preciso lembrar que as alterações usualmente são mais intensas e o tratamento cirúrgico tende a ser mais complexo. Além disso, existe uma associação comum das cavitações pulmonares com a colonização por aspergilose, tanto na forma de aspergiloma como nas formas cavitárias crônicas, o que frequentemente é um causador de complicações e pode determinar maior complexidade no tratamento operatório.

Fisiopatologia

A descrição mais utilizada para entender a fisiopatologia da bronquiectasia é a hipótese do "ciclo vicioso de Cole". Ele propõe que a infecção, que representa o dano ambiental, associada ao defeito na defesa do hospedeiro, suscetibilidade genética, juntamente com a alteração da depuração mucociliar, permite a persistência de microrganismos na árvore brônquica. A infecção microbiana persistente ocasiona inflamação crônica da via aérea, resultando em danos permanentes nos tecidos, com maior prejuízo na motilidade mucociliar. Isso retroalimenta mais infecção, em um ciclo de inflamação e dano progressivo.

A etiologia é classicamente dividida em congênita e adquirida. Entre as adquiridas, o grupo de "pós-infecciosas" é o mais importante, responsável por dois terços dos casos de bronquiectasias. Nesse grupo, estão micobactérias (principalmente tuberculose), infecções na infância (varicela, sarampo e coqueluche), infecções bacterianas (*Staphylococcus aureus*, *Klebsiella pneumoniae*), virais (adenovírus 7 e 21, influenza-vírus, herpes-simples) e mais raramente infecções fúngicas. Outro grupo importante de etiologias adquiridas é o da "obstrução brônquica", que pode ocorrer por: aspiração de corpo estranho; neoplasias (primárias ou metastáticas; adenopatias hilares (p. ex., tuberculose e sarcoidose); entre outras mais raras, como impactação mucoide e traqueobroncopatias. Causas adquiridas raras incluem pneumonias aspirativas, síndrome da unha amarela, síndrome de Young, pneumonias inalatórias (óxido nitroso, amônia, talco, silicatos), doenças reumatológicas e bronquiolite obliterante.

Entre as desordens congênitas, a mais frequente é a fibrose cística, que em razão de suas peculiaridades recebe da literatura atenção especial, inclusive utilizada para classificar a bronquiectasia: bronquiectasia por fibrose cística e bronquiectasia não fibrose cística. A evolução e o tratamento dos pacientes com fibrose cística são tão específicos que mereceriam um estudo à parte. Neste capítulo, escolheu-se abordar o tema de forma geral, por isso os conceitos utilizados são válidos principalmente para as bronquiectasias "não fibrose císticas".

Causas mais raras de bronquiectasia incluem deficiência de alfa-1-antitripsina, discinesia ciliar primária, síndrome de Mounier-Kühn, sequestro pulmonar, síndrome de Marfan, síndrome de Williams-Campbell e as imunodeficiências primárias. As dilatações brônquicas transitórias, que podem ocorrer durante um quadro de infecção pulmonar e são reversíveis após a recuperação da agressão, são chamadas de pseudobronquiectasias.

Recentemente, foi introduzido na literatura médica o termo "doença pulmonar pós-tuberculose" (DPPT) para determinar todo o conjunto de condições pulmonares crônicas que podem permanecer após o término do tratamento da tuberculose. Entre elas estão fibrose, hipertensão pulmonar, doença obstrutiva associada a tuberculose, bronquiectasias e cavitações. E, entre essas citadas, as bronquiectasias e cavitações podem necessitar de tratamento cirúrgico.

Quadro clínico

Os sintomas mais prevalentes incluem tosse crônica, em 94% dos casos, e expectoração abundante diária, em 73%. Astenia, fadiga e quadros de rinossinusite são sintomas presentes em 60% a 70% dos casos. Dor torácica e hemoptise aparecem em 20% a 30% dos casos. A intensidade de cada um desses sintomas relaciona-se com a extensão da bronquiectasia. Da mesma maneira, o exame físico também varia, desde normal nos pacientes com pouca doença, até alterações sistêmicas, em virtude da inflamação crônica, como baixo peso, sinais de hipoxemia, entre outros. No exame físico pulmonar, podem ser auscultados estertores, sibilos e redução do murmúrio vesicular, dependendo da magnitude das bronquiectasias.

As exacerbações caracterizam-se pela piora da expectoração purulenta, piora da dispneia e de sintomas como emagrecimento, inapetência e halitose. A febre e toxemia são incomuns, todavia podem ser marcadores de gravidade. A principal complicação é o sangramento do trato respiratório, que pode variar de intensidade desde escarro hemoptoico ocasional até hemoptise maciça, sendo que a progressão do sangramento menor para o maior não é necessariamente linear.

Infecções oportunistas nas bronquiectasias ou nas sequelas de tuberculose podem ocorrer e determinar piora do quadro clínico e maior chance de complicações, além de progressão das lesões pulmonares. Entre essas infecções oportunistas, destacam-se em nosso meio aquelas por *Aspergillus* sp. (nas formas de aspergiloma [bola fúngica] ou nas formas cavitárias), e as micobactérias não tuberculose, como as do complexo *avium* e *abscessus*.

Exames complementares

A radiografia de tórax (Figura 1) tem baixas especificidade e sensibilidade, podendo mesmo ser normal nos casos mais leves. As características radiográficas esperadas são imagens em "trilhos de trem" (linhas paralelas que ocorrem por espessamento da parede brônquica), imagens anelares, áreas de destruição representadas por cavidades, atelectasias e sinais de hiperinsuflação dos segmentos pulmonares subjacentes. Nos casos de sequelas de tuberculose com cavidades, também chamadas de cavernas, a radiografia tende a ter sinais mais exuberantes de doença.

A tomografia computadorizada de tórax (Figura 2), preferencialmente de alta resolução, é o método diagnóstico de escolha atualmente. Além de permitir o diagnóstico com alta sensibilidade, ajuda a excluir outras doenças, auxilia na investigação da etiologia, além de quantificar e localizar anatomicamente as áreas afetadas. Com base na tomografia, é possível classificar morfologicamente as bronquiectasias em:

- Cilíndricas: brônquios com dilatação homogênea que mantém comunicação com o parênquima distal.
- Císticas: também chamadas de saculares, brônquios dilatados somente em determinado ponto de seu diâmetro,

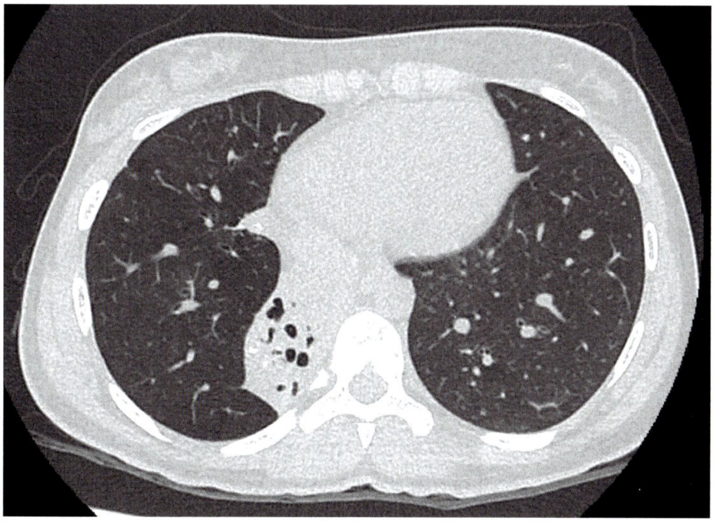

FIGURA 1 Tomografia computadorizada de tórax com bronquiectasias do lobo inferior direito.

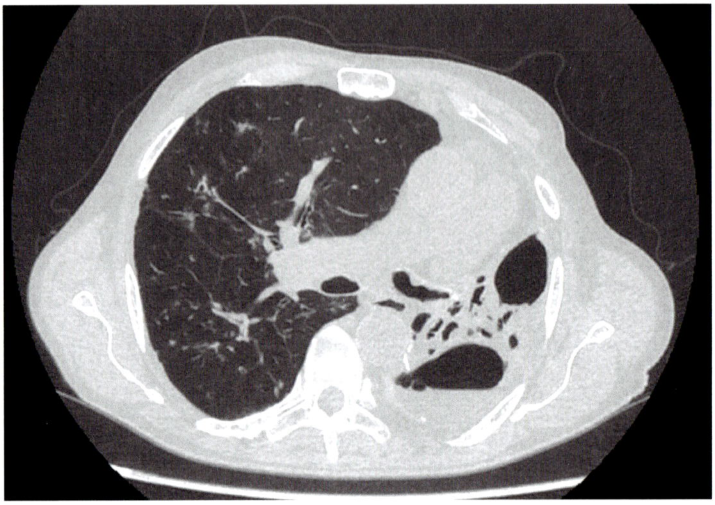

FIGURA 2 Tomografia computadorizada de tórax com sequelas de tuberculose, cavernas e bronquiectasias com destruição do pulmão esquerdo.

geralmente sem comunicação com o parênquima distal.

- Varicosas: dilatações alternadas com segmentos normais.

Não se realiza mais a broncografia, por ser um exame invasivo e não superior à tomografia computadorizada de tórax. Nos casos de sequela de tuberculose, a tomografia de tórax permite melhores definições sobre o tamanho da sua cavidade e se existem sinais de infecção secundária como espessamento das paredes e/ou bola fúngica. A tomografia de tórax ainda é importante para descartar infecções em atividade, seja tuberculose ou agudizações bacterianas, além de demonstrar sinais de sangramento em casos de hemoptise de maior volume.

Para a investigação da etiologia, os exames mais utilizados são dosagem de cloro e sódio no suor, dosagem de imunoglobulinas, pesquisa de BAAR no escarro e biópsia do epitélio brônquico. É recomendável a dosagem de alfa-1-antitripsina plasmática. É importante lembrar que a rotina de investigação etiológica deve ser sempre guiada pela história clínica e pela caraterística tomográfica.

O padrão espirométrico mais comum é o distúrbio ventilatório obstrutivo, porém, nas fases mais avançadas, pode ser identificada também restrição, que ocorre pela destruição do parênquima. Também nas fases mais avançadas, o comprometimento da membrana alveolocapilar pode ser demonstrado pela redução da difusão do monóxido de carbono.

Tratamento

O tratamento da bronquiectasia é clínico, sendo que a cirurgia, ressecção pulmonar, está indicada nas complicações, como hemoptise, falha do tratamento clínico, infecções de repetição e controle inadequado dos sintomas crônicos, ou como adjuvante ao tratamento clínico se constatadas infecções como tuberculose resistente, micobacteriose não tuberculosa e aspergilose cavitária. O tratamento clínico visa à melhora e ao controle de sintomas, bem como a identificação precoce das exacerbações, supressão da carga microbiana, tratamento de comorbidades, redução da resposta inflamatória excessiva e promoção de higiene brônquica.

O tratamento clínico compreende a associação de broncodilatadores inalatórios e antibióticos sistêmicos para tratamento da colonização e infecção crônicas, sendo frequentemente utilizados os macrolídeos pela expectativa de uma ação imunomoduladora, além da fisioterapia respiratória. Uso de antibióticos inalatórios, agentes hiperosmolares, beta-2-agonistas e corticosteroide inalatório, apesar de não rotineiros, podem ser utilizados em alguns casos.

Ainda, compõem medidas importantes do tratamento clínico a avaliação e recuperação nutricional, a imunização contra agentes infecciosos respiratórios e a reabilitação para pacientes com alterações significativas da função pulmonar.

Tratamento cirúrgico

Duas formas de tratamento cirúrgico podem ser empregadas no tratamento das bronquiectasias, sequelas de tuberculose: a ressecção pulmonar das áreas afetadas e o transplante pulmonar. Como o transplante tem utilização mais restrita, sendo indicado para os casos avançados com insuficiência pulmonar estabelecida, este tópico focará na ressecção pulmonar.

As indicações de ressecção pulmonar no tratamento das bronquiectasias incluem a presença de hemoptise, seja ela recorrente ou após um episódio de maior volume; falha do tratamento clínico para controle de sintomas crônicos, notadamente tosse produtiva, escarro fétido ou perda de peso; infecção pulmonar recorrente; e ressecção de áreas pulmonares destruídas em decorrência da obstrução por corpo estranho ou tumor. Recentemente, tem ganhado maior espaço na literatura a ressecção pulmonar como adjuvante ao tratamento clínico de infecções por tuberculose, principalmente nas formas resistentes, micobacteriose não tuberculosa e aspergilose cavitária crônica com ou sem aspergiloma.

O tamanho da ressecção é determinado pela tomografia computadorizada de tórax. A avaliação funcional pré-operatória deve determinar o impacto da ressecção planejada. A prova de função pulmonar é o exame básico pelo qual se pode calcular VEF_1 e DLCO preditos para o pós-operatório. Quando esses valores estão abaixo de 60%, exames dinâmicos como a ergoespirometria podem ajudar a determinar o risco. Um grande desafio na avaliação desses pacientes é a ausência de algoritmos específicos para ressecção pulmonar por doenças inflamatórias/infecciosas, por isso acaba-se por utilizar os protocolos para câncer de pulmão, sendo que sabidamente esses pacientes são fisiologicamente distintos, o que impacta na predição de risco – conforme trabalho publicado pela Disciplina de Cirurgia Torácica da FMUSP. Para casos em que haja dúvida sobre a viabilidade do parênquima pulmonar, a cintilografia pulmonar pode ajudar. Sabe-se que o *status* nutricional pode ser um fator de risco adicional, por isso a avaliação e a recuperação nutricional são importantes. Para pacientes com elementos de risco cardiovascular, a consulta com especialista está indicada.

As vias de acesso compreendem a toracotomia lateral, preferencialmente com preservação muscular, e as vias minimamente invasivas: videotoracoscopia e robótica. Classicamente, as ressecções pulmonares por doença infecciosa/inflamatória tendem a ser mais complexas que as por neoplasia pulmonar, pela presença frequente de aderências pleuropulmonares, deformidades da anatomia e elementos como linfonodos calcificados. Apesar de não existir evidência definitiva, espera-se que essa dificuldade cirúrgica, além de impactar na taxa e no perfil de complicações, também ocasione maior taxa de conversão para cirurgia aberta. Ainda em experiência inicial, a cirurgia robótica possivelmente reduz a taxa de conversões por suas características técnicas. A recomendação para a maior parte dos casos de doenças inflamatórias/infecciosas é a realização da menor resseção pulmonar anatômica possível, mas que garanta a completa excisão do tecido alterado – por segmentectomia, lobectomia ou pneumonectomia. Infelizmente, em nossa realidade é incomum encontrar lesões localizadas de pequeno volume, para as quais seria possível a realização da segmentectomia anatômica. Muito mais frequente é o emprego da lobectomia, e, para casos de destruição pulmonar completa, a pneumectomia se impõe.

As complicações pós-operatórias são mais frequentes que nas séries de ressecção pulmonar por neoplasia, variando entre 12,7% e 62,8%. As complicações também têm perfil de ocorrência distinto, sendo as mais frequentes empiema pleural, pneumonia, sangramento, fístula aérea prolongada, atelectasia e insuficiência respiratória. A taxa de mortalidade esperada com o tratamento cirúrgico é inferior a 2%. Especificamente para pneumonectomia, recente trabalho da FMUSP com o Hospital de Messejana demonstrou sobrevida em 1 ano de 92,9%. A porcentagem de resolução ou melhora dos sintomas é elevada, situando-se entre 75% e 89% nas maiores séries. Outra série nacional recente demonstrou resolução total em 71,4% dos casos e parcial em 26%.

ABSCESSO PULMONAR

Conceito

Definido como coleção purulenta localizada na cavidade pulmonar não previamente existente. Por esse motivo, coleções purulentas em espaços preexistentes, como cistos broncogênicos e bolhas pulmonares, não são considerados abscessos pulmonares.

Fisiopatologia

O abscesso é considerado primário do pulmão quando decorre de infecção bacteriana capaz de gerar necrose no parênquima pulmonar. A aspiração brônquica, das principais causas de abscesso pulmonar, é mais frequente em pacientes com condições como alteração da consciência (anestesia geral, sedação, embriaguez, ingestão de drogas e epilepsia), redução do reflexo da tosse (afecções neurológicas) ou doenças esofágicas (divertículo de Zenker, acalasia, megaesôfago, neoplasia esofágica, fístula traqueoesofágica, estenose e outras disfunções da mobilidade do esôfago). Sabe-se que infecção odontológica também está relacionada com o aumento do risco de desenvolver abscesso pulmonar. A pneumonia necrosante é aquela que detém a capacidade de destruir tecidos, possibilitando a criação de cavidades, em decorrência da agressividade do germe ou da imunodeficiência do paciente. Quando as áreas de necrose coalescem, tem-se a formação do abscesso.

O abscesso pulmonar secundário ocorre por complicações de afecções como obstrução brônquica, necrose de tumores pulmonares volumosos ou centrais, necrose de infarto pulmonar ou continuidade de uma supuração adjacente ao pulmão como abscesso hepático, subfrênico ou infecção necrosante de parede. A neoplasia pulmonar, quando evolui com necrose, pode mimetizar um abscesso pulmonar, inclusive causando febre e leucocitose.

Quadro clínico

Os sintomas mais frequentes incluem tosse, em geral produtiva, febre e astenia que podem estar associadas à perda de peso, dispneia, taquipneia, dor torácica e, menos frequentemente, hemoptise. A infecção pode progredir com queda do estado geral e sepse grave. A vômica, definida como a expectoração de grande quantidade de secreção purulenta, consiste na drenagem espontânea do abscesso para dentro da via aérea e pode levar a piora aguda do quadro por inundação de outras áreas pulmonares.

Exames complementares

- Exames laboratoriais: demonstram quadro infeccioso com leucocitose e aumento de proteína C-reativa. Outros achados, relacionados com os fatores predisponentes, como anemia ou alterações hepáticas, podem ser encontrados, por exemplo, nos pacientes com abuso de álcool.
- Radiografia de tórax (Figura 3): preferencialmente em posteroanterior e perfil, sugere o diagnóstico em grande parte dos casos, demonstrando cavidade intrapulmonar com nível hidroaéreo.
- Tomografia computadorizada de tórax (Figuras 4 a 6): padrão-ouro para o diagnóstico do abscesso pulmonar, possibilitando a avaliação da topografia, tamanho, diâmetro e espessura da pa-

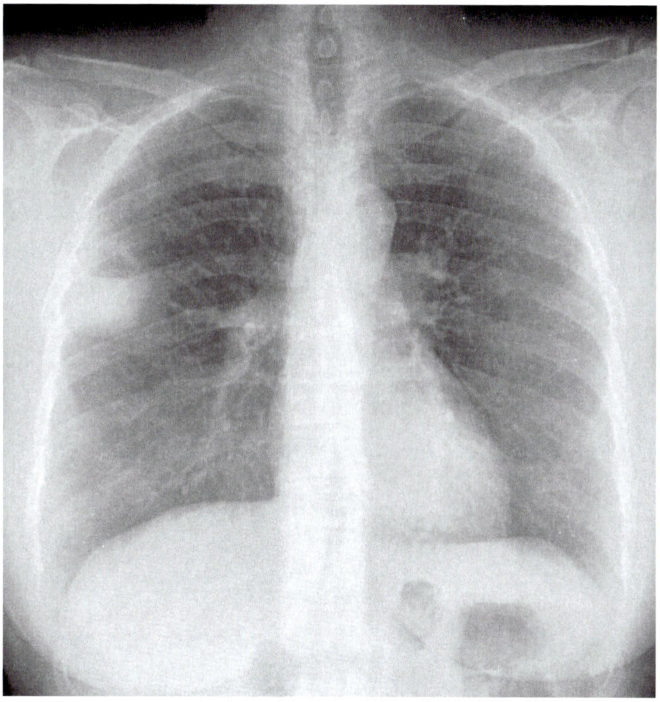

FIGURA 3 Radiografia simples de tórax posteroanterior com abscesso pulmonar no lobo superior direito.

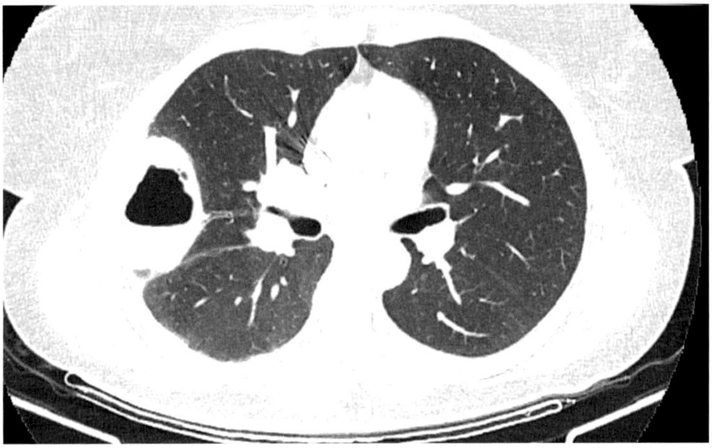

FIGURA 4 Tomografia computadorizada de tórax com abscesso pulmonar no lobo superior direito.

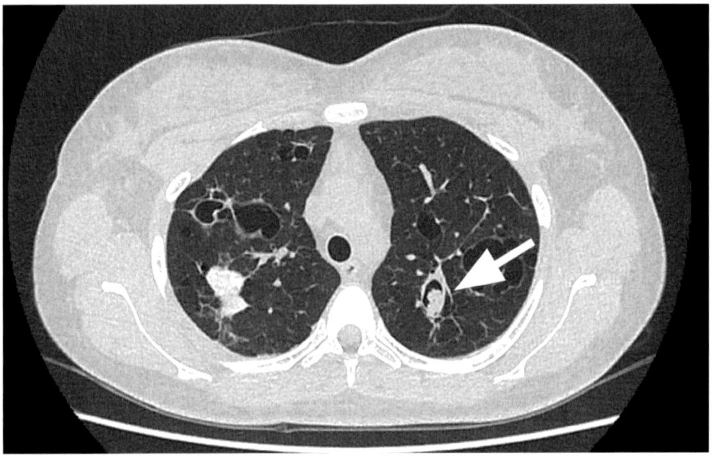

FIGURA 5 Tomografia computadorizada de tórax com aspergiloma no lobo superior esquerdo, marcado na seta.

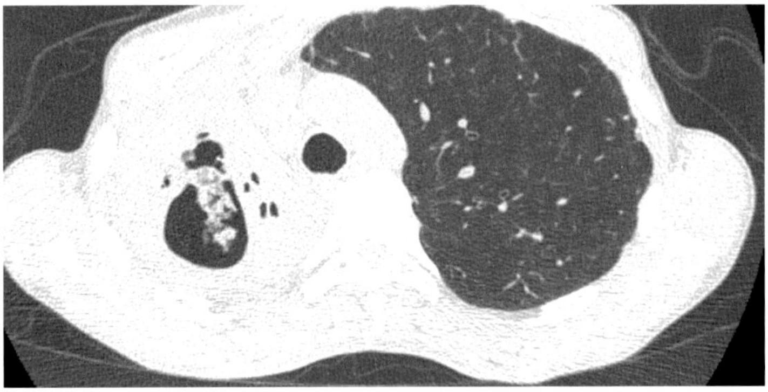

FIGURA 6 Tomografia computadorizada de tórax com aspergilose cavitária crônica no lobo superior direito.

rede. Permite o diagnóstico diferencial com empiema e pode sugerir etiologia secundária (p. ex., neoplasia ou corpo estranho).

- Broncoscopia: fundamental nos casos com suspeita de obstrução endobrônquica – seja por neoplasia, estenose ou corpo estranho. Permite a coleta de lavado broncoalveolar para pesquisa microbiológica. A broncoscopia rígida pode ser usada para drenagem do abscesso pulmonar, todavia só é indicada em poucos casos selecionados de lesão central e má resposta clínica, e, por ter elevado risco de aspiração brônquica contralateral, tem sido pouco utilizada.

Tratamento

O tratamento clínico que compreende antibioticoterapia de amplo espectro associada à fisioterapia com medidas de drenagem brônquica é resolutivo em 85% a 90% dos casos. O paciente deve ser seguido até a resolução, idealmente, com repetição dos exames de imagem. Esperam-se melhora clínica próxima de 2 semanas e resolução radiológica entre 2 e 5 meses.

A intervenção cirúrgica é reservada para falha no tratamento clínico, abscesso pulmonar volumoso produzindo compressão de estruturas adjacentes, abscesso pulmonar contralateral secundário à contaminação por aspiração brônquica, persistência de nível hidroaéreo no abscesso tratado clinicamente, "pneumonia necrosante" com múltiplos abscessos, hemoptise, empiema pleural ipsilateral e diagnóstico diferencial de carcinoma do pulmão com necrose central. Os fatores preditores de falha do tratamento clínico têm tamanho superior a 6 cm e presença de paredes espessas. O nível hidroaéreo do abscesso também pode ser um indicador de prognóstico, pois, quanto menor a porção líquida do abscesso, melhor resposta é obtida com o tratamento clínico.

As modalidades de intervenção mais empregadas são drenagem externa e ressecção pulmonar. A drenagem externa por via transtorácica figura hoje como a primeira opção de intervenção – isso porque, com o advento do uso de métodos de imagem para guiar a drenagem, a segurança (índice de complicações 0% a 21%) e efetividade (taxa de sucesso 73% a 100%) do procedimento são elevadas. Pode ser realizada com dreno tubular ou cateter tipo *pigtail*. A indicação e os resultados de cada método variam conforme o caso e a experiência da equipe cirúrgica.

A ressecção cirúrgica está indicada em menos de 10% dos pacientes. Atualmente, tende a ser feita somente na falha do tratamento clínico associada a drenagem, alta suspeita de neoplasia pulmonar ou nas complicações como hemoptise maciça ou rotura do abscesso pulmonar na pleura ocasionando empiema. A presença de infecção eleva a morbidade cirúrgica. Deve-se proteger o pulmão contralateral da aspiração brônquica, com tubo seletivo ou cateter bloqueador endobrônquico. Na ausência desses recursos, o posicionamento cirúrgico que favoreça a drenagem das secreções, como a posição de Overholt, pode ser utilizado. A cirurgia pode consistir em uma ressecção anatômica como a lobectomia ou, se possível, segmentectomia para poupar parênquima – todavia, para casos graves, a cirurgia pode ser simplificada na abertura do abcesso para a pleura e sua drenagem ampla. O abcesso pulmonar também pode complicar com empiema pleural pela rotura do abscesso pulmonar para essa cavidade. Em geral, essa complicação indica a necessidade de abordagem cirúrgica, como drenagem pleural e eventualmente decorticação.

DOENÇAS FÚNGICAS COM POTENCIAL INDICAÇÃO DE RESSECÇÃO PULMONAR

Aspergilose

Aspergilose é uma doença espectral que pode variar desde a aspergilose angioinvasiva em pacientes imunossupressos até a aspergilose broncopulmonar alérgica (ABPA) em pacientes reatores. Dentro desse espectro, as formas cavitárias, principalmente, cavitária crônica, e o aspergiloma, conhecido como bola fúngica, podem ser tratadas com ressecção pulmonar.

O aspergiloma caracteriza-se como a presença do fungo dentro da cavidade, sem sinais de invasão, não possui quadro sistêmico associado e, geralmente, é assintomático, exceto quando evolui com hemoptise. A indicação da ressecção pulmonar está justamente na presença de hemoptise de qualquer proporção. Alguns grupos, pelo alto risco de hemoptise, indicam a cirurgia mesmo nos pacientes que nunca sangraram.

A aspergilose cavitária crônica é a infecção por *Aspergillus* com invasão da parede da cavidade preexistente, e, diferentemente do aspergiloma, encontram-se sintomas sistêmicos de infecção crônica, como perda de peso e astenia. Ao contrário do aspergiloma, existe necessidade de tratamento antifúngico associado a cirurgia, sendo este idealmente iniciado antes da cirurgia e mantido no pós-operatório por meses. Nessa modalidade, a cirurgia está indicada não só nas complicações como hemoptise, mas também como adjuvante ao tratamento clínico.

Os princípios do tratamento cirúrgico seguem os mesmos discutidos para bronquiectasia e sequela de tuberculose. É importante ressaltar que frequentemente a aspergilose cavitária crônica e o aspergiloma coexistem e ocorrem justamente em sequelas pulmonares da tuberculose.

Criptococose

A criptococose pulmonar é uma infecção fúngica causada pela inalação de esporos do fungo *Cryptococcus*, mais frequentemente das espécies *C. neoformans* e *C. gattii*. Esses fungos são encontrados no ambiente, em solo contaminado e nos excrementos de aves, principalmente pombos. Em imunocompetentes, é frequentemente assintomática, porém, em imunocomprometidos, pode levar a quadros graves. Os sintomas podem incluir tosse persistente, dor no peito, febre e perda de peso, muitas vezes se assemelhando a outras infecções respiratórias. O diagnóstico pode ser feito com exames de imagem associados a exames específicos, como cultura de escarro, lavado broncoalveolar e biópsia da lesão. O tratamento, em geral, envolve antifúngicos como anfotericina B e fluconazol. O tratamento cirúrgico está reservado a forma nodular, também chamada de criptococoma, muitas vezes curativo sem a necessidade de antifúngico. Atenção especial é dada aos pacientes que tem a forma neurológica associada ao criptococoma; nesses casos, o criptococoma pode ser responsável pela recidiva da infecção mesmo após tratamento antifúngico adequado, sendo indicada a cirurgia. A ressecção da área nodular comprometida é suficiente. Ressecção em cunha, segmentectomia ou lobectomia podem ser empregadas, sempre com a preservação de parênquima saudável e preferencialmente por via minimamente invasiva.

Histoplasmose

A histoplasmose pulmonar é causada pelo *Histoplasma capsulatum*, fungo encontrado em solos contaminados com fezes de aves e morcegos. Afeta primariamente os pulmões e é endêmica em várias regiões do mundo, incluindo partes das Américas. A infecção ocorre pela inalação de esporos, podendo variar de assintomática a grave, dependendo da carga fúngica e do estado imunológico do paciente. Os sintomas incluem febre, tosse seca, fadiga, dor no peito e perda de peso. Em imunocompetentes, a infecção geralmente é autolimitada, mas em imunocomprometidos pode se tornar uma doença disseminada e potencialmente fatal. O diagnóstico é baseado em testes sorológicos, cultura de tecidos e exames de imagem. O tratamento, quando necessário, envolve antifúngicos como itraconazol ou anfotericina B. A cirurgia pode ser empregada para o diagnóstico das formas nodulares, histoplasmoma, ou quando evoluem com complicações por formação de broncolitíase ou mediastinite fibrosante.

Mucormicose

Infecção fúngica rara, mas potencialmente fatal, causada por fungos da ordem Mucorales, principalmente dos gêneros *Rhizopus*, *Mucor* e *Rhizomucor*. Afeta predominantemente imunocomprometidos, com grande predileção por pacientes com diabetes, mas também é vista em neutropenia prolongada, uso de corticosteroides em altas doses ou transplantes de órgãos. A infecção decorre da inalação de esporos fúngicos presentes no ambiente. Os sintomas incluem febre, tosse, dor torácica e dispneia, podendo evoluir para hemoptise e insuficiência respiratória. O diagnóstico é comumente tardio, dependendo de suspeitas clínica e radiológica, associadas à biópsia e à cultura fúngica. O tratamento requer uma abordagem agressiva com terapia antifúngica sistêmica, em geral com anfotericina B lipossomal e indicação de cirurgia o mais breve e radical possível para remoção do tecido acometido. Diversas séries têm altas taxas de mortalidade, especialmente em casos de diagnóstico tardio ou em pacientes com comorbidades graves.

PONTOS DE DESTAQUE

- Bronquiectasias e sequelas de tuberculose são afecções com grande morbidade aos portadores.
- O tratamento cirúrgico está indicado para casos localizados, com risco cirúrgico aceitável e que tiveram complicações ou falha do tratamento clínico.
- Abscesso pulmonar é uma condição grave, em geral, de tratamento clínico, mas que pode ter indicação de intervenção nos casos de má evolução ou falha de tratamento clínico.
- Aspergilose representa uma doença espectral, e é frequente a indicação de cirurgia para casos de aspergiloma e aspergilose cavitária crônica.
- Outras doenças fúngicas, como criptococose e mucormicose, podem necessitar de ressecção pulmonar como parte do tratamento.

LEITURA RECOMENDADA

1. Alqarihi A, Kontoyiannis DP, Ibrahim AS. Mucormycosis in 2023: an update on pathogenesis and management. Front Cell Infect Microbiol. 2023;13:1254919.
2. Bagheri R, Haghi SZ, Fattahi Masoum SH, Bahadorzadeh L. Surgical management of bronchiectasis: analysis of 277 patients. Thorac Cardiovasc Surg. 2010;58(5):291-4.
3. Barros N, Wheat JL, Hage C. Pulmonary histoplasmosis: a clinical update. J Fungi (Basel). 2023;9(2):236.
4. de Oliveira VF, Viana JA, Sawamura MVY, Magri ASGK, Benard G, Costa AN, et al. Challenges, characteristics, and outcomes of chronic pulmonary aspergillosis: a 11-year experience in a middle-income country. Mycopathologia. 2023;188(5):683-91.
5. Duncan C, Nadolski GJ, Gade T, Hunt S. Understanding the lung abscess microbiome: outcomes of percutaneous lung parenchymal abscess drainage with microbiologic correlation. Cardiovasc Intervent Radiol. 2017;40(6):902-6.
6. Hill AT, Sullivan AL, Chalmers JD, De Soyza A, Elborn JS, Floto RA, et al. British Thoracic Society guideline for bronchiectasis in adults. BMJ Open Resp Res. 2018;5(1):e000348.
7. Howard-Jones AR, Sparks R, Pham D, Halliday C, Beardsley J, Chen SCA. Pulmonary cryptococcosis. J Fungi (Basel). 2022;8(11):1156.
8. Kuhajda I, Zarogoulidis K, Tsirgogianni K, Tsavlis D, Kioumis I, Kosmidis C, et al. Lung abscess-etiology, diagnostic and treatment options. Ann Transl Med. 2015;3(13):183.
9. Leite PHC, Mariani AW, Araujo PHXND, Lima CET, Braga F, Haddad R, et al. Robotic thoracic surgery for inflammatory and infectious lung disease: initial experience in Brazil. Rev Col Bras Cir. 2021;48:1-7.
10. Mariani AW, D'Ambrosio PD, Rocha Junior E, Gomes Neto A, Fortunato STL, Terra RM, et al. Practice patterns and trends in surgical treatment for chronic lung infections: a survey from the Brazilian Society of Thoracic Surgery. J Thorac Dis. 2023;15(8):4285-91.
11. Mariani AW, Vallilo CC, de Albuquerque ALP, Salge JM, Augusto MC, Suesada MM, et al. Preoperative evaluation for lung resection in patients with bronchiectasis: should we rely on standard lung function evaluation? Eur J Cardiothorac Surg. 2021;59(6):1272-8.
12. Mauchley DC, Daley CL, Iseman MD, Mitchell JD. Pulmonary resection and lung transplantation for bronchiectasis. Clin Chest Med. 2012;33(2):387-96.
13. Schweigert M, Dubecz A, Beron M, Ofner D, Stein HJ. Surgical therapy for necrotizing pneumonia and lung gangrene. Thorac Cardiovasc Surg. 2013;61(7):636-41.
14. Visca D, Tiberi S, Centis R, D'Ambrosio L, Pontali E, Mariani AW, et al. Post-tuberculosis (TB) treatment: the role of surgery and rehabilitation. Applied Sciences. 2020;10(8):2734.
15. Zhang P, Jiang G, Ding J, Zhou X, Gao W. Surgical treatment of bronchiectasis: a retrospective analysis of 790 patients. Ann Thorac Surg. 2010;90(1):246-50.

10

Pneumopatias avançadas

Luis Gustavo Abdalla
Flavio Pola dos Reis
Lucas Matos Fernandes
Samuel Lucas dos Santos
Orival de Freitas Filho
Fábio Biscegli Jatene
Paulo Manuel Pêgo-Fernandes

INTRODUÇÃO

As pneumopatias avançadas englobam uma série de doenças pulmonares graves e progressivas, como fibrose pulmonar, enfisema grave e bronquiectasias extensas, que, por definição, comprometem a qualidade de vida e a sobrevida dos pacientes. Este capítulo descreve a atuação da cirurgia torácica para esse grupo heterogêneo de afecções por meio de três procedimentos complexos: transplante pulmonar, cirurgia redutora do volume pulmonar e tromboendarterectomia.

TRANSPLANTE PULMONAR

O transplante de pulmão é uma intervenção terapêutica destinada a pacientes com pneumopatias avançadas em fases terminais para as quais não existe outro tratamento curativo disponível, incluindo grande miscelânea de indicações como fibrose cística, doença pulmonar obstrutiva crônica (DPOC), fibrose pulmonar idiopática e hipertensão arterial pulmonar primária. Desde o primeiro transplante realizado em 1963, o procedimento apresentou melhorias técnicas importantes, tanto em relação à cirurgia do receptor quanto aos avanços para otimização e recondicionamento dos enxertos, tornando-se o tratamento-padrão para pacientes selecionados que são portadores de doenças pulmonares avançadas. Este capítulo aborda as indicações, a técnica cirúrgica e os desfechos relacionados.

Conceito

Esse procedimento cirúrgico envolve a substituição de um ou ambos os pulmões doentes (transplante unilateral e transplante bilateral, respectivamente) por pulmões saudáveis de um doador falecido ou doador vivo, no caso do transplante pulmonar lobar.

Fisiopatologia

As doenças pulmonares avançadas, como fibrose pulmonar idiopática, fibrose cística, enfisema e bronquiectasias, evoluem com destruição de parênquima pulmonar saudável, resultando em dificuldades na ventilação e difusão de gases na microcirculação pulmonar, podendo levar à hipoxemia e hipercapnia.

Já nos casos de hipertensão arterial pulmonar primária, o aumento progressivo da resistência vascular pulmonar decorrente do remodelamento vascular, proliferação de células musculares lisas e disfunção endotelial resultam no estreitamento e na obstrução das artérias pulmonares. Tais alterações levam à diminuição da circulação pulmonar efetiva e, consequentemente, à diminuição da oxigenação sanguínea.

Em estágios considerados terminais, a fibrose resultante das lesões repetidas pela doença de base e o aumento da resistência vascular pulmonar podem culminar com a insuficiência cardíaca direita.

Quadro clínico

Clinicamente, os pacientes que necessitam de transplante de pulmão geralmente apresentam sintomas de insuficiência respiratória avançada, como dispneia grave, hipoxemia e hipercapnia, apesar do tratamento clínico otimizado. Em alguns casos de bronquiectasias, a deterioração pulmonar também é agravada por infecções bacterianas e/ou fúngicas recorrentes, podendo levar a erosão vascular e sangramentos sob a forma de hemoptise. Em quadros avançados, em que há falência do ventrículo direito, secundária à hipertensão pulmonar, sintomas e sinais como edema periférico, hepatomegalia, ascite, síncope e dor torácica podem estar presentes.

Exames complementares

Embora cada grupo de doenças tenha suas indicações específicas para o transplante pulmonar (as quais podem ser consultadas na literatura recomendada deste capítulo), a seleção de candidatos para transplante é uma etapa crítica e envolve a avaliação de critérios que incluem a função pulmonar, a presença de comorbidades e a expectativa de vida sem o transplante, a qual deve ser menor que 50% em 2 anos. O Quadro 1 relaciona os exames que fazem parte do protocolo para avaliação dos potenciais receptores.

QUADRO 1 Exames complementares na avaliação para transplante pulmonar

Exames de imagem	• Radiografia de tórax. • Tomografia computadorizada de tórax. • Tomografia computadorizada de seios paranasais (em pacientes com doenças supurativas). • Ultrassonografia de abdome (em pacientes com fibrose cística).
Avaliação pulmonar	• Prova de função pulmonar completa com DLCO. • Cintilografia pulmonar perfusional quantitativa.
Exames de sangue	• Hemograma completo, coagulograma, gasometria arterial (em ar ambiente), glicemia, ureia, creatinina, sódio, potássio, cloro, magnésio, fósforo, ácido úrico, bilirrubina total, TGO, TGP, fosfatase alcalina, gama-GT, amilase, proteína total e frações, colesterol total e frações, triglicérides. • Sorologias para citomegalovírus, toxoplasmose, EBV; hepatites A, B e C, HIV, HTLV I/II, sífilis e doença de Chagas. • Tipagem sanguínea. • Painel imunológico (após inclusão em lista).
Exame de escarro	• Bacterioscópico, cultura geral, pesquisa e cultura de BAAR, pesquisa e cultura de fungos.
Exames de urina	• Urina I, urocultura, urina de 24 horas (*clearance* da creatinina).

(continua)

QUADRO 1 Exames complementares na avaliação para transplante pulmonar (*continuação*)

Avaliação cardiológica	• Eletrocardiograma. • Ecocardiograma. • Cintilografia miocárdica (quando indicado). • Cateterismo cardíaco direito e coronariografia (pacientes > 40 anos). • Pacientes com hipertensão arterial pulmonar idiopática e colagenoses: cateterismo cardíaco direito (independentemente da idade). • Pacientes com esclerodermia: Holter de 24 horas e ressonância magnética cardíaca.

Ressalta-se, ainda, a importância da avaliação multiprofissional (enfermagem, nutrição, serviço social, psicologia e fisioterapia) dos candidatos a transplante pulmonar, o que possibilita uma avaliação integral do receptor, objetivando melhor desfecho.

Tratamento

A indicação e o encaminhamento precoce para um centro transplantador são etapas importantes que proporcionam atingir melhores resultados. Após a avaliação multidisciplinar dos candidatos a transplante pulmonar, apenas o paciente com ausência de contraindicações deve ser incluído em fila de transplante (Quadro 2).

O transplante pulmonar bilateral tem se tornado o tratamento de escolha para candidatos com doenças pulmonares terminais. Já os transplantes unilaterais são reservados a receptores de risco elevado para desfechos desfavoráveis e com doenças não supurativas. Nestes, habitualmente, transplantes unilaterais à esquerda são realizados em doenças fibrosantes, e transplantes unilaterais à direita, em doenças enfisematosas.

QUADRO 2 Contraindicações absolutas ao transplante pulmonar

• Ausência de desejo ou aceite para o transplante pulmonar.
• Doença maligna com alto risco de recorrência ou óbito por câncer.
• Taxa de filtração glomerular < 40 mL/min/1,73 m^2 (exceto se considerado para transplante de múltiplos órgãos).
• Síndrome coronariana ou infarto miocárdico nos últimos 30 dias (exceto se isquemia por demanda).
• Acidente vascular encefálico nos últimos 30 dias.
• Cirrose hepática com hipertensão portal ou disfunção hepática grave (exceto se considerado para transplante de múltiplos órgãos).
• Falência hepática aguda.
• Falência renal aguda com elevação de creatinina ou insuficiência dialítica com baixa probabilidade de recuperação.
• Choque séptico.
• Infecção ativa extrapulmonar ou disseminada.
• Infecção ativa por tuberculose.
• Infecção por HIV com carga viral detectável.
• Status funcional limitado com baixo potencial para reabilitação após o transplante.
• Deficiência cognitiva progressiva.
• Episódios repetidos de má adesão aos tratamentos prévios.
• Dependência química ou uso atual de substâncias (incluindo tabaco, *vaping*, maconha e drogas intravenosas).
• Outras condições médicas graves que limitem a expectativa de vida após o transplante.

Fonte: adaptada de Leard et al., 2021.

Técnica cirúrgica

Quando o órgão é considerado viável para transplante após a avaliação *in loco* pela equipe de captação, o receptor é encaminhado para a sala de operações e preparado conforme o protocolo institucional.

1. Acesso: para transplantes unilaterais, a toracotomia posterolateral é a via de acesso mais utilizada. Para os transplantes bilaterais, a bitoracotomia transesternal transversa anterolateral na altura do 4º ou 5º espaço intercostal, conhecida como incisão tipo *clamshell*, é a via de acesso de escolha na maioria dos casos, pois permite a ampla exposição das estruturas e seu acesso adequado (Figura 1).
2. ECLS (*extracorporeal life support*): pode ser necessário o uso de suporte de vida extracorpóreo para a realização do transplante pulmonar. Alguns pacientes podem ser colocados em suporte de ECMO (*extracorporeal membrane oxygenation* – oxigenação por membrana extracorpórea) pré-transplante, seja em modalidade venovenosa ou venoarterial. Esse tipo de suporte pré-operatório é conhecido como "ponte para transplante" e habitualmente é mantido no intraoperatório. Quando não há suporte pré-transplante, em alguns casos, no intraoperatório pode ser necessário ECLS, seja por motivo hemodinâmico, ventilatório ou uma combinação de ambos. Tal suporte, habitualmente, é feito sob a forma de ECMO venoarterial central ou circulação extracorpórea (CEC).

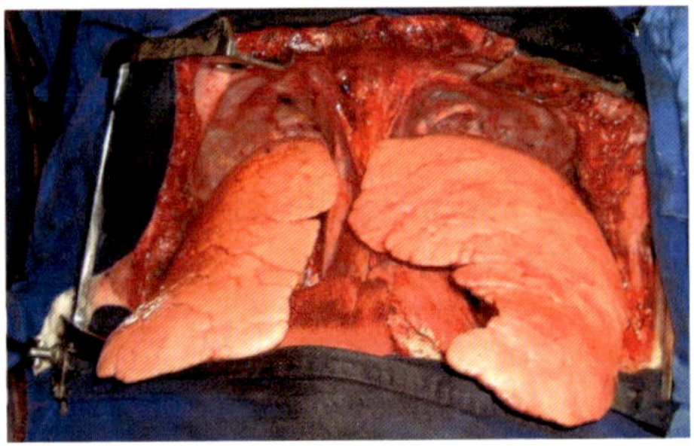

FIGURA 1 Acesso à cavidade torácica por meio de incisão tipo *clamshell*.

3. Pneumonectomia: após a liberação de eventuais aderências pleuropulmonares, devem-se expor as estruturas hilares pulmonares sob dissecção cuidadosa e identificar as seguintes estruturas: artéria pulmonar, veias pulmonares e brônquio principal. Quando o transplante bilateral for o procedimento de escolha, inicia-se pelo lado de menor perfusão. Após a identificação e o isolamento das estruturas, procede-se com a ligadura dupla ou grampeamento das estruturas vasculares e com a secção do brônquio principal. Esse momento é aproveitado para a coleta de secreção brônquica e encaminhamento de material do receptor para análise e culturas. O pulmão nativo é retirado da cavidade torácica e encaminhado para análise anatomopatológica.
4. Preparo do hilo: após a pneumonectomia unilateral, devem-se preparar os cotos para o implante. Nesse momento, é necessária a revisão de hemostasia sobretudo em relação às artérias brônquicas, com eventual clipagem delas. Os cotos vasculares são dissecados e liberados dos tecidos mediastinais circunjacentes, objetivando facilitar a visualização e mobilização para o implante.
5. Preparo do enxerto (*back table*): simultaneamente à pneumonectomia, ocorre a dissecção do enxerto e preparo para o implante, com a retirada de tecidos excedentes e coleta de secreção brônquica do doador. Quando preparado, o enxerto é levado para a mesa cirúrgica e posicionado dentro da cavidade torácica (Figura 2).

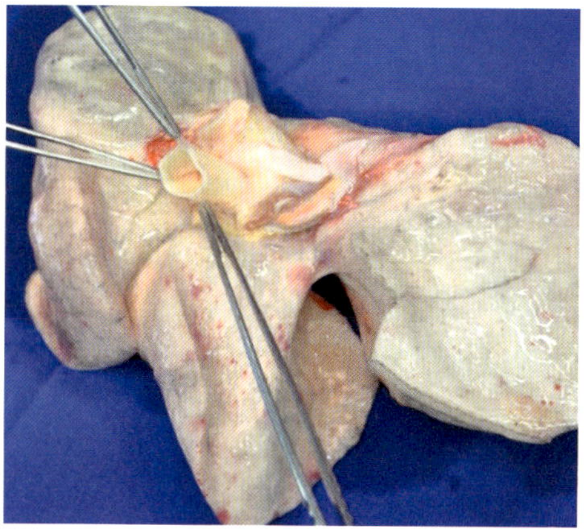

FIGURA 2 Preparo do enxerto.

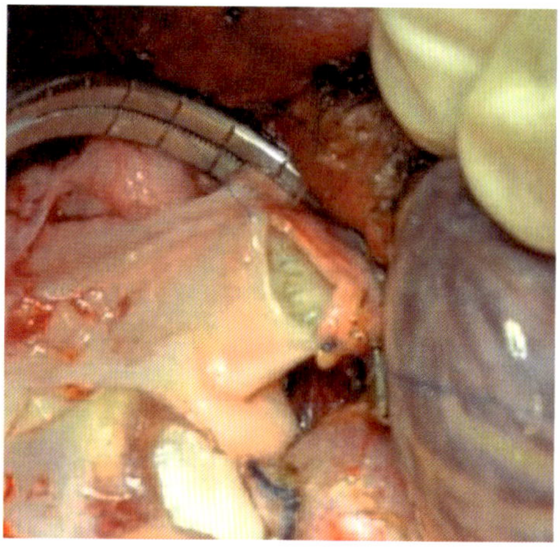

FIGURA 3 Anastomose da artéria pulmonar.

6. Anastomose brônquica: após o posicionamento adequado do enxerto, iniciam-se as anastomoses pelo brônquio principal. A sutura habitualmente ocorre de forma contínua (chuleio simples) na parede membranácea, possivelmente de modo contínuo ou com pontos simples separados na parede cartilaginosa, feitas com fio monofilamentar de polipropileno 3.0 ou 4.0 ou com fio polidioxanona (PDS) 3.0 ou 4.0. Pode ser necessário realizar ajuste de eventual discrepância entre as dimensões dos cotos brônquicos do doador e do receptor, levando à telescopagem. Quando finalizada, podem ser realizadas a checagem da aerostasia e a confecção de *patch* vascularizado com estruturas mediastinais sob a anastomose brônquica.
7. Anastomose arterial: após a colocação de clampe vascular pequeno no coto do receptor, ocorre a abertura do coto e anastomose com sutura contínua de fio monofilamentar de polipropileno 5.0 (Figura 3).
8. Anastomose atrial: colocação de clampe vascular de exclusão lateral de aorta no coto na altura do átrio esquerdo, prosseguindo com a abertura dos cotos venosos e conversão em *cuff* atrial único. A anastomose atrial é confeccionada com sutura vascular contínua de eversão (Blalock) na parede posterior e sutura contínua simples na parede anterior, realizadas com fio monofilamentar de polipropileno 4.0. A parede anterior não deve ter a sutura finalizada nesse momento, possibilitando a saída de ar durante a reperfusão (Figura 4).
9. Reperfusão: após o término das anastomoses, prossegue-se com a ventilação manual lenta e gradativa do pulmão enxertado e a abertura gradual do clampe

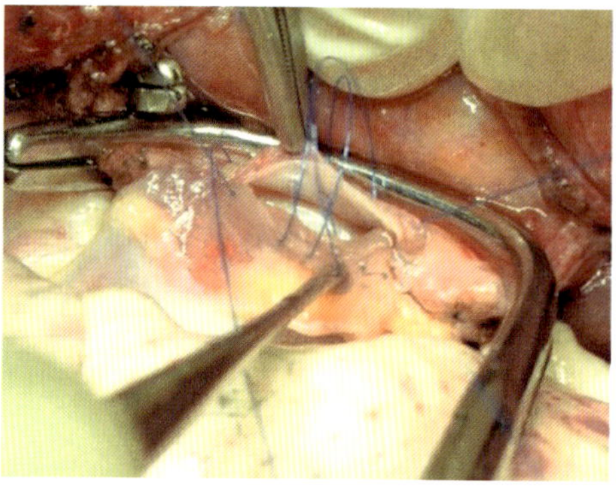

FIGURA 4 Anastomose atrial.

da artéria pulmonar, permitindo a saída de ar, solução de preservação e sangue através da abertura deixada na anastomose atrial. Tal manobra é essencial para minimizar o risco de embolia aérea no receptor, e o sangue é prontamente recuperado com o auxílio da aspiração para o sistema Cell Saver®. Depois dessa etapa, ocorrem a abertura rápida do clampe atrial e o fechamento da sutura da anastomose atrial. Seguidamente à retirada de todos os *clamps*, é realizada a revisão de hemostasia.

Após o término do implante, procede-se com os mesmos passos para o segundo lado, quando o procedimento escolhido é o transplante bilateral. Salienta-se que, em alguns casos, pode ser necessário manter ECLS no pós-operatório, mantido como suporte ECMO. Após o término e a estabilização permissiva do paciente, prossegue-se com a drenagem da cavidade com drenos pleurais 28-32 Fr e o fechamento do intercosto, esterno, planos musculares, subcutâneo e pele.

Desfechos e complicações

Do ponto de vista fisiopatológico, o transplante de pulmão resulta em várias alterações anatômicas e fisiológicas. A perda da circulação brônquica no enxerto após a cirurgia pode levar a complicações como isquemia das vias aéreas, necrose, deiscência anastomótica, disfunção mucociliar e estenose brônquica. Além disso, a perda da drenagem linfática pode resultar em edema pulmonar e derrame pleural precoce, enquanto a perda de inervação afeta o controle da respiração e os reflexos protetores pulmonares.

O tratamento pós-transplante envolve o manejo de complicações agudas e crônicas. A disfunção primária do enxerto, infecções e a síndrome de bronquiolite obliterante são complicações comuns que limitam a sobrevida do receptor. A disfunção crônica do enxerto pulmonar é uma das principais causas de mortalidade em longo prazo e pode se manifestar como síndrome de bronquiolite obliterante ou síndrome de enxerto restritivo. O manejo dessas complicações requer uma abordagem multidisciplinar e o uso de imunossupressores para prevenir a rejeição do enxerto.

CIRURGIA REDUTORA DE VOLUME PULMONAR PARA ENFISEMA PULMONAR

Conceito

O objetivo da cirurgia redutora de volume pulmonar (CRVP) é aliviar sintomaticamente a dispneia e melhorar a capacidade de exercício de pacientes com enfisema pulmonar difuso e hiperinsuflados, mediante ressecção de 20% a 30% de parênquima pulmonar, principalmente suas porções mais comprometidas, localizadas, em geral, nos lobos superiores. Os pacientes devem ser operados após um curso de reabilitação pulmonar prévia, abordando-se ambos os pulmões no mesmo ato, ou em casos selecionados e utilizada a técnica unilateral. Com relação às técnicas cirúrgicas, foi abandonada a cirurgia aberta; somente são utilizadas as técnicas minimamente invasivas, como videotoracoscopia e abordagem robótica.

Fisiopatologia

Aspectos clínicos do enfisema e impacto da hiperinsuflação

O enfisema, caracterizado por destruição irreversível do tecido alveolar, leva à formação de espaços aéreos anormais e hiperinsuflação pulmonar. Essa condição interfere na mobilidade diafragmática, que perde eficiência em razão da expansão contínua dos pulmões, além de comprometer o retorno venoso e a oxigenação. Pacientes com enfisema avançado apresentam:

- Dispneia progressiva, inicialmente aos esforços e, em casos avançados, mesmo em repouso.
- Redução da capacidade de exercício e dependência de oxigenoterapia domiciliar.
- Piora na qualidade de vida e aumento do risco de exacerbações agudas, frequentemente fatais.

A hiperinsuflação é um alvo central da CRVP. Estudos demonstram que a redução do volume pulmonar pode aliviar a pressão sobre o diafragma e a parede torácica, permitindo uma respiração mais eficiente e aliviando a sensação de dispneia, aprimorando a capacidade de exercício físico com melhora na qualidade de vida. Em casos selecionados, a CRVP serve como ponte para a realização do transplante pulmonar.

Seleção de pacientes para a CRVP

A seleção rigorosa de pacientes é fundamental para o sucesso da CRVP. Os principais critérios incluem:

- Enfisema predominante nos lobos superiores, confirmado por tomografia computadorizada de alta resolução e cintilografia perfusional e inalatória.
- Hiperinsuflação significativa, evidenciada por aumento do volume residual (> 150% do previsto).
- Capacidade funcional moderada, com volume expiratório forçado no primeiro segundo (VEF_1) entre 25% e 45% do previsto.
- Ausência de comorbidades graves que possam aumentar o risco cirúrgico, como hipertensão pulmonar grave ou insuficiência cardíaca avançada.

Pacientes com enfisema difuso ou níveis muito baixos de VEF_1 (< 20%) são geralmente excluídos, pelo alto risco de complicações, e comumente podem ser avaliados por um grupo de transplante pulmonar.

Tratamento

Abordagens cirúrgicas na CRVP

A CRVP pode ser feita por técnicas tradicionais, como esternotomia mediana e toracotomia, ou por métodos minimamente invasivos, como videotoracoscopia (VATS) e cirurgia robótica (RATS). Atualmente, em nosso serviço, são escolhidas as técnicas minimamente invasivas.

- VATS: método minimamente invasivo, que utiliza pequenas incisões e uma câmera para guiar o procedimento, oferecendo menor trauma cirúrgico e recuperação mais rápida.
- RATS: técnica que utiliza braços robóticos para maior precisão, especialmente em casos complexos. Essa abordagem reduz complicações e melhora a recuperação pós-operatória.

Comparação entre cirurgia unilateral e bilateral

A CRVP pode ser realizada unilateralmente (um pulmão por vez) ou bilateralmente (os dois pulmões na mesma cirurgia). Estudos como o National Emphysema Treatment Trial (NETT) mostraram que:

- A cirurgia bilateral proporciona maiores ganhos em função pulmonar e qualidade de vida.
- A cirurgia unilateral está associada a menor risco de complicações e é preferida em pacientes de alto risco.
- Pode-se realizar a forma unilateral de maneira sequencial, evitando as complicações e realizando o segundo lado em melhores condições clínicas.

A escolha deve ser feita com base na condição clínica do paciente e riscos associados a cada abordagem.

Resultados

Benefícios da CRVP

Estudos demonstram que a CRVP pode melhorar significativamente a qualidade de vida dos pacientes selecionados:

- Aumento do VEF_1 em até 30% no primeiro ano.
- Redução da dispneia, medida por escalas como o St. George's Respiratory Questionnaire (SGRQ).
- Melhora na capacidade funcional e aumento da sobrevida em casos de enfisema predominante nos lobos superiores.

Estes benefícios são mais evidentes em pacientes bem selecionados, com suporte adequado no pré e no pós-operatório.

Riscos e complicações

A CRVP não é isenta de riscos. As complicações mais comuns incluem:

- Escapes aéreos prolongados, afetando até 50% dos pacientes.
- Infecções, como pneumonia ou infecção na ferida cirúrgica.
- Insuficiência respiratória, necessitando de ventilação mecânica prolongada.

Embora a taxa de mortalidade perioperatória seja baixa em centros especializados, o risco aumenta em pacientes com condições de saúde comprometidas.

Alternativas e terapias emergentes

- Redução de volume pulmonar por broncoscopia (RVPB): procedimento minimamente invasivo para colapsar áreas hiperinsufladas.
- Transplante pulmonar: indicado para casos terminais de enfisema, especialmente em pacientes jovens.

O avanço contínuo em terapias minimamente invasivas amplia as opções de tratamento para o enfisema.

TROMBOENDARTERECTOMIA PULMONAR

Conceito

A hipertensão pulmonar tromboembólica crônica (HPTEC) é definida como pressão de artéria pulmonar média > 25 mmHg, produzida por trombos crônicos que obstruem o fluxo sanguíneo. Essa é a única hipertensão pulmonar potencialmente curável com tratamento cirúrgico. Durante a sua evolução, o trombo se transforma em um tecido organizado, aderente à parede arterial, reduzindo o leito arterial, aumentando a resistência vascular pulmonar, aumentando a pressão da artéria pulmonar e levando a falência da função ventricular direita. A hipertensão pulmonar foi classificada em 5 grupos – os grupos 1, 3, 4 e 5 compreendem a hipertensão pulmonar pré-capilar, enquanto a hipertensão pulmonar pós-capilar compreende o grupo 2, que contempla a hipertensão venosa pulmonar decorrente da insuficiência cardíaca esquerda. A HPTEC faz parte do grupo 4 da classificação da hipertensão pulmonar. Esse novo critério foi incluído nas diretrizes da European Society of Cardiology/European Respiratory Society em 2022, em que a hipertensão pulmonar média passou de ≥ 20 mmHg para ≥ 25 mmHg.

Fisiopatologia

Por um lado, a manifestação inicial da HPTEC é uma embolia pulmonar aguda, que progride para uma hipertensão pulmonar com magnitude maior que a observada na fase aguda. Por outro lado, muitos desses pacientes não apresentam os sintomas de hipertensão pulmonar. A HPTEC pode se desenvolver vários meses ou anos depois de uma embolia pulmonar aguda e em alguns casos pode ser silenciosa – apesar da anticoagulação contínua e na falta de novos sintomas ou novos eventos agudos.

Após uma embolia pulmonar aguda, a HPTEC ocorrerá como consequência de eventos secundários dentro dos vasos pulmonares. Uma vez que a embolia pulmonar aguda não é resolvida, ocorrerão organização e fibrose do trombo, levando a obstrução vascular pulmonar e aumento da pressão pulmonar. A vasculatura pulmonar expressa grandes quantidades de plasminas e a fibrinólise que pode ser anormal em pacientes que desenvolvem HPTEC, contribuindo para a recanalização incompleta dos vasos arteriais pulmonares. A hipertensão pulmonar persistente causa hipertrofia da camada média e hiperplasia da camada íntima da artéria pulmonar, levando ao estreitamento do lúmen vascular, aumentando ainda mais a resistência vascular. A trombose microvascular ocorre em locais em que há ruptura da íntima. As vias metabólicas da prostaciclina são interrompidas em pacientes com hipertensão pulmonar crônica, resultando em vasoconstrição pulmonar, hipercoagulabilidade e hipertrofia do músculo liso.

Quadro clínico

Os sintomas e sinais mais comuns que os pacientes relatam são dispneia aos esforços, tolerância diminuída aos exercícios e fadiga, sendo uma sintomatologia comum para várias outras doenças cardiovasculares. Não há nenhum conjunto de sinais e sintomas de HPTEC, o que dificulta e torna um desafio o diagnóstico precoce da doença. Os pacientes que são diagnosticados com embolia pulmonar aguda, mas mostram sinais de cronificação que pioram a dispneia progressivamente, devem ser explorados para HPTEC.

Exames complementares

Na suspeita diagnóstica de HPTEC, é necessário avaliação com cintilografia pulmonar de ventilação e perfusão que mostrará falhas segmentares de perfusão, e a ecocardiografia transtorácica mostrará dilatação das câmaras cardíacas direitas, insuficiência da valva tricúspide e pressão sistólica da artéria pulmonar (PSAP) estimada elevada. Após essa triagem inicial, é necessário fazer exames confirmatórios, como cateterismo cardíaco direito com medidas hemodinâmicas e métodos de imagem, entre os quais arteriografia pulmonar, angiotomografia dos vasos pulmonares e ressonância magnética. Esses métodos ajudam no diagnóstico de HPTEC e no diagnóstico diferencial.

- Cintilografia pulmonar: a cintilografia de ventilação e perfusão é o método de imagem de escolha para exclusão de HPTEC. Uma varredura cintilográfica normal exclui efetivamente a HPTEC, com sensibilidade de 90-100% e especificidade de 94-100%. O achado cardinal em embolia pulmonar é o de ventilação preservada e ausência de perfusão dentro de um segmento pulmonar.
- Angiografia pulmonar por subtração digital (APSD): ainda é considerada o padrão-ouro para a avaliação de vasos pulmonares. No entanto, deve ser enfatizado que uma vantagem suprema da APSD é a capacidade de medir a hemodinâmica arterial pulmonar durante o cateterismo cardíaco direito.
- Cateterização direita para avaliação hemodinâmica: fundamental para confirmar o diagnóstico HPTEC, em que é obrigatório. O cateterismo cardíaco direito é feito com medidas hemodinâmicas como PSAP, PDAP (pressão diastólica da artéria pulmonar), PAPm (pressão arterial pulmonar média), RVP (resistência vascular pulmonar), índice cardíaco, débito cardíaco e PoAP (pressão de oclusão da artéria pulmonar). A medida da PoAP é necessária para excluir a hipertensão pulmonar pós-capilar resultante das outras comorbidades. São as principais medidas hemodinâmicas necessárias para avaliar os casos no pré-operatório de tromboendarterectomia pulmonar.
- Ecocardiografia: para os pacientes com história clínica sugestiva de hipertensão pulmonar ou HPTEC, ou em investigação de dispneia de origem incerta, as diretrizes atuais recomendam a ecocardiografia como o primeiro passo diagnóstico. Ela pode avaliar indiretamente a pressão arterial pulmonar, demonstrar outras evidências de hipertensão e avaliar a função ventricular direita.
- Angiotomografia dos vasos pulmonares: permite uma rápida e alta qualidade de imagens que fornece resolução espacial e temporal da vasculatura pulmonar e do parênquima pulmonar. A grande vantagem é a visualização direta dos trombos crônicos, fornecendo uma projeção vascular de localização e extensão anatômica dos trombos, importante no planejamento cirúrgico da tromboendarterectomia pulmonar. As características intravasculares incluem defeitos de enchimento excêntrico laminado pela aderência do trombo à parede do vaso, teias/fendas/bandas na artéria pulmonar, oclusões totais crônicas e trombo calcificado. A atenuação em mosaico do parênquima pulmonar é comumente encontrada na HPTEC. A atenuação heterogênea do parênquima pulmonar ilustra o pulmão hipoperfundido em razão de obstrução vascular em áreas de atenuação diminuída e perfusão normal/aumentada em áreas de atenuação normal/aumentada.

Tratamento

Os pacientes com diagnóstico de HPTEC devem ter cintilografia pulmonar V/Q, arteriografia pulmonar de subtração digital, angiotomografia de tórax e medidas hemodinâmicas feitas pelo cateter de Swan-Ganz que vão ajudar na avaliação da operabilidade. Essa discussão é multidisciplinar com cirurgiões cardiotorácicos, médicos pneumologistas, cardiologistas, radiologistas torácicos, anestesiologistas e intensivistas.

Pacientes candidatos à cirurgia são pacientes com doença tipo I e II, bem como tipo III apropriado, com material tromboembólico visível que se correlaciona com seu comprometimento hemodinâmico. PVR pré-operatória maior que 1.000 dyn·s/cm^5, embora seja um fator de risco, também identifica pacientes com mais a ganhar com a intervenção cirúrgica. PVR elevada não é uma contraindicação para TEP por si só e deve ser caracterizada ainda mais usando traçados de cunha pulmonar para identificar a distribuição predominante da doença subjacente.

A técnica-padrão utilizada na maioria dos centros foi desenvolvida na Universidade da Califórnia em San Diego, Estados Unidos, o centro que tem a maior experiência mundial. O objetivo é retirar todo o material tromboembólico organizado e tecido fibroso dos vasos arteriais pulmonares, com redução concomitante da resistência vascular pulmonar e queda da pressão arterial pulmonar, melhorando a hemodinâmica do ventrículo direito e tendo como consequência o alívio dos sintomas.

Sequência da técnica cirúrgica da tromboendarterectomia pulmonar:

1. Esternotomia mediana.
2. Instituído a CEC com canulação da aorta ascendente e das veias cavas superior e inferior, drenagem das cavidades cardíacas.
3. Esfriamento após a instituição de CEC para proteger os órgãos vitais dos períodos de isquemia; de forma gradual o resfriamento até 18 °C durante um período de 60-70 minutos para garantir um esfriamento uniforme.
4. Para garantir um campo totalmente sem sangue dentro da circulação pulmonar, há a necessidade de hipotermia profunda e com parada circulatória total.
5. Arteriotomia pulmonar direita com dissecção do trombo crônico direto; plano de endarterectomia deve ser cuidadosamente identificado de modo a não ser profundo, com o risco de perfuração, ou raso, o que pode resultar em dissecção incompleta.
6. A parada circulatória total é feita em hipotérmica profunda, que é iniciada quando o sangue impede a visualização do plano de dissecção. Esse procedimento pode ser mantido por um período máximo de 20 minutos por vez. Lembrando que são necessários protocolos de neuroproteção com toda a monitorização. Os períodos de parada circulatória total são alternados com períodos de reperfusão de 10 minutos.
7. Após a conclusão do lado direito, o paciente é reperfundido com fechamento da artéria pulmonar direita.
8. O procedimento é repetido do lado esquerdo. Após o término da dissecção do trombo do lado esquerdo, faz-se o fechamento da arteriotomia esquerda.
9. Aquecimento do paciente de forma controlada, progressiva e homogênea, por um período de 70-80 minutos, evitando as complicações neurológicas.

Os resultados do procedimento de tromboendarterectomia pulmonar para tratar os pacientes com hipertensão pulmonar tromboembólica crônica nos centros experientes melhoraram significativamente nas últimas décadas. A mortalidade pós-operatória dos procedimentos é de 2% nos centros que possuem equipes dedicadas e com rotinas multidisciplinares. Os pacientes com HPTEC submetidos à tromboendarterectomia pulmonar estão associados à grande melhora clínica e fisiológica – após a recuperação do perioperatório, a maioria retorna para classes funcionais I e II. A sobrevida dos pacientes com HPTEC submetidos à tromboendarterectomia pulmonar em 5 anos é superior a 90%, a maioria com uso de anticoagulante somente por via oral.

PONTOS DE DESTAQUE

- As pneumopatias avançadas representam um grupo heterógeno de doenças que têm em comum pacientes graves e complexos.
- O transplante pulmonar representa terapêutica viável e adequada para diversas condições pulmonares terminais, como enfisema, doenças intersticiais, bronquiectasias, hipertensão pulmonar, entre outras.
- A cirurgia redutora do volume pulmonar é uma opção para pacientes enfisematosos sintomáticos e pode determinar melhora expressiva na qualidade de vida de casos selecionados.
- A tromboendarterectomia pulmonar é o tratamento cirúrgico para hipertensão pulmonar tromboembólica crônica de pacientes com doença tipos I e II, bem como tipo III apropriado com material tromboembólico visível.
- Todos esses tratamentos cirúrgicos demandam grande estrutura hospitalar e equipe multidisciplinar capacitada pela complexidade inerente dos casos.

LEITURA RECOMENDADA

1. Brantigan OC, Mueller E, Kress MB. The history of surgical procedures for emphysema. Am Rev Respir Dis. 1959;80:194-202.
2. Cooper JD. The history of surgical procedures for emphysema. Ann Thorac Surg. 1997;63(2):312-9.
3. Fishman AP. The natural history, pathogenesis, evaluation, and treatment of emphysema: report of the National Emphysema Treatment Trial research group: message from the chair of the NETT Steering Committee. Foreword. Proc Am Thorac Soc. 2008;5(4):379.
4. Gallardo-Vara E, Ntokou A, Dave JM, Jovin DG, Saddouk FZ, Greif DM. Vascular pathobiology of pulmonary hypertension. J Heart Lung Transplant. 2023;42(5):544-52.
5. Humbert M, Kovacs G, Hoeper MM, Badagliacca R, Berger RMF, Brida M, et al. 2022 ESC/ERS Guidelines for the diagnosis and treatment of pulmonary hypertension. Eur Respir J. 2023;61(1):2200879.
6. Inácio Cazeiro D, Azaredo Raposo M, Guimarães T, Lousada N, Jenkins D, R Inácio J, et al. Chronic thromboembolic pulmonary hypertension: a comprehensive review of pathogenesis, diagnosis, and treatment strategies. Rev Port Cardiol. 2024:S0870-2551(24)00187.
7. Jenkins DP, Martinez G, Salaunkey K, Reddy SA, Pepke-Zaba J. Perioperative management in pulmonary endarterectomy. Semin Respir Crit Care Med. 2023;44(6):851-65.
8. Lang IM, Campean IA, Sadushi-Kolici R, Badr-Eslam R, Gerges C, Skoro-Sajer N. Chronic thromboembolic disease and chronic thromboembolic pulmonary hypertension. Clin Chest Med. 2021;42(1):81-90.
9. Leard LE, Holm AM, Valapour M, Glanville AR, Attawar S, Aversa M, et al. Consensus document for the selection of lung transplant candidates: an update from the International Society for Heart and Lung Transplantation. J Heart Lung Transplant. 2021;40(11):1349-79.
10. Madani MM, Wiedenroth CB, Jenkins DP, Fadel E, de Perrot M. Pulmonary thromboendarterectomy: the potentially curative treatment of choice for chronic thromboembolic pulmonary hypertension. Ann Thorac Surg. 2024:S0003-4975(24)00763-X.
11. Mohanka M, Banga A. Alterations in pulmonary physiology with lung transplantation. Compr Physiol. 2023;13(1):4269-93.
12. Moore J, Altschul E, Remy-Jardin M, Raoof S. Chronic thromboembolic pulmonary hypertension: clinical and imaging evaluation. Clin Chest Med. 2024;45(2):405-18.
13. Pêgo-Fernandes PM, et al. Seção 16: Transplante pulmonar e cardiopulmonar. In: Atlas multimídia de

cirurgia torácica – HCFMUSP. São Paulo: Editora dos Editores; 2023. p. 493-548.

14. Ramsey SD, Sullivan SD, Kaplan RM, Wood DE, Chiang YP, Wagner JL. Economic analysis of lung volume reduction surgery as part of the National Emphysema Treatment Trial. NETT Research Group. Ann Thorac Surg. 2001;71(3):995-1002.
15. Rationale and design of the National Emphysema Treatment Trial (NETT): A prospective randomized trial of lung volume reduction surgery. J Thorac Cardiovasc Surg. 1999;118(3):518-28.
16. Rocha Júnior E, Mingarini Terra R, Guerreiro Cardoso PF, Abdalla LG, Matos Fernandes L, Pereira de Albuquerque AL, et al. Robotic lung volume reduction surgery with extracorporeal membrane oxygenation. Ann Thorac Surg. 2022;114(5):e351-e4.
17. Verleden GM, Glanville AR, Lease ED, Fisher AJ, Calabrese F, Corris PA, et al. Chronic lung allograft dysfunction: definition, diagnostic criteria, and approaches to treatment-A consensus report from the Pulmonary Council of the ISHLT. J Heart Lung Transplant. 2019;38(5):493-503.

11

Outras afecções

Alessandro Wasum Mariani
João Paulo Cassiano de Macêdo
José Ribas M. de Campos

INTRODUÇÃO

Além das doenças oncológicas e infecciosas amplamente discutidas nos capítulos prévios, a cirurgia torácica atua em outras condições diversas, que podem ter impacto mais acentuado na qualidade de vida do que no risco de morte. Uma curiosidade adicional é que essas condições apresentam ampla interseção com outras especialidades médicas, como: hiperidrose tem interface com a dermatologia; afecções diafragmáticas têm com a cirurgia geral; a síndrome do desfiladeiro torácico frequentemente é abordada em conjunto com a neurologia ou neurocirurgia. Este capítulo discute, brevemente, essas três afecções sob a perspectiva da cirurgia torácica.

HIPERIDROSE E SIMPATECTOMIA

Conceito

A hiperidrose é uma condição médica caracterizada pela produção excessiva de suor, de maneira desproporcional às necessidades fisiológicas do corpo para a regulação da temperatura. Essa sudorese excessiva pode ocorrer mesmo em situações em que o organismo não está exposto a calor, exercício ou estresse emocional, o que a diferencia do suor normal. A simpatectomia torácica videoassistida revolucionou o tratamento da hiperidrose primária desde a sua introdução, na década de 1990. Inicialmente usada para condições vasculares nos membros superiores, a técnica se consolidou com os avanços na cirurgia endoscópica torácica. Sua popularidade deve-se a baixa morbidade, recuperação rápida e eficácia terapêutica.

Fisiopatologia

A cadeia simpática torácica é composta por 10 a 12 gânglios, localizados na borda inferior das costelas superiores ou na borda superior das costelas inferiores. Esses gânglios estão envolvidos na inervação das glândulas sudoríparas écrinas, que desempenham papel crucial na termorregulação e respostas emocionais. As glândulas écrinas, distribuídas em maior densidade nas palmas das mãos, plantas dos pés, axilas e rosto, são controladas pelo sistema nervoso autônomo, utilizando acetilcolina como neurotransmissor. Essa sudorese pode ser desencadeada por estímulos térmicos, emocionais ou gustatórios. A hiperidrose primária resulta de um estímulo excessivo do sistema nervoso simpático, levando a sudorese excessiva e desproporcional às necessidades termorreguladoras.

Quadro clínico

A hiperidrose afeta cerca de 2,8% da população e frequentemente é hereditária. Embora não relacionada a fatores climáticos, o calor e a umidade agravam os sintomas. As manifestações podem ser classificadas em:

1. Hiperidrose palmar: definida como suor na palma das mãos. Em geral, surge na infância e frequentemente se agrava na adolescência. Os impactos sociais, emocionais e profissionais são significativos. Pacientes relatam dificuldades em atividades simples, como apertar as mãos, escrever e manusear objetos.
2. Hiperidrose plantar: geralmente associada à hiperidrose palmar, dificulta o uso de calçados e aumenta o risco de acidentes decorrentes de escorregamentos.
3. Hiperidrose axilar: aparece predominantemente na adolescência, causando desconforto emocional e limitações no vestuário. Pacientes evitam roupas coloridas e recorrem a métodos para ocultar o suor, como o uso de almofadas absorventes. Pode associar-se a mau odor.
4. Hiperidrose craniofacial: mais comum em adultos, é frequentemente associada ao rubor facial, amplificando o impacto psicossocial. Essa condição está relacionada à fobia social, com pacientes relatando dificuldades em interações interpessoais.

Convém ressaltar que a hiperidrose pode apresentar manifestações combinadas, e a mais comum é a combinação palmoplantar. Também há pacientes com combinações axilar e craniofacial.

Tratamento

Antes de optar pela cirurgia, modalidades não cirúrgicas também chamadas de conservadoras podem ser consideradas:

- Tratamentos tópicos: o cloreto de alumínio é eficaz para sudorese localizada, mas pode causar irritação.
- Toxina botulínica: embora seja eficaz, requer múltiplas injeções e reaplicações periódicas.
- Oxibutinina: medicação oral, amplamente utilizada, apresenta resultados variáveis entre pacientes seja em curto e longo prazo. Além disso, nem todos os pacientes toleram os efeitos colaterais.

Métodos como iontoforese e curetagem axilar são alternativas, embora com eficácia limitada.

A simpatectomia torácica bilateral é o tratamento mais eficaz para a hiperidrose primária, oferecendo taxas de sucesso > 95% (Figura 1). Tecnicamente, realiza-se a interrupção da cadeia simpática no nível específico em que se deseja o efeito. Por isso, diferentes níveis de ressecção são escolhidos, com base na área afetada:

- Palmar: T3 ou T4, com preferência pelo T4 para minimizar a hiperidrose compensatória.
- Axilar: T4 é o mais indicado, com menor taxa de recorrência.
- Craniofacial: T2, com ou sem a inclusão de outros gânglios.

Independentemente do nível a ser operado, é realizada de forma minimamente

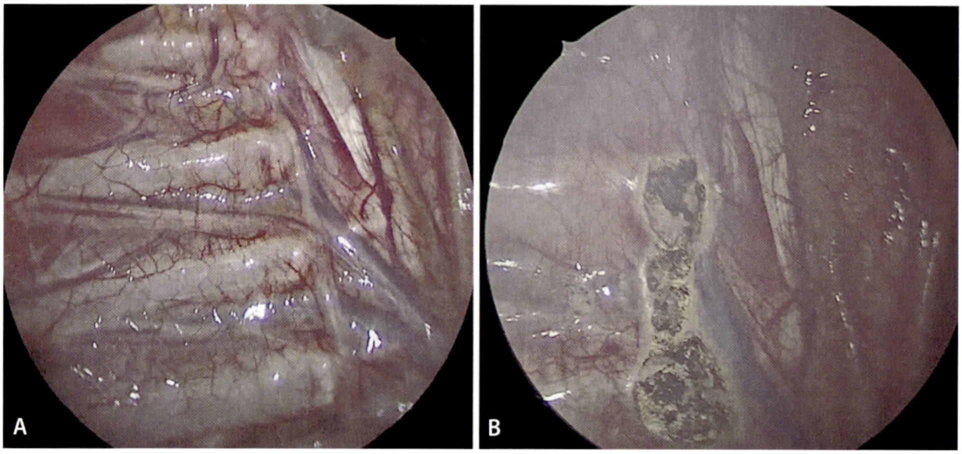

FIGURA 1 Intraoperatório de ressecção de simpatectomia por videotoracoscopia. A: Imagem intraoperatória com identificação da cadeia simpática à direita em níveis T3, T4 e T5. B: Intraoperatória ao final do procedimento demonstrando a simpatectomia por eletrocoagulação de níveis T4 e T5.

invasiva por videotoracoscopia, com anestesia geral. Mais comumente, utilizam-se dois ou um portal em cada lado do tórax. Se não houver lesão do parênquima pulmonar, não haverá necessidade de drenagem torácica, e o paciente, em geral, recebe alta no primeiro dia de pós-operatório com analgesia via oral.

A hiperidrose compensatória é o efeito adverso mais temido da simpatectomia. Essa condição ocorre quando outras áreas do corpo apresentam sudorese excessiva após a cirurgia, em decorrência da compensação das regiões denervadas. Sua incidência, em geral, é descrita ao redor de 5%, dependendo da técnica e da seleção do paciente. As áreas mais comumente afetadas incluem abdome, costas e coxas. Apesar de frequentemente tolerável, formas graves podem comprometer significativamente a qualidade de vida. Medidas preventivas, como a escolha de níveis mais baixos para ressecção e a exclusão de pacientes obesos, têm reduzido sua incidência. O tratamento farmacológico com anticolinérgicos ou toxina botulínica pode ser útil em casos selecionados.

A simpatectomia torácica representa uma solução definitiva para muitos pacientes com hiperidrose primária, especialmente aqueles que não respondem a tratamentos conservadores. A técnica, aliada à seleção criteriosa de pacientes e ao manejo adequado das complicações, continua sendo o padrão-ouro no tratamento dessa condição debilitante.

AFECÇÕES DIAFRAGMÁTICAS

Conceito

O diafragma é o principal músculo da respiração, além de ser responsável pela divisão entre as estruturas abdominais e torácicas. Por sua localização toracoabdominal, aberturas naturais são necessárias, como hiato aórtico e esofágico, além do forame da veia cava inferior. As afecções diafragmáticas podem ser congênitas ou adquiridas e correspondem às hérnias diafragmáticas, ou seja, qualquer outra abertura no diafragma além das previamente descritas, ou elevações diafragmáticas – seja por paralisia frênica, seja por eventração diafragmática verdadeira.

Fisiopatologia

Durante a inspiração profunda, o diafragma se movimenta na direção caudal, aumentando o volume da cavidade torácica e reduzindo a pressão intratorácica. Em contrapartida, durante a expiração, processo passivo, o diafragma se movimenta na direção cranial, reduzindo o volume da cavidade torácica e aumentando a pressão intratorácica, fazendo com que o ar saia dos pulmões. A ausência adquirida da movimentação fisiológica do diafragma causa graus variados de alteração na ventilação, podendo ocasionar sintomas respiratórios ou mesmo digestivos. A origem dessa alteração pode estar relacionada a paralisia frênica, que possui causas traumáticas e não traumáticas, como neoplasias e infecções virais; ou a eventração diafragmática verdadeira, alteração congênita com distúrbio nas fibras musculares diafragmáticas.

As hérnias diafragmáticas congênitas resultam de um defeito embriológico na formação do diafragma, geralmente na região posterolateral (forame de Bochdalek) ou anterior (forame de Morgagni). As hérnias diafragmáticas adquiridas decorrem de traumas ou processos degenerativos, causando ruptura ou enfraquecimento do diafragma. A perda da barreira anatômica permite a entrada de estruturas abdominais na cavidade torácica, resultando em compressão pulmonar e deslocamento mediastinal, prejudicando a ventilação e a circulação, e podem complicar agudamente com o estrangulamento de vísceras no orifício herniário, determinando urgência médica.

Quadro clínico

Os pacientes com elevação diafragmática podem ser assintomáticos em até 50% dos casos, o que não requer tratamento cirúrgico. A ausência da movimentação diafragmática eleva o músculo e comprime o lobo inferior, além de causar descompasso na ventilação/perfusão, com prejuízo na função pulmonar e podendo levar à hipoxemia. O diafragma não funcionante também pode apresentar incoordenância durante a respiração, ou seja, move-se em direção cranial durante a inspiração profunda e em direção caudal durante a expiração, o que é conhecido como movimentação paradoxal.

Hérnias diafragmáticas podem apresentar quadro clínico com base no tempo do diagnóstico (congênitas ou traumáticas, crônicas ou agudas), topografia da lesão e conteúdo herniário. Vale ressaltar que, quando congênitas e há diagnóstico no período neonatal, as hérnias podem cursar insuficiência respiratória, o que requer tratamento de urgência. Outros sintomas inespecíficos, como cansaço, intolerância alimentar, dispepsia, constipação e dor abdominal, são descritos.

Exames complementares

A radiografia de tórax, na maioria das vezes, é o primeiro exame a ser solicitado. Fisiologicamente a hemicúpula diafragmática direita é discretamente mais elevada. Opacidades assimétricas nos terços inferiores podem ser sugestivas de elevação diafragmática, bem como derrame pleural, atelectasia, massas pulmonares ou afeções subfrênicas.

A tomografia de tórax, em especial associada à reconstrução coronal e sagital, avalia a integridade do diafragma e exclui a presença de lesões cervicais e mediastinais como possíveis causas de paralisia frênica. As hérnias são mais facilmente diagnosticadas à esquerda, com especificidade em torno de 100%, tornando a ressonância magnética restrita a casos dúbios ou incertos. Mesmo que profissional-dependente, a ultrassonografia é descrita como importante ferramenta para a avaliação dinâmica diafragmática, capaz de fornecer informações quanto à mobilidade, à espessura e à movimentação paradoxal.

Tratamento

Pacientes com paralisia frênica devem ser operados apenas na presença de sintomas. A plicatura diafragmática é o procedimento de escolha e consiste em rebaixar o diafragma e mantê-lo fixo (Figura 2). Como não visa recuperar a função do músculo, o objetivo é evitar que o diafragma paralisado interfira negativamente na ventilação do pulmão ipsilateral e na função do diafragma contralateral, prevenindo o movimento paradoxal. Esse procedimento pode ser feito de maneira convencional, por toracotomia ou por vias minimamente invasivas, como videotoracoscopia ou cirurgia robótica. A literatura é clara quanto aos benefícios duradouros dessa intervenção.

As hérnias diafragmáticas devem ser operadas assim que diagnosticadas, com o objetivo de prevenir complicações, como obstruções intestinais. Cirurgiões gerais geralmente optam pela abordagem abdominal, enquanto cirurgiões torácicos preferem a abordagem torácica. Ambas as abordagens podem ser feitas de maneira convencional ou minimamente invasiva. O reparo consiste em sutura com pontos separados, sem tensão, e, quando necessário, reforço com material protético pelo tamanho do defeito.

A condição de paralisia diafragmática bilateral é, felizmente, rara, mas extremamente grave. Esses pacientes frequentemente necessitam de suporte ventilatório mecânico. Em casos selecionados de para-

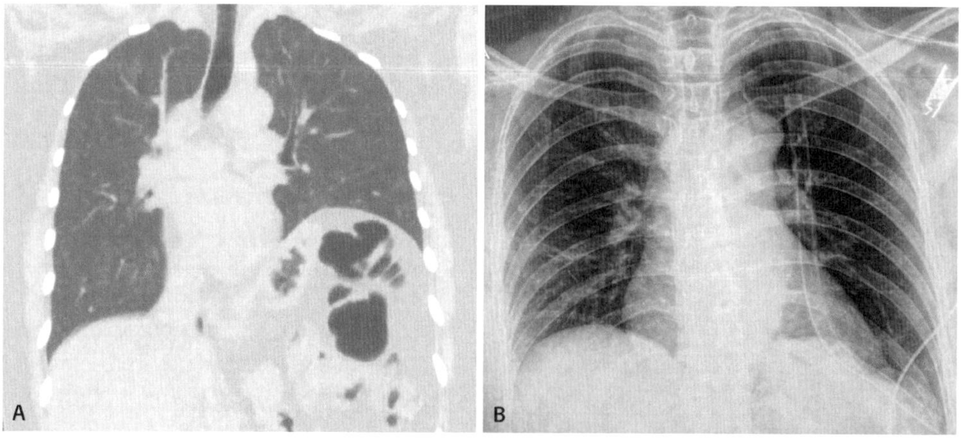

FIGURA 2 Exames de imagem pré e pós-operatórios de paciente com elevação diafragmática por paralisia frênica. A: Tomografia de tórax com reconstrução coronal compatível com paralisia frênica à esquerda. B: Radiografia de tórax do mesmo paciente em pós-operatório imediato de plicatura diafragmática.

lisia bilateral, uma opção é o implante de marca-passo diafragmático.

SÍNDROME DO DESFILADEIRO TORÁCICO E RESSECÇÃO DO PRIMEIRO ARCO COSTAL

Conceito

A síndrome do desfiladeiro torácico (SDT) resulta da compressão de estruturas neurovasculares, como o plexo braquial, a veia subclávia ou a artéria subclávia, na região entre a clavícula e a primeira costela durante sua passagem no estreito torácico superior. A ressecção do primeiro arco costal consiste em um dos tratamentos para SDT.

Fisiopatologia

As estruturas neurovasculares – plexo braquial, artéria subclávia ou veia subclávia –, ao passarem pelo desfiladeiro torácico superior, região anatômica estreita formada pela clavícula, primeira costela e músculos adjacentes (escaleno anterior e médio), podem sofrer compressão que origina o quadro clínico. A compressão pode ser causada por anomalias anatômicas (como costela cervical ou hipertrofia muscular), traumas, alterações posturais ou processos inflamatórios, levando à obstrução mecânica ou irritação das estruturas envolvidas. A fisiopatologia varia conforme a estrutura comprimida: na SDT neurogênica (a forma mais comum, em torno de 90% dos casos), ocorre irritação ou compressão das fibras nervosas do plexo braquial, gerando dor, parestesia e fraqueza muscular; já na SDT venosa e arterial (menos comum – em geral, 1% dos casos), a obstrução ou compressão dos vasos subclávios pode levar a trombose, edema, cianose ou isquemia do membro superior. O agravamento dos sintomas depende da posição e movimentação do membro superior, uma vez que determinadas posturas podem exacerbar a compressão.

Quadro clínico

Na SDT neurogênica, dor e parestesias são os principais sintomas. O movimento de abdução ou elevação do braço pode esticar ou comprimir ainda mais os nervos do plexo braquial, amplificando a dor e a perda sensorial. Na SDT venosa, a compressão mecânica da veia subclávia pode causar estase venosa e trombose, conhecida como síndrome de Paget-Schroetter, enquanto na SDT arterial o fluxo sanguíneo reduzido, em decorrência da compressão, pode resultar em isquemia e, em casos graves, formação de aneurismas ou embolias.

Exames complementares

Os exames complementares na SDT têm como objetivo confirmar o diagnóstico, identificar a estrutura comprimida (nervos, veias ou artérias) e excluir outras condições com sintomas semelhantes. Os testes de imagem, como a radiografia e tomografia de tórax, podem detectar anomalias ósseas, como costelas cervicais ou alterações na clavícula. A angiotomografia ou angiografia por ressonância magnética são úteis para avaliar compressões vasculares e alterações anatômicas no desfiladeiro. Em casos de suspeita de trombose venosa, a ultrassonografia com Doppler pode identificar estase ou obstruções no fluxo venoso. Para a SDT neurogênica, estudos de condução nervosa e eletromiografia são frequentemente utilizados para avaliar o impacto da compressão no plexo braquial. Além disso, testes provocativos durante exames físicos ou estudos de imagem em diferentes posições do braço ajudam a reproduzir os sintomas e confirmar o diagnóstico funcional. Esses exames, em conjunto, são fundamentais para determinar a causa e o tipo de SDT, orientando o tratamento.

Tratamento

O tratamento preferencial na SDT neurogênica é multimodal e conservador, utilizando medicamentos e fisioterapia. Nos casos vasculares, a preferência é pelo tratamento cirúrgico, especialmente se ocorrerem complicações, como trombose nos casos venosos ou aneurismas e isquemia nos casos arteriais. O principal tratamento cirúrgico baseia-se na descompressão pela ressecção da primeira costela (Figura 3), podendo ser associado a procedimentos combinados, como a escalenectomia (recomendada em casos neurológicos) ou a ressecção de costela cervical, se presente. A via de acesso pode ser, classicamente, supraclavicular ou transaxilar. Contudo, as vias minimamente invasivas, por videotoracoscopia ou cirurgia robótica, têm ganhado espaço em relação às abordagens clássicas, demonstrando eficácia semelhante com menor invasividade.

As complicações da ressecção da primeira costela incluem hemotórax, pneumotórax, derrame pleural e lesões vasculares ou neurológicas. Entretanto, a adoção das vias minimamente invasivas, assim como o aprimoramento da experiência em centros de excelência, tem reduzido significativamente a incidência dessas complicações. A cirurgia para SDT demonstra benefícios clínicos claros, melhorando a qualidade de vida e os sintomas em pacientes selecionados. A SDT neurogênica, apesar de ser o tipo mais prevalente, continua sendo o maior desafio diagnóstico. Pesquisas futuras devem focar na padronização dos critérios diagnósticos e no aperfeiçoamento das técnicas cirúrgicas.

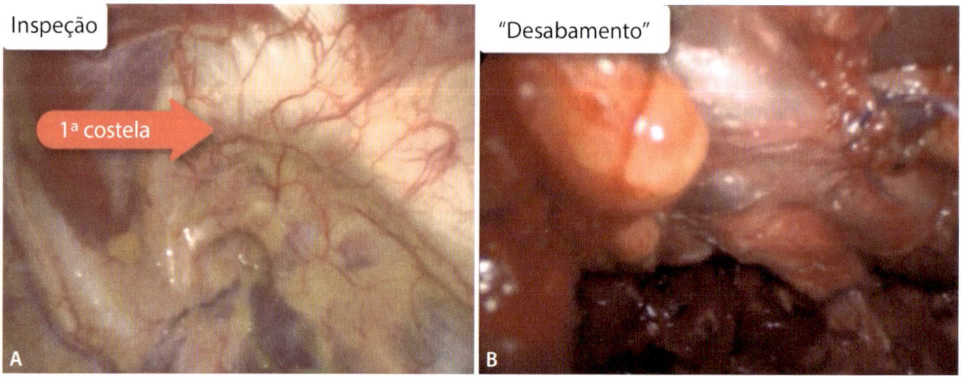

FIGURA 3 Intraoperatório de ressecção de 1º arco costal por videotoracoscopia. A: Imagem intraoperatória com identificação do 1º arco costal à direita. B: Imagem intraoperatória ao final do procedimento demonstrando o "desabamento" das estruturas do estreito torácico, veia e artéria subclávios.

PONTOS DE DESTAQUE

- A hiperidrose é uma condição com grande impacto socioemocional.
- Apesar de tratamentos conservadores, como toxina botulínica e oxibutinina, a simpatectomia torácica destaca-se como o tratamento com melhores resultados.
- A elevação diafragmática, geralmente relacionada à paralisia frênica, pode causar alterações ventilatórias ou digestivas e deve ser tratada cirurgicamente caso haja sintomas.
- As hérnias diafragmáticas, independentemente da etiologia, além de poderem originar sintomas ventilatórios e digestivos, devem ser preferencialmente corrigidas, mesmo na ausência de sintomas, em razão do risco de encarceramento.
- A síndrome do desfiladeiro torácico é uma condição heterogênea, decorrente da compressão de estruturas no estreito torácico superior.
- O tratamento cirúrgico é particularmente eficaz nas alterações vasculares e deve ser realizado de forma individualizada, especialmente em casos com manifestação neurológica "pura".

LEITURA RECOMENDADA

1. Betancourt A, Benrashid E, Gupta PC, McGinigle KL. Current concepts in clinical features and diagnosis of thoracic outlet syndrome. Semin Vasc Surg. 2024;37(1):3-11.
2. Blitz M, Louie BE. Chronic traumatic diaphragmatic hernia. Thorac Surg Clin. 2009;19(4):491-500.
3. Capodosal G, Holden D, Maloy W, Schroeder JD. Thoracic Outlet Syndrome. Curr Sports Med Rep. 2024;23(9):303-9.
4. Cerfolio RJ, De Campos JR, Bryant AS, Connery CP, Miller DL, DeCamp MM, et al. The Society of Thoracic Surgeons expert consensus for the surgical treatment of hyperhidrosis. Ann Thorac Surg. 2011;91(5):1642-8.
5. de Campos JR, da Fonseca HV, Wolosker N. Quality of life changes following surgery for hyperhidrosis. Thorac Surg Clin. 2016;26(4):435-43.
6. De Macedo JPC, Mariani AW, de Campos JRM, Ghefter MC, Pêgo-Fernandes PM. Technical adaptation of first rib resection by Vats for the thoracic outlet syndrome. JSRP. 2024;1-5.
7. Felisberto G Jr, Maria Cataneo AJ, Cristina Cataneo D. Thoracic sympathectomy for the treatment of primary axillary hyperhidrosis: systematic review and proportional meta-analysis. Ann Med. 2021;53(1):1216-26.
8. Freeman ET, Van Woerkom J, Vyverberg A, Ascioti AJ. Long-term follow-up of the functional and physiologic results of diaphragm plication in adults with unilateral diaphragm paralysis. Ann Thorac Surg. 2009;88(4):1112-7.
9. Haase DR, Shaikh HS. Anatomy of the ribs, sternum, and costal margin. J Orthop Trauma. 2024;38(12S):S1-S6.
10. Ko MA, Darling GE. Acquired paralysis of the diaphragm. Thorac Surg Clin. 2009;19(4):501-10.
11. Masarwa H, Salama N, Turk A, Abuawad M, Hawari A, Ziyadeh J, et al. Incidence and severity of compensatory hyperhidrosis following bilateral sympathectomy. Ann Vasc Surg. 2024;108:317-24.
12. McIntosh E, Tripathi RK, Ohman JW. Neurogenic thoracic outlet syndrome and controversies in diagnosis and management. Semin Vasc Surg. 2024.
13. Rizzo S, Talei Franzesi C, Cara A, Cassina EM, Libretti L, Pirondini E, et al. Diagnostic and therapeutic approach to thoracic outlet syndrome. Tomography. 2024;10(9):1365-78.
14. Schumacher L, Gilbert S. Congenital diaphragmatic hernia in the adult. Thorac Surg Clin. 2009;19(4):469-72.
15. Wolosker N, de Campos JRM, Kauffman P, da Silva MFA, Faustino CB, Tedde ML, et al. Cohort study on 20 years' experience of bilateral video-assisted thoracic sympathectomy (VATS) for hyperhidrosis tr in 2431 patients. Sao Paulo Med J. 2022;140(2):284-9.

Seção II

Técnicas

Toracocentese

Fabio Eiti Nishibe Minamoto

RESUMO

A toracocentese é uma das principais ferramentas no manejo do derrame pleural. Condição associada a diversos tipos de moléstias, consiste no acúmulo de líquido decorrente de um desbalanço entre a produção e a absorção no espaço pleural. Tal afecção pode levar a amplo espectro de manifestações clínicas, desde quadros oligossintomáticos até situações de sepse e insuficiência respiratória.

Um passo importante no manejo do derrame pleural consiste na obtenção de uma amostra de líquido para análise laboratorial, sendo a toracocentese a forma menos invasiva de obtê-la. Este capítulo discute as diversas particularidades da toracocentese, desde indicações, interpretação dos resultados, aspectos técnicos e complicações.

INTRODUÇÃO

A toracocentese é um procedimento-chave no manejo do derrame pleural. Tem potencial efeito diagnóstico e terapêutico, uma vez que no mesmo procedimento obtém-se uma amostra do líquido presente na cavidade e podem-se remover grandes volumes de líquido da pleura, permitindo o alívio dos sintomas respiratórios. É o procedimento de escolha para grande parte dos pacientes com derrame pleural de etiologia a esclarecer, por ter baixa complexidade técnica e fácil acessibilidade, além de ser um método pouco invasivo e com pequena incidência de complicações.

TORACOCENTESE DIAGNÓSTICA

Existem mais de 60 causas reconhecidas de derrame pleural, desde doenças localizadas na pleura até condições sistêmicas, disfunções orgânicas e medicações. O primeiro passo da avaliação do derrame pleural sem diagnóstico é a obtenção de uma história clínica detalhada e a realização de um exame físico completo. A punção com aspiração pleural complementa as informações obtidas por meio da análise bioquímica, citológica e microbiológica do líquido pleural. A seguir, estão relacionados os principais testes solicitados na análise do líquido pleural e sua relevância dentro dos diferentes diagnósticos (Quadro 1). Além disso, o aspecto macroscópico do derrame deve ser avaliado, pois pode ser útil para diagnóstico (Quadro 2). É recomendado

QUADRO 1 Teste solicitado do líquido pleural

Teste	Observações
DHL e proteínas totais	Devem-se colocar os mesmos testes baseando-se em amostra de sangue para aplicação dos critérios de Light
Microscopia e cultura de bactérias	
Citologia e contagem diferencial	Exame importante para a avaliação do tipo de células predominantes (neutrófilos, linfócitos)
Citologia oncótica	
pH	Enviada em seringa heparinizada (de gasometria)
Glicose	
Adenosina deaminase	Útil no diagnóstico de tuberculose pleural em casos de exsudatos de predomínio linfocítico. Pode estar aumentada em casos de infecção ou linfoma
Pesquisa de BAAR e cultura de micobactérias e fungos	Microrganismos de crescimento lento, podem levar mais de 72 horas para obter resultados positivos
Triglicerídeos e colesterol	Em derrames de aspecto leitoso, faz a distinção entre quilotórax e pseudoquilotórax
Amilase	Suspeita de pancreatite ou fistula esofágica
Hematócrito	

QUADRO 2 Característica macroscópicas do líquido pleural que podem ser úteis no diagnóstico

Aspecto	Suspeita diagnóstica
Purulento e fétido	Empiema pleural
Leitoso	Quilotórax/ pseudoquilotórax
Bilioso	Fístula biliar
Partículas de alimentos	Rotura esofágica
Hemorrágico	Hemotórax
Sero-hemorrágico	Derrame complicado/ neoplásico

que seja enviado um volume entre 25 e 50 mL do líquido obtido na punção para a análise laboratorial adequada.

Uma vez obtidos os resultados, a primeira análise a ser feita é a diferenciação entre transudato e exsudato. Para tal, empregam-se os critérios de Light – publicados em 1972, baseiam-se na diferença de concentração sérica e pleural de proteínas e desidrogenase láctica (Quadro 3). A seguir, são discutidos alguns aspectos específicos de cada um deles.

QUADRO 3 Critérios de Light

O líquido pleural é considerado exsudato em caso de um ou mais dos seguintes critérios
• Relação entre valor das proteínas pleurais e das proteínas séricas > 0,5
• Relação entre valor de DHL pleural e DHL sérico > 0,6
• Valor de DHL pleural > 2/3 do valor de referência superior normal do DHL sérico

Transudato

Caracteriza-se pela baixa concentração de proteínas e desidrogenase láctica no líquido pleural. De modo geral, reflete uma causa sistêmica para o derrame pleural, sendo comumente encontrado em paciente com insuficiência cardíaca, renal ou hepática e desnutrição. É comum que se apresentem outras alterações além do derrame pleural, como edema de membros inferiores, estase jugular, congestão pulmonar, derrame pleural bilateral, por esse motivo é preciso correlacionar os achados laboratoriais à clínica.

É importante fazer a diferenciação entre exsudato e transudato, pois, neste último, o derrame pleural é consequência de uma disfunção orgânica, não de uma doença local da pleura. Dessa forma, o manejo envolve a compensação clínica de modo que conjuntamente ocorra resolução do derrame pleural. Nessa circunstância, a toracocentese tem papel diagnóstico importante, sendo a via de acesso de escolha para obtenção de líquido pleural.

É importante ressaltar que algumas situações podem alterar as características bioquímicas do líquido pleural. Pacientes em terapia com diuréticos, comum em casos de insuficiência cardíaca congestiva, podem apresentar aumento da concentração de proteínas e DHL, levando a resultado compatível com transudato em uma condição classicamente associada a transudato. Por isso, a história clínica detalhada tem papel fundamental na interpretação dos resultados.

Exsudato

É caracterizado pela maior concentração de proteínas no líquido comparativamente com o transudato. Em geral, apresenta também maior contagem de células, refletindo o aumento da permeabilidade capilar decorrente de um processo inflamatório local.

A análise diferencial das células presentes no derrame pleural é relevante nos exsudatos para direcionar as hipóteses diagnósticas, porém nenhum padrão é específico para qualquer doença. Derrames pleurais de longa data tendem a se tornar predominantemente linfocíticos, enquanto processos agudos são associados a predomínio neutrofílico.

Entre os derrames de predomínio neutrofílico, destacam-se os parapneumônicos, os mais prevalentes, todavia podem assumir esse padrão os casos de embolia pulmonar e tuberculose aguda. Já entre os derrames linfocíticos (> 50% das células) os diagnósticos mais prováveis são neoplásicos e tuberculose pleural e devem ser as primeiras hipóteses. Outras causas incluem pleurite por artrite reumatoide, sarcoidose e insuficiência cardíaca. Além disso, derrames pleurais com contagem de eosinófilos > 10% são definidos como eosinofílicos, sendo a causa mais comum a presença de ar ou sangue na cavidade. O Quadro 4 relaciona as principais causas de transudato e exsudato. É importante citar que uma parcela dos pacientes apresenta derrame pleural sem causa definida, mesmo após investigações mais avançadas com biópsias cirúrgicas. Esses indivíduos habitualmente apresentam derrame pleural compatível com exsudato de predomínio linfocítico, situação na qual o objetivo é descartar a ocorrência de neoplasias ou tuberculose.

QUADRO 4 Principais causas de transudato e exsudato

Transudato	Exsudato
Insuficiência cardíaca congestiva	Neoplasias
Cirrose hepática	Derrame parapneumônico
Hipoalbuminemia	Tuberculose pleural
Hipotireoidismo	Embolia pulmonar
Síndrome nefrótica	Artrite reumatoide e outras pleurites autoimunes
Pericardite constritiva	Pancreatite
	Derrame pleural pós-infarto
	Infecções fúngicas
	Doença pleural induzida por drogas
	Hemotórax
	Quilotórax

Infecção pleural

É definida pela entrada e replicação de bactérias no espaço pleural, podendo ser um derrame parapneumônico complicado, ou seja, secundário a uma infecção pulmonar subjacente ou empiema no qual há detecção macroscópica de pus na cavidade pleural. A correta identificação desse quadro é crucial no tratamento da infecção, uma vez que em grande parte dos casos determina a necessidade de algum tipo de intervenção pleural adicional (drenagem intercostal, cirurgia).

Nos casos de empiema pleural, o diagnóstico é feito pelo aspecto macroscópico obtido pelo líquido purulento, porém no derrame parapneumônico complicado são usados critérios bioquímicos do próprio líquido pleural ou mesmo pela identificação de loculações ou septações nos exames de imagem. O pH do líquido pleural (≤ 7,2) tem alta especificidade e sensibilidade na detecção de pacientes com derrame complicado. Embora a dosagem de glicose (< 40) e DHL (> 1.000) tenha valor preditivo menor comparado ao pH, ela ainda é usada para definir derrames complicados. No entanto, é o conjunto de informações clínicas e radiológicas, juntamente com os resultados da análise do líquido, que vão determinar a melhor estratégia para o tratamento do quadro infeccioso.

Tuberculose pleural

O diagnóstico de tuberculose pleural por meio da toracocentese pode ser desafiador. A cultura de micobactérias tem baixa sensibilidade em razão do crescimento lento desses microrganismos e, em muitas vezes, requer biópsia para confirmação. Assim, nos casos de exsudatos de predomínio linfocítico, utiliza-se a dosagem de adenosina deaminase (ADA) para a identificação de pacientes com tuberculose pleural. Quando em níveis elevados no líquido pleural, em pacientes sob risco epidemiológico, considera-se diagnóstico presuntivo e prossegue-se com o tratamento baseado apenas nos resultados da amostra do derrame pleural.

TORACOCENTESE DE ALÍVIO

É um procedimento cujo propósito é retirar uma quantidade de líquido maior do espaço pleural, de modo a promover alívio de sintomas respiratórios e conforto. Em termos práticos, é feito no mesmo ato que a toracocentese diagnóstica, sendo parte do líquido reservada para análise. É indicado para pacientes com derrame pleural sem diagnóstico definido, sendo possível promover melhora clínica de forma pouco invasiva. Entretanto, nos casos de derrame pleural recidivante, principalmente nos indivíduos com quadro neoplásico, deve-se evitar fazer esse procedimento repetidamente para minimizar o risco de complicações, sendo considerados outros tratamentos visando controlar a recidiva, tal qual a pleurodese.

Na toracocentese de alívio, deve-se ter cuidado especial com a velocidade de drenagem do líquido e com o volume final retirado, pelo risco de edema pulmonar de reexpansão. Recomenda-se que não seja removido um volume de líquido superior a 1.500 mL no mesmo procedimento.

Aspectos técnicos

A toracocentese é um procedimento de baixa complexidade, realizado sob anestesia local. Pode ser feito à beira do leito, porém é necessário cuidado e atenção com os princípios de higiene e assepsia, para não aumentar o risco de contaminação.

Exame guiado por ultrassonografia

O uso de ultrassonografia torácica imediatamente antes da toracocentese tem sido fortemente defendido como forma de melhorar a segurança do paciente, reduzindo a frequência de complicações e aumentando a eficácia diagnóstica. É de simples treinamento e reprodutibilidade, sendo rotina em muitos serviços médicos com residentes. Consiste na localização de uma janela intercostal para realização da punção, identificando estruturas importantes da cavidade pleural como diafragma, pulmão, pericárdio, além de características relacionadas ao derrame pleural com volume de líquido, espessamento ou nodulações na pleura ou loculações (Figuras 1 e 2).

Em caso de indisponibilidade da ultrassonografia, pode-se fazer uso de outros métodos de imagem, como radiografia de tórax ou tomografia, para definir o local de punção. É importante que o local de punção seja alguns centímetros acima do nível do diafragma e em uma região com espaço seguro entre a parede torácica e o pulmão adjacente.

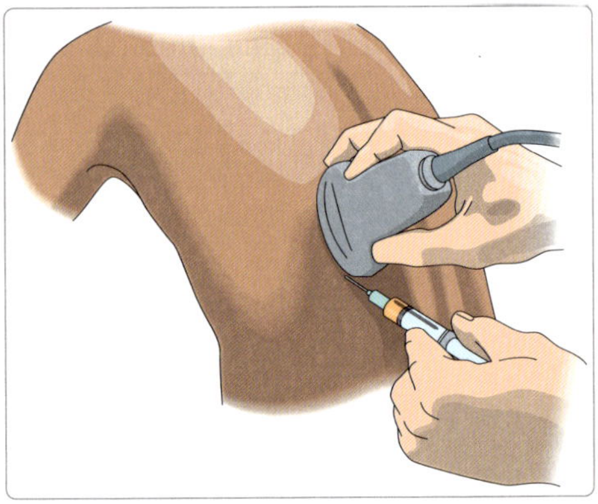

FIGURA 1 Posicionamento do paciente juntamente com o probe curvo de ultrassonografia.

Observação: idealmente o local de punção deve ser guiado por algum tipo de exame de imagem; entretanto, em casos de indisponibilidade, pode-se fazer a punção na região dorsal, alguns centímetros abaixo da ponta da escápula.

Técnica

Demarcado o local ideal de punção, segue-se com o posicionamento do pacien-

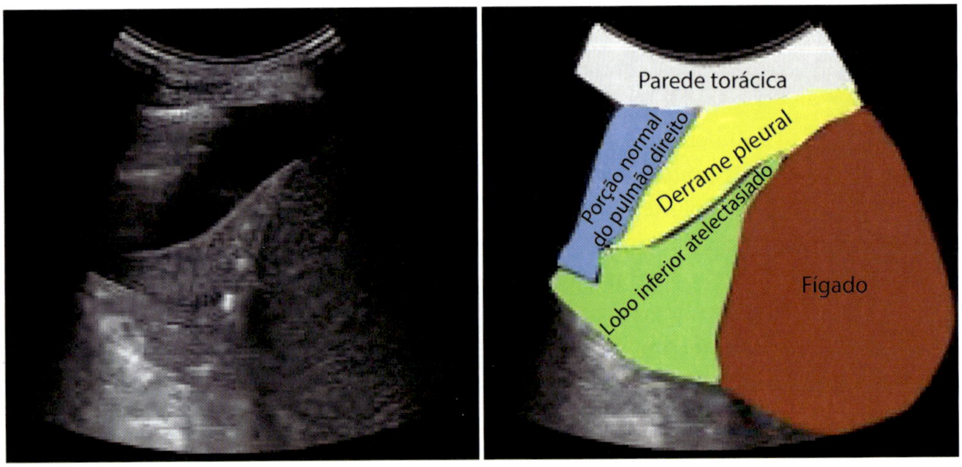

FIGURA 2 Imagem ultrassonográfica obtida no exame de ultrassonografia torácica.

te. No caso da toracocentese, preconiza-se realizar o procedimento com o paciente sentado e os membros superiores apoiados. Nessa posição, há risco menor de pneumotórax por aspiração de ar em virtude da diferença de pressão.

Inicialmente, são informados ao paciente os passos do procedimento em detalhes. Depois, é feito todo o processo de antissepsia e colocação de campos estéreis. Uma vez completamente paramentado (gorro, máscara, avental e luvas estéreis), seguem-se os seguintes passos:

1. Anestesia local da pele e tecido subcutâneo com lidocaína a 2% no local previamente demarcado.
2. Punção com Jelco 14 com seringa conectada, aspirando manualmente, próximo à borda superior da costela, para evitar o feixe vascular (Figura 3).
3. Com a coleta de líquido pleural na seringa, progredir apenas o cateter, retirando a agulha conectada à seringa.
4. Fechamento do orifício externo do cateter com o dedo imediatamente, evitando a entrada de ar no espaço pleural

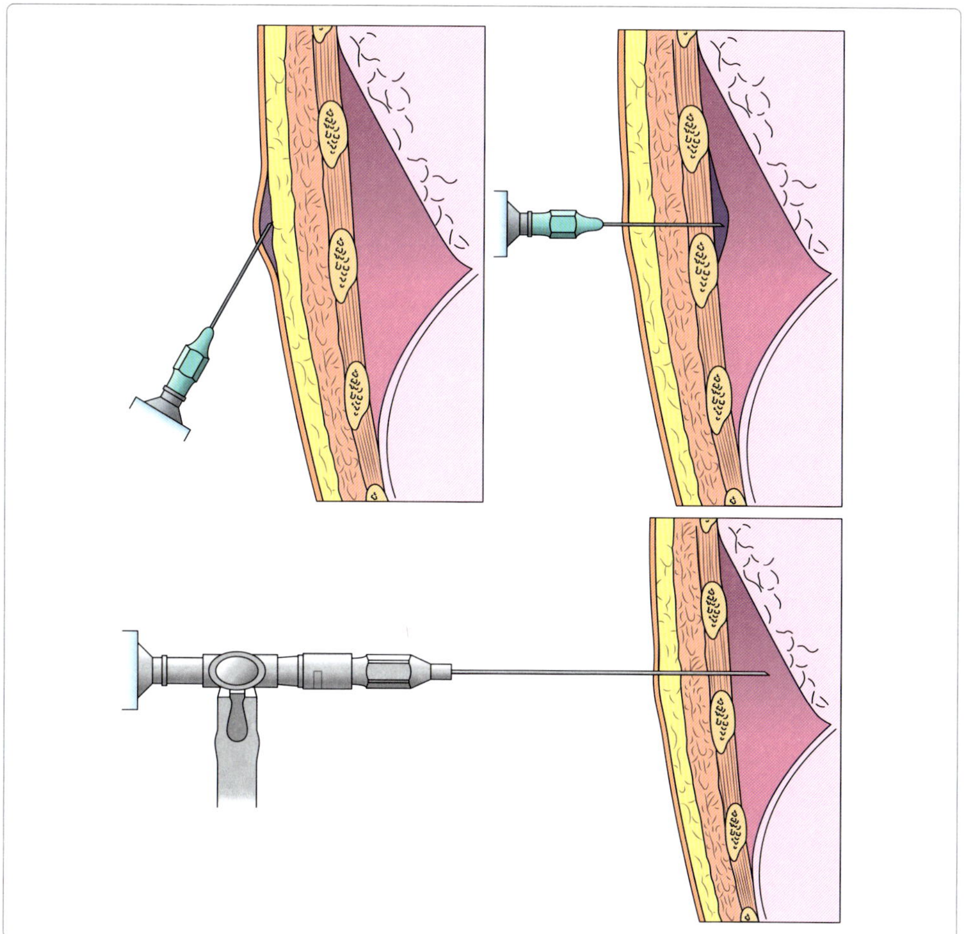

FIGURA 3 Técnica de punção preconizada com trajeto próximo da borda superior da costela, para evitar o feixe vascular.

– nesse momento, pode-se solicitar que o paciente faça uma apneia.

5. Conexão do equipo de soro ao cateter, esvaziando o líquido no coletor.
6. Quando cessar a saída de líquido ou atingir o volume máximo desejado, retirar o Jelco e comprimir com gaze.
7. Curativo.
8. Distribuição do líquido em tubos para análise laboratorial (bioquímica, citologia e cultura).

Observações:

- Idealmente, o fluxo de saída de líquido deve ocorrer por diferença de gradiente de pressão gravitacional, sem uso de pressão negativa artificial, para evitar edema de reexpansão.
- Não se recomenda a retirada de volumes acima de 1.500 mL de líquido.
- Tosse é um sinal inicial de edema de reexpansão, nesse caso pode-se pausar o esvaziamento interrompendo o fluxo de saída para avaliar melhora. Considerar encerrar o procedimento em caso de tosse incoercível ou dor torácica intensa.
- Em caso de saída de líquido francamente purulento ou sanguinolento, considerar proceder com drenagem pleural.

PONTOS DE DESTAQUE

- A toracocentese é uma ferramenta útil no manejo inicial do derrame pleural, apresentando finalidade diagnóstica e terapêutica.
- A avaliação clínica completa é fundamental na tomada de decisão de quais exames vão ser solicitados, evitando a necessidade de novos procedimentos para conclusão diagnóstica.
- O uso da ultrassonografia à beira do leito é uma boa prática, pois aumenta a eficácia do procedimento e diminui o índice de complicações. A técnica é facilmente reprodutível e deve ser padrão em serviços com equipamento disponível.

LEITURA RECOMENDADA

1. Davies HE, Davies RJ, Davies CW; BTS Pleural Disease Guideline Group. Management of pleural infection in adults: British Thoracic Society Pleural Disease Guideline 2010. Thorax. 2010;65 Suppl 2:ii41-53.
2. Gomes da Silva DA, D'Ambrosio PD, Minamoto FEN, Pessoa BML, Rocha Junior E, Lauricella LL, et al. Resident physician training in bedside pleural procedures: a one-year experience at a teaching hospital. Clinics (Sao Paulo). 2024;79:100399.
3. Roberts ME, Rahman NM, Maskell NA, Bibby AC, Blyth KG, Corcoran JP, et al. British Thoracic Society Guideline for pleural disease. Thorax. 2023;78(Suppl 3):s1-s42.

13

Drenagem torácica

Eserval Rocha Júnior

INTRODUÇÃO

A drenagem torácica é, talvez, o procedimento mais realizado pelo cirurgião torácico em sua rotina. O ato de drenar líquido do espaço pleural é tão antigo quanto a medicina, sendo descrito em textos históricos da Grécia Antiga com a primeira drenagem de empiema atribuída ao próprio Hipócrates. A drenagem torácica moderna, no entanto, tem seu ponto fundamental nas descrições de Gotthard Bülau, em 1876, quando descreve o procedimento associado ao sistema de drenagem em selo d'água. Esse fato marca o refinamento da técnica e demonstra a evolução do conhecimento fisiológico e da preocupação não apenas com o esvaziamento do espaço pleural, mas também com a manutenção da dinâmica fisiológica respiratória.

O procedimento consiste, de forma geral, na introdução de um dispositivo tubular (o dreno) por meio de um espaço intercostal, na cavidade torácica, que acoplado a um sistema de drenagem unidirecional terá como função retirar ar ou líquido do espaço pleural, mantendo esse compartimento corporal hermeticamente fechado, ou seja, sem comunicação direta com o espaço atmosférico. Esse conceito é importante para diferenciar a drenagem pleural fechada, tema deste capítulo, da drenagem pleural aberta, também conhecida como pleurostomia. A pleurostomia (ou toracostomia) consiste em procedimento cirúrgico descrito em 1935 por Leo Eloeser para o tratamento do empiema tuberculoso. Nesse procedimento, diferentemente da drenagem torácica fechada, é confeccionado um orifício na parede torácica que comunica a cavidade pleural diretamente com o espaço atmosférico, permitindo a saída de líquido e entrada de ar. Esse procedimento só é possível em condições em que há encarceramento pulmonar, já que a entrada de ar no tórax na presença de um pulmão sem espessamento pleural resultaria em colapso pulmonar e em pneumotórax aberto.

CONCEITOS GERAIS E PREPARAÇÃO PARA O PROCEDIMENTO

A drenagem torácica fechada é um procedimento geralmente feito à beira do leito ou em centro cirúrgico. Por se tratar de um procedimento invasivo percutâneo, a avalição clínica, radiológica e laboratorial feita antes é fundamental. Uma anamnese direcionada à investigação de procedimentos pleurais prévios e alergia a anestésicos locais deve ser realizada. Atenção especial deve ser dada a comorbidades que aumentem a incidência de complicações ligadas a sangramento decorrente do procedimento. Deve-se atentar para pacientes em uso de anticoagulação plena ou profilática e que tenham coagulopatias. O hemograma e o coagulograma devem ser avaliados e, na sua ausência, fora emergências como pneumotórax hipertensivo, devem ser solicitados antes do procedimento. Para drenagens torácicas eletivas, é recomendado que a contagem plaquetárias seja superior a 20.000 plaquetas/µL e que o *international normalized ratio* (INR) esteja em valores inferiores a 3.0. A suspensão da anticoagulação não é consenso na literatura, porém, para drenagens eletivas, geralmente se utiliza um tempo de suspensão de 24 horas para enoxaparina, 12 horas para heparina não fracionada e 48 horas para inibidores diretos do fator Xa (rivaroxabana). Em situações emergenciais nas quais não há tempo hábil para correções de plaquetopenia ou coagulopatia, pode-se optar pelo procedimento com reposição plaquetária e/ou infusão de fatores de coagulação.

O paciente e o responsável legal devem receber explicações sobre o procedimento, e de preferência um termo de consentimento para realização de procedimento invasivo deve ser aplicado, compondo parte da boa prática médica na grande maioria das unidades hospitalares. Deve-se esclarecer quanto às principais complicações decorrentes do procedimento, assim como alertar o paciente quanto à imprevisibilidade da duração do tratamento e permanência do dreno, a fim de evitar problemas ou situações que fragilizem a relação médico-paciente. As complicações ligadas à drenagem torácica são raras, com incidência em torno de 3-4%, e estão diretamente ligadas à introdução do dreno. A inserção de dreno intrapulmonar ou em sítio abdominal é uma das complicações mais temidas, em razão da possível evolução para hemorragia grave associada à não resolução da doença pleural de base.

Após a anamnese e avaliação laboratorial, deve-se focar no planejamento do procedimento, e a definição da doença pleural a ser tratada (se derrame pleural ou pneumotórax) é fundamental para a definição do melhor posicionamento para dreno. Principalmente nos casos de derrame, o local de introdução do tubo ou cateter de *pigtail* deve ser preferencialmente definido por meio de ultrassonografia de tórax à beira do leito. O USG *point-of-care* aumenta a acurácia para identificação do derrame pleural, servindo como guia para definição do melhor local para drenagem e reduzindo a incidência de complicações. A tomografia de tórax pode trazer informações importantes, como a presença de lesões tumorais em parede torácica que podem facilitar a ocorrência de sangramentos, além de aderências e espessamento pleural. Para mais detalhes sobre o uso da ultrassonografia e da tomografia nos procedimentos pleurais, ver o Capítulo 2, "Imaginologia torácica".

Geralmente, para passagem de drenos torácicos, duas regiões do tórax são mais utilizadas (Figura 1):

1. Face lateral do tórax, com introdução do dreno no quinto espaço intercostal em uma região triangular delimitada pela borda medial do músculo grande dorsal, a borda lateral do peitoral maior e inferiormente uma linha imaginária que corta transversalmente a altura do apêndice xifoide.

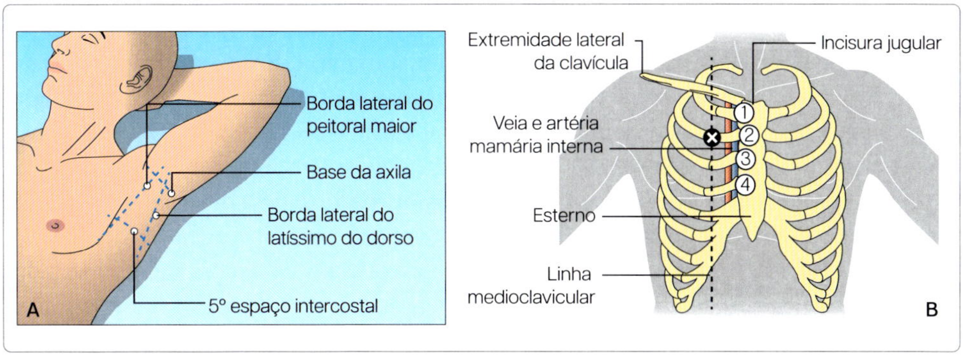

FIGURA 1 A: Posicionamento e zona de drenagem para inserção de dreno na face lateral do tórax. B: Posicionamento e zona de drenagem para inserção de dreno na parede anterior.

2. Face anterior do tórax, com introdução do dreno no segundo espaço intercostal na linha medioclavicular.

A escolha dessas regiões está diretamente ligada à doença pleural. A drenagem na face lateral é a mais utilizada, por ser útil tanto para casos de pneumotórax quanto para casos de derrame pleural. A introdução do dreno na face lateral do tórax traz segurança e conforto por ser uma região onde a musculatura é menos espessa, reduzindo a dor e a incidência de sangramento. A drenagem anterior é mais adequada para o tratamento do pneumotórax e bastante útil a pacientes graves em ventilação mecânica em que a manipulação é dificultada. Também pode ser usada para casos de pneumotórax espontâneo, preferencialmente com a introdução de cateteres do tipo *pigtail*, pelo maior conforto proporcionado. Nessa região, atenção deve ser dada para a anatomia dos vasos torácicos internos que passam paralelos ao esterno a cerca de 1 cm da borda lateral do osso. Deve-se evitar a passagem de drenos muito próximos a essa região, a fim de prevenir lesões nesses vasos ou em estruturas mediastinais.

Em alguns casos de derrames com menor volume de líquido, presença de massas intratorácicas ou lesões da parede torácica, o dreno pode ser introduzido na face posterior do tórax. Esse posicionamento tem como vantagem a inserção mais baixa do diafragma na sua porção posterior, o que teoricamente dificultaria a introdução do dreno no compartimento abdominal de forma inadvertida. No entanto, esse posicionamento é, muitas vezes, extremamente desconfortável para o paciente, que ao adquirir decúbito dorsal horizontal se vê obrigado a deitar sobre o dreno, condição que se torna bastante incômoda. Por isso, essa abordagem fica restrita a casos de derrame pleural pequeno e em que foram utilizados drenos do tipo *pigtail* ou tubulares de pequeno calibre.

Definido o sítio de introdução do dreno, o seu direcionamento na cavidade pleural deve ser planejado. Para o tratamento dos derrames pleurais, é comum que os drenos sejam direcionados para posições mais posteriores e inferiores dentro do espaço pleural. Isso permite que, em pacientes enfermos, que passam maior parte do tempo em decúbito dorsal, o dreno esteja na porção em que o líquido se acumulará com maior facilidade. Em casos de pneumotórax, prefere-se o posicionamento mais anterior, uma vez que o ar tende a se acumular na face anterior e superior do tórax.

Todo o procedimento de drenagem torácica deve ser feito sob técnica asséptica com colocação de campos estéreis e paramentação completa. A utilização de antibioticoprofilaxia não é recomendada de rotina na literatura, no entanto grande parte dos pacientes a serem submetidos a esse procedimento está sendo tratada para condições infecciosas, e a utilização de antibioticoterapia terapêutica deve ser atendida.

DRENAGEM TUBULAR

O dreno tubular é o dispositivo de drenagem mais comumente utilizado e disponível. Seu fácil acesso, baixo custo, simplicidade de manuseio, eficácia elevada e versatilidade fazem dele o dispositivo preferível para a maioria dos casos. Trata-se de um dispositivo tubular constituído de material plástico ou siliconado. Os dispositivos siliconados têm maior maciez e oferecem maior conforto para o paciente. No entanto, em drenos muito macios, a oclusão por dobras ou nós de fixação muito apertados pode acarretar redução da luz e comprometimento da eficácia da drenagem. Os drenos mais rígidos podem trazer desconforto maior, além de também serem suscetíveis a dobras e, por serem mais rígidos, acabam tendo uma memória de material maior, o que pode acarretar dobras permanentes que inutilizam o material se incorretamente armazenados (Figura 2).

O calibre dos drenos tubulares mais utilizados varia de 10 a 38 Fr. Drenos de fino calibre são considerados os de 20 Fr ou menos e são reservados para pacientes pediátricos, pneumotórax com fístulas al-

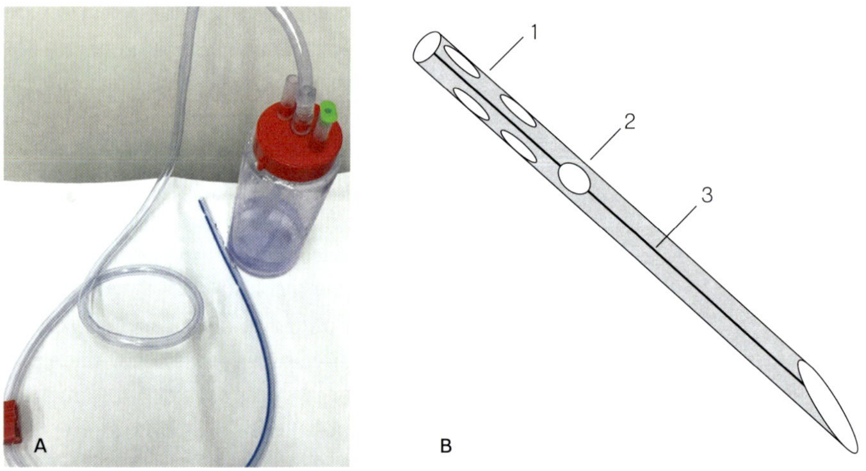

FIGURA 2 A: Sistema de drenagem em selo d'água acoplado a dreno tubular. B: Dreno tubular evidenciando sua extremidade distal com orifícios laterais (1) na ponta e linha radiopaca (3) para identificação mais fácil na radiografia de tórax. O último furo (2) deve coincidir com a linha radiopaca para facilitar a avalição durante a radiografia em casos cujo orifício esteja no subcutâneo.

veolares de baixo débito e drenagem de derrames pleurais de líquidos menos espessos. O calibre de dreno mais versátil e utilizado na prática é o de 28 Fr, extremamente eficaz na maioria das doenças e confortável para grande parte dos pacientes adultos. A introdução do dreno tubular segue a técnica cirúrgica básica de drenagem cirúrgica por dissecção. A técnica-padrão para o procedimento é esta:

1. Posicionamento do paciente em decúbito dorsal com o membro superior ipsilateral elevado (Figura 1).
2. Assepsia com clorexidina degermante (sabão) a 2%, seguida de antissepsia com clorexidina alcoólica 2% e colocação de campos estéreis.
3. Anestesia local com lidocaína a 2% ou anestésico equivalente para bloqueio intercostal e regional. A aplicação do anestésico deve ser feita com atenção para o feixe vascular intercostal. Deve-se seguir a mesma regra para a toracocentese (ver Capítulo 11, "Toracocentese"), introduzindo-se a agulha na borda inferior do espaço intercostal, ou seja, na borda superior da costela inferior.
4. O dreno deve ser medido no tórax do paciente, a fim de definir o quanto será introduzido na cavidade. A distância entre a clavícula e uma linha imaginária que corta a altura de introdução do dreno na parede torácica pode ser um referencial para definir quanto do dreno será introduzido. Uma pinça do tipo Kelly, longa, deve ter sua ponta presa na extremidade distal do dreno e servirá para a sua introdução e posicionamento na cavidade pleural.
5. Uma incisão transversal de cerca de 1 cm é feita no local de drenagem para que se possa fazer a dissecção dos planos musculares e subcutâneos até a abertura do espaço pleural.
6. Uma vez aberto o espaço pleural, o dreno é introduzido com o auxílio da pinça conectada na sua extremidade.
7. A fixação deve ser feita com fio de sutura resistente, podendo ser algodão ou náilon. Atenção especial deve ser dada para a coaptação do orifício de drenagem. A pele deve ficar justa ao dreno para evitar extravasamento de líquido peridreno, entrada de ar e formação de enfisema subcutâneo.
8. O curativo oclusivo deve se preocupar com a colocação de gazes, de maneira que mantenha o dreno afastado da pele próximo à sua inserção, para evitar lesões cutâneas decorrentes do atrito direto.
9. Avaliação de uma radiografia de tórax para controle após o procedimento.

A técnica de drenagem cirúrgica, extensamente utilizada para os drenos tubulares, pode ser aplicada também para os drenos do tipo *pigtail* e qualquer outro dreno independentemente do seu calibre. É a técnica de escolha para emergências extremas nas quais há dúvida quanto à expansão completa do pulmão, aderências pleuropulmonares e maior risco de lesão pulmonar durante a introdução do dispositivo. Em alguns casos, na radiografia de controle, é possível evidenciar o dreno em posições inadequadas, o que pode ser decorrente de aderências pleuropulmonares ou falha na técnica de posicionamento. Antes de uma redrenagem, procedimento demasiadamente incômodo para o paciente, é preciso avaliar a funcionalidade do dispositivo. Caso o dreno esteja mantendo seu papel, deve-se relevar a imagem radiológica e seguir o acompanhamento convencional.

DRENAGEM COM CATETER DO TIPO *PIGTAIL*

Os drenos *pigtail* têm uma história mais recente na evolução das técnicas de drenagem torácica. Apresentam elevada flexibilidade e menor diâmetro e promovem maior conforto para o paciente em comparação com os drenos torácicos tradicionais. O conceito de cateteres em formato de "rabo de porco" foi introduzido nos anos 1970, por equipes de radiologia intervencionista, para drenar coleções como abscessos. O nome vem do formato espiralado na extremidade distal, projetado para evitar a migração do cateter e reduzir danos às estruturas adjacentes durante a sua introdução.

A aplicação dos cateteres *pigtail* na drenagem torácica começou a ganhar popularidade na década de 1980, quando avanços em técnicas minimamente invasivas e a crescente adoção da ultrassonografia e da tomografia computadorizada para guiar os procedimentos permitiram o posicionamento seguro dos dispositivos. Com calibres variando de 6 a 16 Fr e feitos de materiais flexíveis biocompatíveis, como poliuretano, silicone, teflon ou PTFE (politetrafluoretileno), ajudam a reduzir a irritação tecidual, o que torna esses cateteres mais toleráveis em drenagens de longo prazo.

Um grande diferencial dos cateteres do tipo *pigtail* são as diferentes possibilidades de introdução. Além da técnica cirúrgica convencional, há *kits* disponíveis no mercado para introdução por meio da técnica de Seldinger e de trocarte. Independentemente da técnica, o procedimento deve ser feito sob técnica asséptica, anestesia local adequada e com o paciente posicionado de maneira ideal para introdução do dreno no espaço escolhido. Os drenos *pigtail*, pelas vantagens já descritas, permitem a drenagem na face posterior do tórax e facilitam as drenagens na face anterior. Com isso, para a realização do procedimento na região posterior do tórax, o paciente deve estar sentado com apoio e auxílio de um profissional, enquanto para drenagens anteriores deve estar deitado em decúbito dorsal horizontal, sem a extensão do membro ipsilateral. O passo a passo para a introdução dos drenos por meio de ambas as técnicas está descrito a seguir.

Kit pigtail para passagem por técnica de Seldinger (Figura 3)

1. Após posicionamento, assepsia e antissepsia, deve ser feita a anestesia local com bloqueio regional, assim como descrito para a drenagem cirúrgica.
2. Inicia-se, então, a técnica de Seldinger convencional, com punção utilizando a agulha do *kit* adequada para passagem do fio-guia.
3. Após a introdução da agulha e retorno do líquido (para casos de derrame pleural) ou ar (para casos de pneumotórax), deve-se interromper a introdução da agulha e realizar a passagem do fio-guia.
4. Com o fio-guia introduzido, realiza-se a incisão cutânea, que deve ser ligeiramente maior que o diâmetro do dreno, e em seguida a dilatação com o material disponibilizado no *kit*. Esse tempo tende a ser o mais delicado e traumático para o paciente.
5. Uma vez dilatado o trajeto, introduz-se o dreno utilizando o fio-guia retirando-o ao final.
6. São realizadas a fixação e colocação de curativo oclusivo.

A técnica de Seldinger tem como vantagens maior segurança quanto à perfuração de vísceras e menor curva de proficiência,

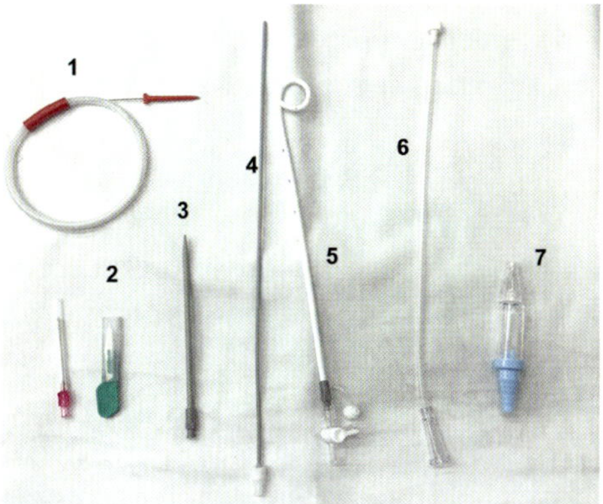

FIGURA 3 *Kit pigtail* para passagem de dreno pela técnica de Seldinger com fio-guia (1), lâmina (2), dilatador (3), retificador do dreno (4), dreno (5), extensão conectora da válvula (6) e válvula de Heimlich (7).

uma vez que se trata de técnica extensamente utilizada na passagem de cateteres venosos centrais e outros procedimentos. No entanto, apresenta como desvantagem a necessidade de dilatação da parede torácica. Esse tempo pode ser bastante desconfortável para o paciente e difícil para o médico em casos de infiltrações extensas da parede torácica por lesões tumorais, condição frequente em indivíduos com neoplasia de mama avançada. Para esses casos, a técnica de trocarte, por ser mais rápida e dispensar a entrada e saída de dilatadores, pode ser preferida por alguns profissionais.

Kit pigtail para passagem por técnica de trocarte (Figura 4)

1. Após posicionamento, assepsia e antissepsia, deve ser feita a anestesia local com bloqueio regional, assim como descrito para a drenagem cirúrgica.
2. Recomenda-se que, durante o processo de anestesia local, já se confirme o retorno de líquido ou ar do espaço pleural com a introdução da própria agulha anestésica. Isso evita a passagem inad-

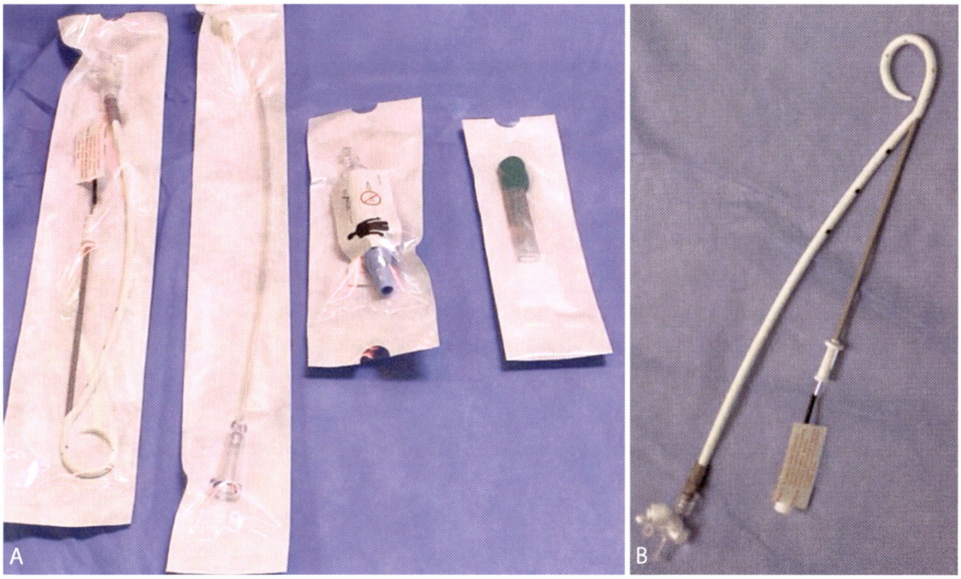

FIGURA 4 *Kit pigtail* para passagem de dreno pela técnica de trocarte. A: Material do *kit* com dreno e agulha introdutora, extensão conectora da vávula, válvula de Heimlich e lâmina. B: Dreno pronto para sua utilização com introdutor (cinza) armado com agulha de introdução.

vertida do dreno sem que ocorra uma confirmação real da saída do material patológico do espaço pleural naquele sítio de drenagem.

3. Realiza-se, então, uma incisão cutânea ligeiramente maior que o diâmetro do dreno.
4. Introduz-se o conjunto do dreno com a sua lanceta perfurante por meio de uma pressão contínua até que se sinta a perda de resistência significando a entrada da extremidade distal no espaço pleural. Nesse momento, a lanceta metálica deve ser retirada, a fim de evitar a perfuração dos órgãos. Com isso, somente o dreno é introduzido até a marca ideal.
5. Realizam-se a fixação e o curativo oclusivo.

Essa técnica é preferida por boa parte dos cirurgiões torácicos por ser rápida e pouco traumática durante a sua passagem pela parede torácica. A passagem única e direta do dispositivo, sem a necessidade de entrar e sair com introdutores, diminui o tempo do procedimento e permite ao próprio dispositivo de drenagem funcionar como compressão do trajeto, evitando sangramentos nessa região. No entanto, para algumas especialidades e para profissionais ainda na curva inicial de treinamento, essa forma de passagem parece mais arriscada, uma vez que depende da sensação tátil de ruptura da resistência pleural para entender o momento certo de interromper a introdução da lanceta. No entanto, a literatura médica mostra que a perfuração de vísceras mesmo com essa técnica é complicação rara, com alguns relatos de caso na literatura. A técnica de trocarte se mostra mais perigosa para recém-nascidos que trazem uma combinação de cavidade torácica pequena e parede torácica muito frágil, o que dificulta a sensação tátil de ruptura do espaço pleural.

SISTEMAS DE DRENAGEM

Os sistemas de drenagem constituem os dispositivos que, conectados aos drenos, têm por função isolar o espaço pleural do meio atmosférico, formando uma válvula unidirecional que permite a saída de material da cavidade torácica, impedindo a entrada de ar. Os sistemas de drenagem podem ser divididos em três tipos: selo d'água, sistema de drenagem a seco e sistemas de drenagem digital.

Sistema de drenagem em selo d'água

O sistema de drenagem torácica em selo d'água é amplamente utilizado e disponível. Trata-se do sistema de drenagem mais simples e consagrado na rotina assistencial. Seu funcionamento principal é baseado na criação de um sistema valvular unidirecional que permite a saída de ar ou líquido do espaço pleural, mas impede o retorno (Figura 5). Isso é obtido de um frasco contendo líquido (em geral água estéril) que funciona como barreira. Quando o paciente expira ou tosse, o ar ou líquido do espaço pleural é empurrado para fora pelo dreno e da coluna de água dentro do frasco. No entanto, por causa do líquido, o fluxo reverso de ar para o espaço pleural é bloqueado, o que protege o pulmão contra o colapso. Essa coluna de água tem altura média de 5 cm, o que representa a pressão necessária a ser vencida para que o líquido ou ar saia da cavidade pleural. Sendo um sistema de apenas uma câmara, é esperado que o líquido que saia do paciente se acumule nesse recipiente, elevando a coluna de água. Essa elevação

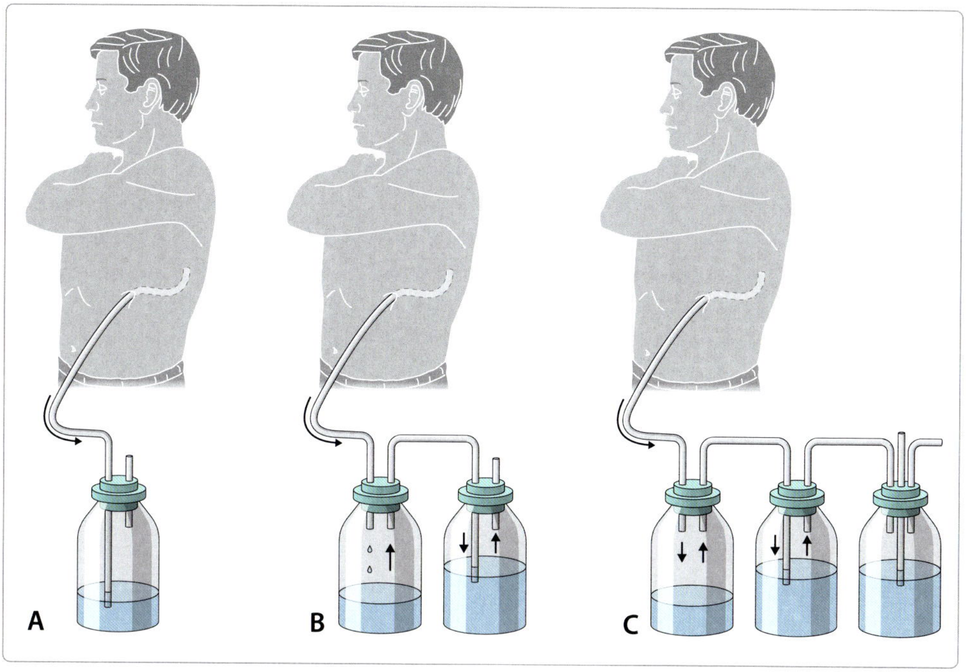

FIGURA 5 Sistemas de drenagem em selo d'água. A: Sistema de uma câmara. B: Sistema de duas câmaras. C: Sistema de três câmaras em aspiração contínua.

progressiva da coluna também cria uma resistência maior à saída do líquido, o que pede esvaziamentos periódicos.

Embora seja simples e eficaz para pneumotórax, esse sistema pode ter limitações em casos de grandes volumes de líquido, já que o acúmulo aumenta a pressão dentro da câmara, dificultando a drenagem. Para resolver essa limitação, foi introduzido o sistema de duas câmaras: uma delas coleta o líquido drenado e a outra serve como selo d'água, mantendo a eficácia do sistema mesmo com volumes maiores. A primeira câmara é conectada diretamente no dreno proveniente do paciente. Ela não tem nenhum líquido no seu interior e é hermeticamente fechada, tendo apenas uma conexão com o segundo frasco. O segundo frasco, por sua vez, funciona como um frasco normal de selo d'água, contendo a coluna de água e uma haste interna que é conectada ao primeiro frasco e tem sua extremidade distal submersa formando o sistema valvular unidirecional.

O sistema de três câmaras adiciona uma terceira função: possibilidade de aspiração. Além da câmara de coleta e do selo d'água, uma terceira câmara regula a pressão negativa aplicada ao sistema, utilizando uma coluna de água ou um regulador de pressão. Isso permite um maior controle sobre a drenagem e facilita a reexpansão pulmonar em casos mais graves, como pneumotórax de grande volume ou derrames pleurais complexos. A sucção pode ser ajustada conforme a necessidade clínica, proporcionando maior eficiência e segurança ao paciente. A pressão de aspiração máxima utilizada na maioria dos casos é de -20 cmH_2O. O sistema de aspiração contínua também pode ser conectado em conformações de uma câmara; nesses casos, o sistema de aspiração é conectado no frasco único, excluindo-se o frasco seco para coleta exclusiva de líquido. Pode ser uma boa estratégia para pacientes cujo problema principal é fístula aérea e possuem volume baixo de drenagem de líquido. A redução do número de frascos torna o sistema mais simples de ser manuseado, evitando a ocorrência de distocias de drenagem.

No intuito de facilitar o manuseio do sistema pelas equipes de enfermagem, o sistema de drenagem em três câmaras foi integrado em uma única unidade por Deknatel em 1967. Esse sistema representa uma evolução significativa na gestão de drenagens torácicas, combinando eficiência e praticidade em um único dispositivo compacto. Nesse sistema, as três câmaras – de coleta, selo d'água e controle de sucção – estão incorporadas em um *design* que elimina a necessidade de conexões separadas, reduzindo riscos de vazamentos ou erros técnicos de montagem durante a sua manutenção e manuseio. A câmara de coleta permite monitorar com precisão o volume e as características do líquido drenado, enquanto a câmara de selo d'água mantém a funcionalidade de válvula unidirecional, essencial para evitar o retorno de ar ou fluidos ao espaço pleural. A câmara de controle de sucção, por sua vez, pode ser ajustada para aplicar pressão negativa consistente, promovendo a reexpansão pulmonar de maneira controlada. Essa integração facilita o transporte do paciente e torna o sistema mais prático para uso em ambientes hospitalares e cuidados pós-operatórios, além de oferecer maior segurança e monitoramento eficiente durante todo o processo de drenagem.

Sistema de drenagem seco

O sistema de drenagem seco é baseado num dispositivo chamado válvula de Heimlich. O dispositivo foi criado pelo cirurgião norte-americano Henry Heimlich em 1965 e é constituído de um conjunto plástico de cerca de 8-15 cm que forma uma cápsula para uma válvula de borracha em forma de *flutter* (borboleta). Essa configuração cria um sistema que impede o fluxo reverso de ar ou líquido para o tórax, mesmo em situações de respiração forçada ou mudanças de posição do paciente. Seu *design* compacto e funcional a torna especialmente útil em casos ambulatoriais em que o paciente será liberado para casa com dreno (Figura 6).

O funcionamento da válvula baseia-se no princípio de diferencial de pressão. Durante a expiração, o ar ou o líquido do espaço pleural é expelido, abrindo a válvula para permitir a saída do conteúdo. Durante a inspiração, a pressão negativa no espaço pleural colaba a válvula automaticamente, evitando que ar ou líquido retornem para a cavidade torácica. Isso faz com que ela seja amplamente utilizada em condições como pneumotórax espontâneo ou traumático, bem como em derrames pleurais leves que não necessitam de drenagem contínua em grande volume.

O sistema de válvula descrito anteriormente pode ser adaptado para sistemas integrados de drenagem em três frascos. Alguns sistemas comercializados possuem uma válvula unidirecional seca no seu interior, dispensando a introdução de líquido durante a sua montagem. Esses sistemas permitem também a aspiração contínua, sem diferenças significativas quando em

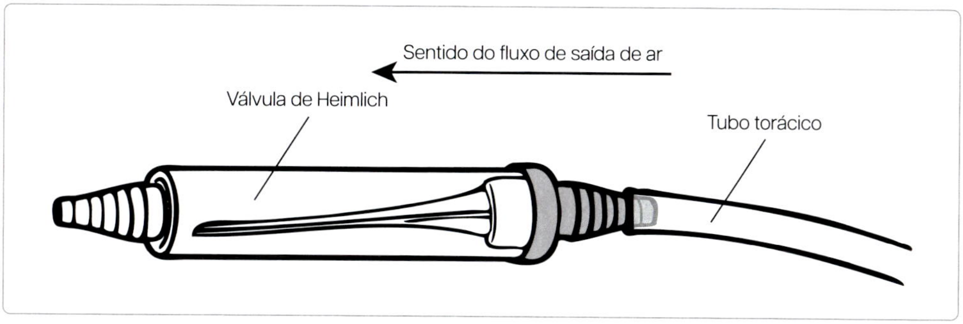

FIGURA 6 Válvula de Heimlich. Sistema valvular unidirecional seco. Muita atenção deve ser dada à posição correta de acoplamento, para evitar fluxo reverso e pneumotórax hipertensivo.

comparação ao sistema de drenagem em selo d'água.

Sistema de drenagem digital

Os sistemas de drenagem digital representam um avanço tecnológico significativo no cuidado dos drenos torácicos, integrando monitoramento eletrônico, precisão e facilidade de uso em um único dispositivo. Esses sistemas substituem as tradicionais câmaras de água por módulos eletrônicos que monitoram e controlam variáveis importantes durante a evolução do paciente, como fluxo de ar, pressão negativa e volume de drenagem, fornecendo dados em tempo real e gráficos de tendências (Figura 7).

O componente central dos sistemas de drenagem digital é um sensor eletrônico que mede continuamente a pressão dentro da cavidade pleural e o fluxo de ar ou fluido pelo dreno torácico. Esses dados são processados e exibidos em um painel digital, permitindo que os profissionais de saúde monitorem de forma precisa a evolução do paciente. Além disso, os sistemas digitais frequentemente incluem alarmes automáticos que alertam para obstruções, vazamentos de ar persistentes ou alterações significativas na pressão, garantindo uma intervenção rápida quando necessário.

Uma característica marcante desses sistemas é a possibilidade de ajuste preciso da pressão negativa. Diferentemente dos siste-

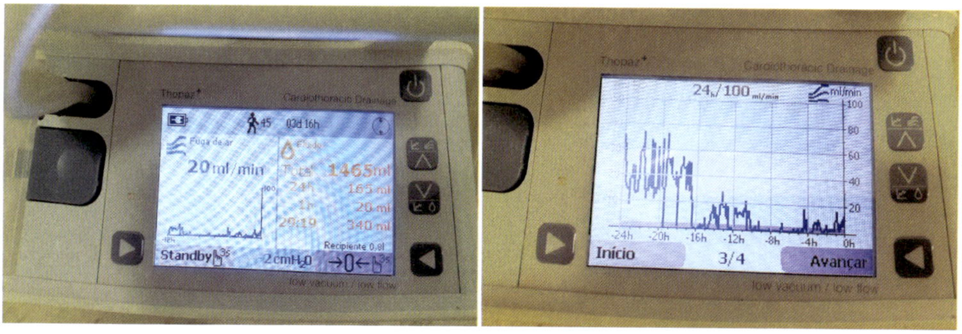

FIGURA 7 Sistema de drenagem digital com gráfico mostrando dados objetivos de drenagem em tempo real e em gráfico evolutivo.

mas tradicionais, que utilizam colunas de água para regular a aspiração, os sistemas digitais são dotados de bombas de sucção e reguladores eletrônicos de pressão que mantêm a aspiração constante. Isso proporciona maior controle sobre a drenagem e minimiza complicações relacionadas à aplicação inadequada de pressão.

Os sistemas digitais oferecem benefícios adicionais, como a possibilidade de mobilização precoce do paciente, já que muitos dispositivos são compactos e leves, permitindo que o paciente se movimente sem desconectar o sistema. Além disso, a coleta de dados digitalizados permite uma documentação mais precisa, auxiliando na tomada de decisões clínicas, como o momento ideal para a retirada do dreno. Embora o custo inicial desses dispositivos seja mais elevado em comparação com os sistemas tradicionais, estudos demonstram que eles podem reduzir o tempo de hospitalização e os custos gerais, melhorando a eficiência do tratamento e os desfechos clínicos. Isso torna os sistemas de drenagem digital uma escolha altamente eficiente e segura para o manejo de condições torácicas complexas, sendo medida de assistência-padrão recomendada pelos protocolos ERAS.

PONTOS DE DESTAQUE

- A drenagem torácica fechada mantém o espaço pleural isolado do ambiente, enquanto a pleurostomia, descrita por Leo Eloesser em 1935, conecta o tórax ao ambiente externo, sendo indicada apenas em casos específicos, como empiemas associados a pulmão encarcerado.
- Uma anamnese detalhada, avaliação de coagulopatias e exames de imagem, como ultrassonografia e tomografia, são cruciais para planejar o procedimento e reduzir complicações. Suspensão de anticoagulantes deve ser cuidadosamente considerada em casos eletivos.
- A escolha entre as faces lateral, anterior ou posterior do tórax depende da condição clínica e da doença pleural, com a face lateral preferida para maior segurança e conforto, e a anterior usada em pneumotórax, especialmente em pacientes graves.
- Técnica de inserção do dreno tubular envolve assepsia rigorosa, anestesia local, incisão e dissecção cuidadosa até o espaço pleural, seguido de fixação adequada e radiografia de controle.
- Drenos do tipo *pigtail* foram introduzidos na década de 1970, são mais flexíveis e confortáveis, com calibres entre 6 e 16 Fr. Sua introdução pode ser feita pelas técnicas de Seldinger ou trocarte, cada qual com vantagens específicas dependendo do caso.
- O sistema de drenagem em selo d'água, baseado em um mecanismo valvular unidirecional, é eficaz para pneumotórax e derrames pleurais. Evoluiu para sistemas de duas e três câmaras, permitindo maior eficiência em casos de maior volume de líquido e necessidade de sucção controlada.
- A válvula de Heimlich, criada em 1965, permite drenagem unidirecional sem necessidade de água. É leve e portátil, ideal para manejo ambulatorial, mas pode ser incorporada a sistemas mais complexos.

- Sistemas de drenagem digital integram sensores eletrônicos para monitoramento contínuo de fluxo, pressão e volume de drenagem, oferecendo precisão, alarmes automáticos e facilidade de uso. São compactos, permitem mobilização precoce e ajudam a reduzir o tempo de hospitalização.

LEITURA RECOMENDADA

1. Batchelor TJP, Rasburn NJ, Abdelnour-Berchtold E, Brunelli A, Cerfolio RJ, Gonzalez M, et al. Guidelines for enhanced recovery after lung surgery: recommendations of the Enhanced Recovery After Surgery (ERAS®) Society and the European Society of Thoracic Surgeons (ESTS). Eur J Cardiothorac Surg. 2019;55(1):91-115.
2. Bedawi EO, Ricciardi S, Hassan M, Gooseman MR, Asciak R, Castro-Añón O, et al. ERS/ESTS statement on the management of pleural infection in adults. Eur Respir J. 2023;61(2):2201062.
3. Bülau G. Die behandlung des empyems durch einschneiden und dauernde ableitung. Arch Klin Chir. 1876;19:85-108.
4. Comacchio GM, Marulli G, Mendogni P, Andriolo LG, Guerrera F, Brascia D, et al. Comparison between electronic and traditional chest drainage systems: a multicenter randomized study. Ann Thorac Surg. 2023;116(1):104-9.
5. Eloesser L. An operation for tuberculous empyema. Diseases of the Chest. 1935;1(1):8-10.
6. Gammie JS, Banks MC, Fuhrman CR, Pham SM, Griffith BP, Keenan RJ, et al. The pigtail catheter for pleural drainage: a less invasive alternative to tube thoracostomy. JSLS. 1999;3(1):57-61.
7. Gogakos A, Barbetakis N, Lazaridis G, Papaiwannou A, Karavergou A, Lampaki S, et al. Heimlich valve and pneumothorax. Ann Transl Med. 2015;3(4):54.
8. Gomes da Silva DA, D'Ambrósio PD, Minamoto FEN, Pessoa BML, Rocha Junior E, Lauricella LL, et al. Resident physician training in bedside pleural procedures: a one-year experience at a teaching hospital. Clinics (Sao Paulo). 2024;79:100399.
9. Lin C-H, Lin W-C, Chang J-S. Comparison of pigtail catheter with chest tube for drainage of parapneumonic effusion in children. Pediatr Neonatol. 2011;52(6):337-41.
10. Mendes MA, Pereira NC, Ribeiro C, Vanzeller M, Shiang T, Gaio R, et al. Conventional versus pigtail chest tube - are they similar for treatment of malignant pleural effusions? Support Care Cancer. 2018;26(8):2499-502.
11. Palleiko BA, Singh A, Strader C, Patil T, Crawford A, Emmerick I, et al. Clinical outcomes and staff satisfaction after adoption of digital chest drainage system for minimally invasive lung resections. J Thorac Dis. 2024;16(5):2963-74.
12. Patel IJ, Rahim S, Davidson JC, Hanks SE, Tam AL, Walker TG, et al. Society of Interventional Radiology Consensus Guidelines for the periprocedural management of thrombotic and bleeding risk in patients undergoing percutaneous image-guided interventions - Part II: Recommendations: endorsed by the Canadian Association for Interventional Radiology and the Cardiovascular and Interventional Radiological Society of Europe. J Vasc Interv Radiol. 2019;30(08):1168-1184.
13. Sivabalah K, Balata H, Craig C, Alsaaty A, Conroy K, Ong WH, et al. The 2023 British Thoracic Society Guideline for pleural disease update on malignant pleural effusion. J Respir. 2024;4(4):210-22.
14. Sundaralingam A, Bedawi EO, Harriss EK, Munavvar M, Rahman NM. The frequency, risk factors, and management of complications from pleural procedures. Chest. 2022;161(5):1407-25.
15. Zisis C, Tsirgogianni K, Lazaridis G, Lampaki S, Baka S, Mpoukovinas I, et al. Chest drainage systems in use. Ann Transl Med. 2015;3(3):43.

14

Acesso cirúrgico à via aérea

Northon Peretti
Benoit Jacques Bibas
Paulo F. Guerreiro Cardoso
Helio Minamoto

INTRODUÇÃO

O acesso cirúrgico à via aérea é um procedimento crítico realizado em situações de emergência ou eletivas, quando métodos convencionais de manejo da via aérea, como intubação orotraqueal ou ventilação com máscara, falham ou são inviáveis. Esse procedimento tem como objetivo principal garantir a ventilação e a oxigenação adequadas do paciente, protegendo-o de complicações potencialmente fatais, como hipóxia ou obstrução irreversível.

As técnicas mais comuns incluem a cricotireoidostomia e a traqueostomia, cada qual indicada para diferentes contextos clínicos. A cricotireoidostomia é frequentemente utilizada em emergências por sua rapidez e simplicidade técnica, enquanto a traqueostomia é geralmente reservada para cenários planejados ou em casos de obstrução prolongada das vias aéreas.

A escolha do método, o momento da intervenção e a execução adequada dependem de fatores como a condição do paciente, a experiência do profissional e a disponibilidade de recursos. É crucial que os profissionais de saúde sejam bem treinados e familiarizados com esses procedimentos, considerando os riscos associados, como infecções, lesões de estruturas adjacentes e complicações pós-operatórias.

A correta avaliação e execução do acesso cirúrgico à via aérea pode ser determinante para salvar vidas em situações de emergência e representa uma habilidade essencial no arsenal de cuidados avançados de saúde.

CRICOTIREOIDOSTOMIA

Conceito

A cricotireoidostomia é um procedimento cirúrgico de emergência utilizado para estabelecer uma via aérea. Esse procedimento envolve a criação de uma abertura na membrana cricotireóidea, localizada na face anterior do pescoço, permitindo a inserção de um tubo endotraqueal para assegurar a comunicação entre a luz da laringe e o meio externo.

Indicações

A cricotireoidostomia em geral é feita em cenários de obstrução aguda das vias aéreas superiores, como trauma facial grave, edema laríngeo grave (p. ex., decorrente de anafilaxia), corpos estranhos impactados ou em casos de queimaduras térmicas e químicas que causam edema irreversível. Outra indicação importante é o "cenário de via aérea impossível" – quando não é possível ventilar ou intubar e o paciente apresenta hipóxia iminente.

Além disso, a cricotireoidostomia pode ser necessária em pacientes com anatomia complexa ou deformidades que impeçam o acesso às vias aéreas por métodos habituais. Em contextos de trauma cervical penetrante ou fraturas de laringe que comprometem a estabilidade anatômica, a técnica proporciona acesso rápido e eficaz à via aérea. No entanto, sua realização deve ser criteriosa, considerando as contraindicações relativas, como idade inferior a 12 anos, pelo maior risco de complicações, e a presença de condições que inviabilizem a visualização ou palpação do ponto anatômico correto.

Uma indicação menos frequente é a obtenção de via aérea de emergência em casos de obstruções glóticas ou supraglóticas. Isso ocorre em virtude da maior rapidez do procedimento e da menor chance de sangramento grave em comparação com a traqueostomia.

Técnica

A cricotireoidostomia pode ser feita de forma cirúrgica (com instrumentais cirúrgicos convencionais) ou por punção (*kit* de cricotireoidostomia). O que definirá a técnica a ser utilizada é a disponibilidade do *kit* de cricotireoidostomia por punção. Na ausência desse *kit*, o procedimento deve ser feito pela maneira convencional. Não é recomendado qualquer tipo de "improvisação" para a cricotireoidostomia por punção, pois isso pode agravar o quadro clínico do paciente e tornar o acesso à via aérea ainda mais difícil.

Os materiais necessários para o procedimento são praticamente os mesmos em qualquer técnica e devem estar disponíveis em situações de intubação orotraqueal com preditores de via aérea difícil. São eles:

- Lâmina de bisturi número 11.
- Pinças hemostáticas curvas.
- Afastadores de Farabeuf ou Senn-Muller.
- Tubo endotraqueal com balonete números 5,5 e 6,0 ou cânulas de traqueostomia de mesmo tamanho.

Com o paciente devidamente posicionado em decúbito dorsal e o pescoço estendido por meio de um coxim escapular, identificam-se os seguintes pontos de referência anatômica: proeminência da cartilagem tireoide, cartilagem cricoide e membrana cricotireóidea (membrana de tecido fibroso que une essas duas cartilagens).

Após a correta identificação das estruturas, estabiliza-se a laringe com o polegar e o dedo indicador. Em seguida, realiza-se uma incisão mediana de aproximadamente 2,5 cm sobre a membrana. Com uma pinça curva, faz-se a dissecção do tecido subcutâneo, geralmente fino nessa região. Com a membrana cricotireóidea exposta, faz-se uma pequena incisão transversal e central, que pode ser ampliada lateralmente de forma simétrica (Figura 1).

Em seguida, realiza-se leve dilatação do orifício com uma pinça curva, facilitando a visualização da luz traqueal. Nessa etapa, um gancho traqueal pode ser útil ao realizar uma leve tração caudal da cartilagem cricoide. Por fim, introduz-se um tubo endotraqueal número 6 em direção à traqueia. Esse passo pode ser facilitado pelo uso de

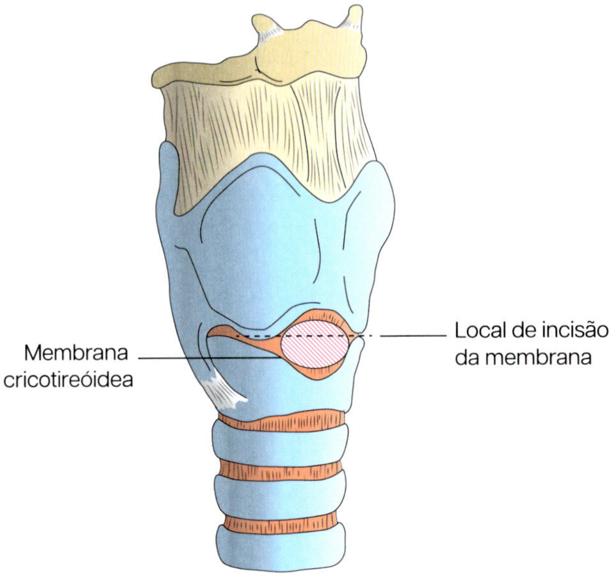

FIGURA 1 Abertura da membrana cricotireóidea para introdução de tubo orotraqueal ou cânula de traqueostomia.

um Bougie como guia (*Bougie-assisted technique*). Outra opção de ventilação é a cânula plástica de traqueostomia com balonete.

Para reduzir o tempo do procedimento, dependendo da emergência, a dissecção do tecido subcutâneo pode ser substituída pela sequência direta de incisão transversal da pele seguida pela incisão da membrana cricotireóidea (*four-step technique*).

Complicações

Por se tratar de um procedimento predominantemente feito em cenários de emergência, após falha de outras opções na obtenção de uma via aérea, complicações são frequentes e diversas. São divididas entre imediatas e tardias, com incidências entre 0% e 54% na literatura.

A cricotireoidostomia é um procedimento temporário. Após sua realização e estabilização do paciente, deve-se fazer uma via aérea definitiva. Por via aérea definitiva entende-se tubo orotraqueal ou traqueostomia. Ou seja, assim que possível, a cricotireoidostomia deve ser retirada, pois pode ocasionar sequelas definitivas na laringe e pregas vocais. As complicações imediatas mais frequentes incluem:

- Sangramento, que deve ser controlado após a garantia da via aérea ao final do procedimento.
- Laceração das cartilagens da laringe.
- Lesão da parede posterior da traqueia, podendo resultar em fístula traqueoesofágica ou formação de falso trajeto.

As complicações tardias descritas são:

- Estenose subglótica.
- Infecção do sítio operatório.
- Disfonia.
- Estoma persistente.

TRAQUEOSTOMIA

Conceito

A traqueostomia é um procedimento cirúrgico amplamente utilizado para estabelecer uma via aérea direta e segura por meio de uma abertura na traqueia, geralmente no nível entre o segundo e o quarto anéis traqueais. Feita tanto em situações de emergência quanto de forma eletiva, é indicada em uma variedade de condições que comprometem a ventilação ou proteção das vias aéreas superiores, como obstruções mecânicas, necessidade de ventilação prolongada, insuficiência respiratória grave ou secreções excessivas que não podem ser gerenciadas por métodos convencionais.

O procedimento oferece benefícios significativos, incluindo a redução do espaço morto anatômico, maior conforto para o paciente em ventilação prolongada e melhor manejo de secreções pulmonares. Além disso, a traqueostomia pode facilitar o desmame da ventilação mecânica em pacientes críticos e melhorar a qualidade de vida de pessoas com doenças crônicas. No entanto, sua realização requer cuidados precisos, desde a seleção criteriosa de pacientes até a execução técnica e o manejo pós-operatório, para minimizar complicações como infecções, estenoses traqueais e fístulas. Como parte essencial do manejo de vias aéreas, a traqueostomia é uma habilidade fundamental para profissionais de saúde em diversas especialidades.

Indicações

Uma das principais indicações é a necessidade de ventilação mecânica prolongada, como em pacientes com insuficiência respiratória por doenças neuromusculares, lesões cerebrais graves ou doenças pulmonares crônicas que impedem o desmame precoce do ventilador. A traqueostomia reduz o risco de lesões associadas à intubação orotraqueal de longa duração, como estenoses traqueais e úlceras de pressão.

Outra indicação importante ocorre em casos de obstrução das vias aéreas superiores. Condições como tumores, trauma facial ou cervical, edema laríngeo grave, hematomas extensos ou corpos estranhos que comprometem a passagem do ar podem tornar a traqueostomia essencial para evitar a hipóxia. Além disso, pacientes com apneia obstrutiva do sono grave que não respondem a outros tratamentos podem se beneficiar da traqueostomia como alternativa terapêutica.

A traqueostomia também é comumente indicada para o manejo de secreções respiratórias em pacientes que não conseguem tossir de forma eficaz, como em situações de paralisia ou doenças degenerativas. Nessas circunstâncias, a traqueostomia facilita a aspiração e reduz o risco de complicações respiratórias, como pneumonia por aspiração. Além disso, pacientes submetidos a procedimentos cirúrgicos de cabeça e pescoço, incluindo reconstruções complexas ou tratamentos oncológicos, podem requerer traqueostomia temporária ou definitiva para garantir a proteção das vias aéreas durante o pós-operatório.

Traqueostomia convencional e percutânea

A traqueostomia é feita por meio de duas abordagens principais: a técnica convencional (aberta) e a técnica percutânea, cada qual com indicações, vantagens e limitações específicas. Ambas têm como objetivo criar uma abertura direta na traqueia para estabelecer uma via aérea segura, sendo escolhidas com base no contexto clínico e na experiência da equipe médica.

A **traqueostomia convencional**, também conhecida como aberta, é feita em um ambiente cirúrgico estéril, comumente sob anestesia geral, embora possa ser feita em situações de emergência com anestesia local. Após a antissepsia e a preparação da pele, uma incisão horizontal ou vertical é feita na pele do pescoço, comumente na região anterior, abaixo da cartilagem cricoide. Os tecidos subjacentes são dissecados até que a traqueia seja exposta. Uma incisão é então feita na parede anterior da traqueia, entre o segundo e o quarto anéis traqueais, e a cânula traqueal é inserida e fixada. Essa técnica é preferida em pacientes com anatomia cervical complexa, em contextos de cirurgia de cabeça e pescoço ou quando a traqueia precisa ser visualizada diretamente para evitar complicações, como hemorragias ou lesão de estruturas adjacentes.

Já a **traqueostomia percutânea** é uma técnica menos invasiva, frequentemente feita à beira do leito em unidades de terapia intensiva. Para tal é necessário um *kit* de traqueostomia percutânea, vendido unitariamente.

Após a identificação dos marcos anatômicos, utiliza-se broncoscopia para guiar o procedimento. Após anestesia local e sedação, uma agulha é introduzida na traqueia e confirmada por aspiração de ar ou broncoscopia. Um fio-guia é passado pela agulha, e dilatadores progressivos são usados para alargar o trajeto até que a cânula seja inserida. A técnica percutânea apresenta menor taxa de infecção e sangramento quando comparada à técnica aberta, mas tem contraindicação relativa em casos de anatomia anormal, obstrução traqueal, ou em pacientes com coagulopatias graves.

A escolha entre as técnicas deve considerar a condição clínica do paciente, os recursos disponíveis e a experiência da equipe médica. Ambas demandam cuidados pós-operatórios adequados para prevenir complicações e garantir o sucesso do procedimento. Quanto aos materiais necessários, há uma grande variedade de opções e preferências, de acordo com cada cirurgião. Entretanto, para a realização segura de uma traqueostomia, indicam-se os seguintes materiais:

- Luvas estéreis.
- Clorexidina alcoólica.
- Campos estéreis.
- Gaze estéril.
- Seringa de 20 mL.
- Agulha 40 × 12 mm.
- Agulha 30 × 7 mm.
- Lidocaína a 2% com vasoconstritor.
- Lâmina de bisturi (n. 11 ou n. 15).
- Fio de sutura multifilamentar absorvível 3-0.
- Fio de sutura de náilon 3-0.
- Cânula plástica de traqueostomia (numeração de acordo com o paciente).
- *Kit* de pequenas cirurgias (com pinça de dissecção Kelly, pinça vascular de Halstead, pinça anatômica, pinça dente de rato, tesoura Metzenbaum, afastadores Farabeuf pequenos, porta-agulha, tesoura de Mayo).
- *Kit* de traqueostomia percutânea.

Após a verificação da disponibilidade desses itens, é necessário o posicionamento do paciente em decúbito dorsal, com coxins na região escapular, visando a uma extensão cervical e maior exposição do sítio cirúrgico.

Técnica de traqueostomia convencional

Com o paciente posicionado, são feitas a antissepsia da face anterolateral cervical e a colocação dos campos estéreis. Depois, identificam-se as estruturas cervicais que servem de ponto de referência. São elas: a fúrcula esternal, a proeminência da cartilagem da tireoide e o anel cartilaginoso da cricoide. Segue-se com a anestesia local da pele realizada logo abaixo da cartilagem cricoide, podendo se estender até a fúrcula esternal.

A incisão da pele pode ser mediana, com início logo abaixo da cartilagem cricoide em direção à fúrcula esternal, ou no sentido transversal, no ponto médio entre a cricoide e a fúrcula – ambas com extensão de aproximadamente 3 cm. Após a incisão, é realizada a dissecção da gordura subcutânea e do músculo platisma. Identifica-se a rafe mediana, entre os ventres do músculo esterno-hióideo e músculo tíreo-hióideo. Realiza-se a dissecção no sentido vertical da rafe, afastando as camadas musculares, até a identificação do istmo da glândula tireoide. Com a visualização da glândula, segue-se com a dissecção dos polos superior e inferior do istmo e divisão entre pinças hemostáticas. A sutura do istmo é realizada, e essa manobra permite a visualização da fáscia pré-traqueal ao nível do segundo ao quarto anel traqueal.

Após a dissecção da fáscia pré-traqueal, deve ser feita uma incisão longitudinal entre o segundo e quarto anel traqueal. Se a anatomia do paciente dificultar a visualização desses elementos, é possível elevar a cartilagem da cricoide aplicando leve tração nela (Figura 2).

Confeccionado o trajeto da traqueostomia, desinsuflar o baronete do tubo orotraqueal e tracioná-lo lentamente sob visualização direta, pela incisão traqueal, até que haja espaço para a introdução da cânula de traqueostomia. Essa manobra é mais facilmente feita pelo anestesiologista, que está fora de campo. Nessa etapa, a ventilação mecânica pode ser interrompida por um breve período para evitar a aspersão de secreções na equipe. A cânula deve ser introduzida cuidadosamente e sem resistência mecânica.

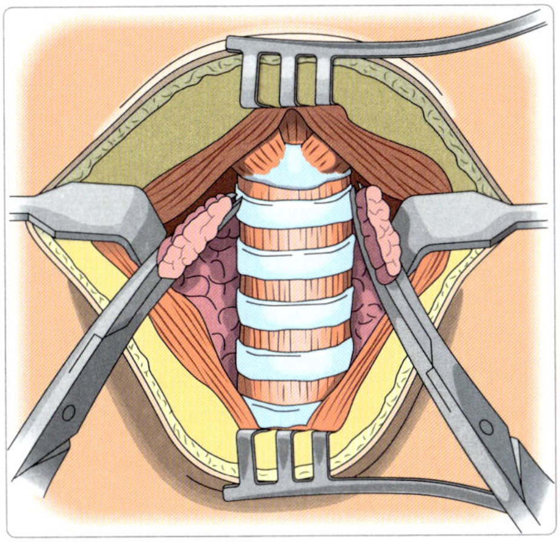

FIGURA 2 Exposição da traqueia após afastamento da musculatura e istmotomia da glândula tireoide.

Técnica de traqueostomia percutânea

Para fazer a traqueostomia percutânea, é altamente recomendável a utilização de um broncoscópio para visualização intraluminal do procedimento. Após os passos iniciais de posicionamento do paciente, antissepsia do sítio cirúrgico e anestesia local, uma pequena incisão transversal na pele é feita no sítio de confecção, entre o segundo e o terceiro anéis traqueais ou entre o terceiro e o quarto anéis. Após a incisão, a traqueia é puncionada com Jelco 14G, e um fio-guia é introduzido na luz traqueal no ponto de punção por meio da técnica de Seldinger. Com o fio-guia bem locado e confirmado pelo broncoscópio, um dilatador traqueal é introduzido pela parede anterior da traqueia até a marcação correspondente ao diâmetro da cânula a ser utilizada. Por fim, a cânula endotraqueal é introduzida pela parede anterior da traqueia e direcionada no sentido caudal sob visualização intraluminal.

Complicações

Apesar da execução correta da técnica cirúrgica, algumas complicações estão relacionadas com a confecção de traqueostomia. Entre elas, são reportadas as seguintes:

- Sangramento do sítio cirúrgico: comumente em baixo fluxo, proveniente dos tecidos dissecados ou do istmo da glândula tireoide. Quando ocorre em maior fluxo, descartar lesão de veias jugulares anteriores ou veia inominada.
- Formação de falso trajeto com a cânula em posição extraluminal: nesses casos, o aparecimento de enfisema subcutâneo e a alta pressão acusada no ventilador mecânico são sinais importantes da complicação.
- Lesão da parede posterior da traqueia: nesses casos, as lacerações mais profundas podem atingir a parede esofágica, podendo evoluir com fístula traqueoesofágica. Deve-se desconfiar dessa complicação quando identificados sangramentos exteriorizados na cavidade oral, formação de pneumomediastino, pneumonias de repetição ou broncoaspiração frequente.
- Infecção do sítio operatório: complicação mais comum. A presença de sinais flogísticos ao redor da incisão é um alerta para a ocorrência de infecção. Essa complicação está relacionada com os casos de maior área de dissecção cirúrgica e é mais frequente na traqueostomia convencional.
- Decanulação acidental: complicação grave e potencialmente fatal, principalmente em crianças. Costuma estar relacionada a fixação inadequada da cânula de traqueostomia.

PONTOS DE DESTAQUE

- A cricotireoidostomia é um procedimento cirúrgico de emergência e envolve a criação de uma abertura na membrana cricotireóidea, localizada na face anterior do pescoço.
- A cricotireoidostomia pode ser realizada de forma cirúrgica (com instrumentais cirúrgicos convencionais) ou por punção (*kit* de cricotireoidostomia).
- A cricotireoidostomia é um procedimento temporário. Após a realização do procedimento e a estabilização do paciente, deve-se realizar uma via aérea definitiva: tubo orotraqueal ou traqueostomia.
- A traqueostomia oferece benefícios como a redução do espaço aéreo morto anatômico, maior conforto para o paciente em ventilação prolongada, melhor manejo de secreções pulmonares, pode facilitar o desmame da ventilação mecânica em pacientes críticos e melhorar a qualidade de vida de pessoas com doenças crônicas. Não menos importante, reduz o risco de lesões associadas à intubação orotraqueal de longa duração, como estenoses traqueais e úlceras de pressão.
- A traqueostomia convencional, também conhecida como aberta, é preferida em pacientes com anatomia cervical complexa, em contextos de cirurgia de cabeça e pescoço ou quando a traqueia precisa ser visualizada diretamente para evitar complicações.
- A traqueostomia percutânea é uma técnica menos invasiva, frequentemente realizada à beira

do leito em unidades de terapia intensiva com um *kit* próprio e idealmente guiada por broncoscopia. Apresenta menor taxa de infecção e sangramento que a aberta, mas tem contraindicação relativa em casos de anatomia anormal, obstrução traqueal ou em pacientes com coagulopatias graves.

LEITURA RECOMENDADA

1. Bair AE, Panacek EA, Wisner DH, Bales R, Sakles JC. Cricothyrotomy: a 5-year experience at one institution. J Emerg Med. 2003;24(2):151-6.
2. Cools-Lartigue J, Aboalsaud A, Gill H, Ferri L. Evolution of percutaneous dilatational tracheostomy – a review of current techniques and their pitfalls. World J Surg. 2013;37(7):1633-46.
3. Holmes JF, Panacek EA, Sakles JC, Brofeldt BT. Comparison of 2 cricothyrotomy techniques: standard method versus rapid 4-step technique. Ann Emerg Med. 1998;32(4):442-6.
4. Mehta C, Mehta Y. Percutaneous tracheostomy. Ann Card Anaesth. 2017;20(Supplement):S19-S25.
5. Melchiors J, Todsen T, Konge L, Charabi B, von Buchwald C. Cricothyroidotomy – the emergency surgical airway. Head Neck. 2016;38(7):1129-31.
6. Schober P, Hegemann MC, Schwarte LA, Loer SA, Noetges P. Emergency cricothyrotomy-a comparative study of different techniques in human cadavers. Resuscitation. 2009;80(2):204-9.

15

Vias de acesso cirúrgico na cirurgia torácica

Ricardo Mingarini Terra

INTRODUÇÃO

As vias de acesso cirúrgico na cirurgia torácica desempenham papel central no sucesso de procedimentos destinados a tratar doenças pulmonares, mediastinais e da parede torácica. A escolha da via adequada é determinada por diversos fatores, incluindo a localização da doença, o estado clínico do paciente e as habilidades da equipe cirúrgica. Este capítulo aborda detalhadamente as principais vias de acesso torácico, com enfoque em suas indicações, técnicas, vantagens, limitações e potenciais complicações.

A evolução tecnológica transformou a abordagem cirúrgica torácica, desde as toracotomias abertas, amplamente utilizadas no século XX, até as técnicas minimamente invasivas, como a videotoracoscopia (VATS) e a cirurgia robótica (RATS). Os avanços têm promovido mudanças importantes na jornada perioperatória do paciente, como a diminuição do tempo de internação, redução da incidência de complicações cirúrgicas, retorno precoce às atividades laborais, viabilização de procedimentos complexos, entre outras vantagens.

PRINCÍPIOS GERAIS DAS VIAS DE ACESSO

Considerações anatômicas

O tórax abriga estruturas vitais como pulmões, coração, grandes vasos, esôfago e a pleura, protegidos pela parede torácica, composta por costelas, músculos intercostais, diafragma e esterno. Essas estruturas impõem desafios à exposição e ao manuseio durante a cirurgia. A compreensão detalhada da anatomia regional é essencial para minimizar complicações, como lesões a nervos intercostais ou grandes vasos.

Planejamento pré-operatório

O planejamento adequado é um pré-requisito para o sucesso cirúrgico. Avaliações de imagem detalhadas, incluindo tomografia computadorizada (TC) e ressonância magnética (RM), são fundamentais para mapear a extensão da doença e identificar relações anatômicas críticas. Outros fatores que influenciam o planejamento pré-operatório são:

- Condições clínicas do paciente: avaliar a capacidade pulmonar e cardiovascular.
- Objetivos do procedimento: diagnóstico, ressecção tumoral ou tratamento de complicações.

Aspectos técnicos

A posição do paciente deve ser ajustada para otimizar a exposição anatômica das estruturas abordadas durante o procedimento. Exemplos:

- Decúbito lateral: utilizado para lobectomias e pneumonectomias.
- Supino: para esternotomias e procedimentos mediastinais.

A incisão deve ser planejada para minimizar o trauma muscular e garantir a visibilidade necessária.

CLASSIFICAÇÃO DAS VIAS DE ACESSO TORÁCICO

Vias de acesso convencionais

Toracotomia posterolateral

Durante muito tempo, a toracotomia posterolateral foi a abordagem de escolha para cirurgias pulmonares complexas. É realizada por meio de uma incisão extensa que atravessa músculos torácicos e abre o espaço intercostal (Figura 1).

- Indicações: ressecções pulmonares extensas e tumores mediastinais.
- Técnica: incisão curvilínea ao longo do bordo inferior da escápula, com separação de costelas até a linha axilar anterior. Habitualmente, esse acesso implica a divisão dos músculos grande dorsal e serrátil anterior. Após a abertura dos músculos intercostais, as costelas são afastadas com instrumentos específicos que permitem que o acesso seja amplo e permaneça aberto durante o procedimento. É possível fazer incisões mais limitadas, evitando a divisão dos músculos como o grande dorsal.
- Vantagens: excelente exposição do pulmão e do mediastino.
- Desvantagens: alta incidência de dor pós-operatória e impacto na recuperação funcional. A dor está muito relacionada à compressão do nervo intercostal pelo afastador de costelas utilizado durante o procedimento.

Toracotomia anterolateral

Usada principalmente em situações de emergência e traumas, a toracotomia anterolateral permite acesso rápido às estruturas torácicas anteriores. Pode ser utilizada em casos selecionados de ressecções pulmonares, pois evita a secção dos grandes músculos da parede torácica (Figura 2).

- Indicações: controle de hemorragias torácicas, lesões cardíacas traumáticas. Casos selecionados de ressecção pulmonar.
- Técnica: incisão entre o 4º e o 5º espaço intercostal, da linha axilar média até a linha paraesternal. Esse acesso permite que seja evitada a divisão do músculo grande dorsal e do músculo serrátil anterior (é possível acessar o espaço intercostal entre as inserções do serrátil nas costelas).
- Vantagens: acesso direto e rápido.
- Desvantagens: limitação na exposição posterior.

Esternotomia mediana

A esternotomia mediana é o padrão-ouro para cirurgias cardíacas e mediastinais.

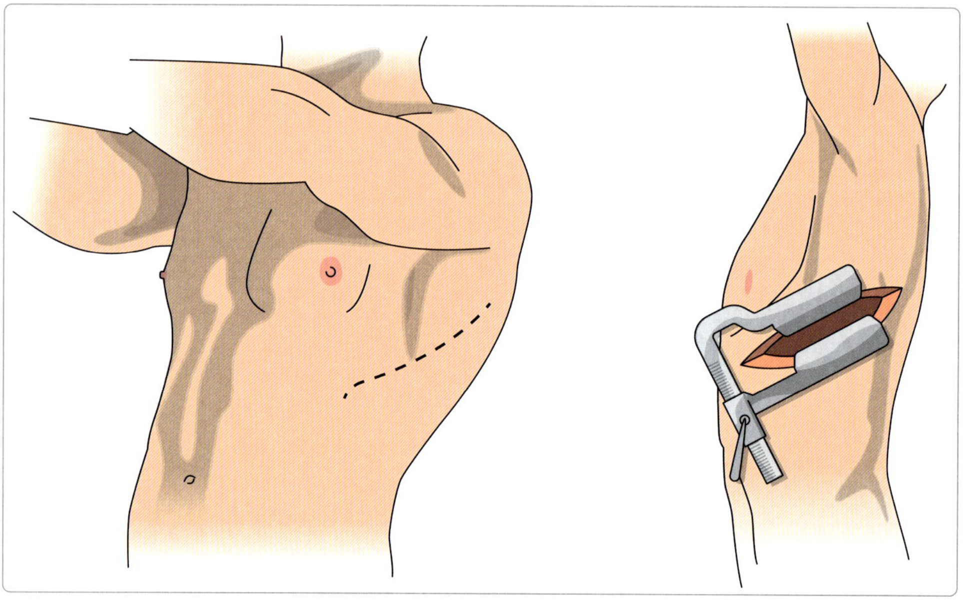

FIGURA 1 Protótipo com incisão de toracotomia posterolateral.

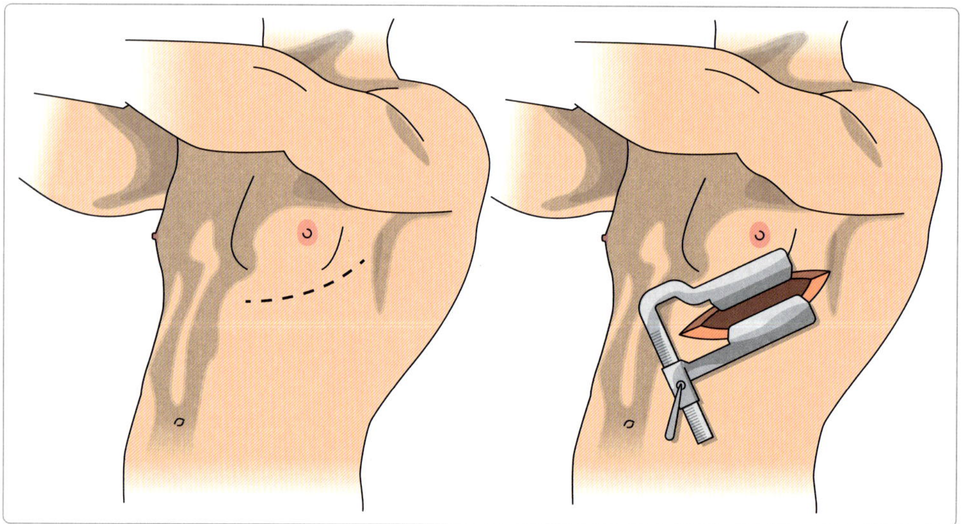

FIGURA 2 Protótipo com incisão de toracotomia anterolateral.

Envolve a divisão longitudinal do esterno, a qual pode ser total ou parcial (Figura 3).

- Indicações: cirurgia cardíaca, timectomia e massas mediastinais centrais.
- Técnica: é feita uma incisão mediana no tórax anterior da fúrcula ao apêndice xifoide. Após a exposição do esterno, é feita a sua divisão com uma serra específica.

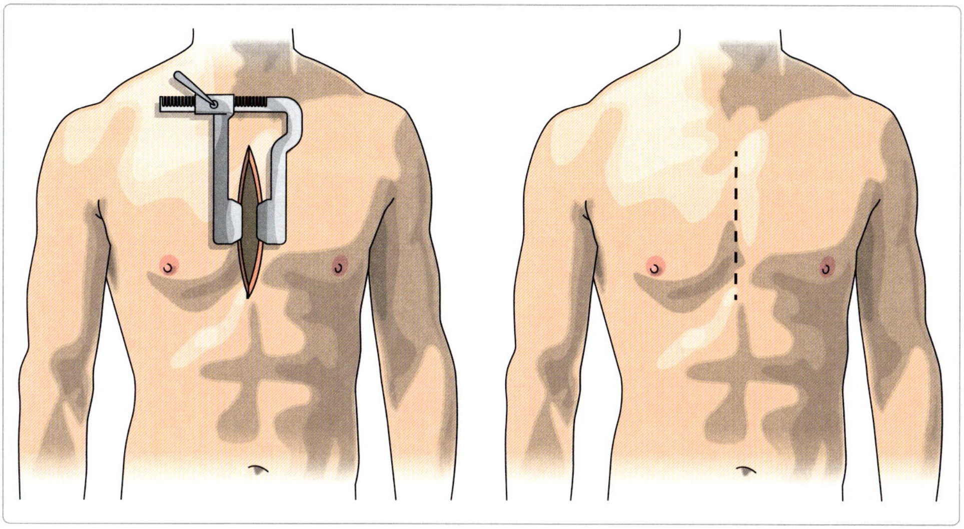

FIGURA 3 Protótipo com incisão de esternotomia mediana.

- Vantagens: acesso bilateral ao mediastino e coração.
- Desvantagens: risco de infecção esternal e deiscência.

Incisão tipo *clamshell*

A incisão tipo *clamshell* oferece excelente exposição da cavidade torácica, o que a torna uma escolha valiosa em cirurgias cardíacas, pulmonares e em casos de trauma torácico (Figura 4).

- Indicações: cirurgia cardíaca, transplante pulmonar, trauma torácico grave.
- Técnica: a incisão começa no esterno, geralmente na linha média anterior,

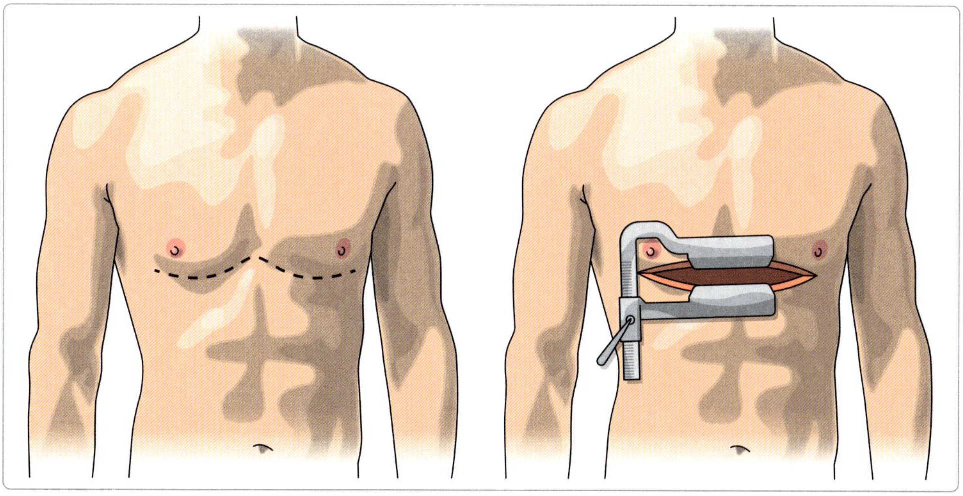

FIGURA 4 Protótipo com incisão tipo *clamshell*.

estendendo-se para os lados ao longo das costelas, adotando um formato que lembra as duas metades de uma concha ou *clamshell* (concha de marisco). Envolve a secção de músculos como os peitorais e serrátil anterior.

- Vantagens: a principal vantagem da incisão tipo *clamshell* é a ampla exposição da cavidade torácica, permitindo acesso a várias estruturas internas, como coração, pulmões e grandes vasos. Além disso, por essa incisão, é possível a abordagem bilateral da cavidade torácica.
- Desvantagens: maior risco de complicações, maior dor pós-operatória, maior tempo de recuperação.

Vias de acesso minimamente invasivas

Videotoracoscopia (VATS)

A VATS revolucionou a cirurgia torácica. O acesso por meio de pequenas incisões, com o auxílio de pinças e uma câmera de alta definição, tornou possível a realização de cirurgias complexas pela via minimamente invasiva (Figura 5).

- Indicações: ressecções pulmonares, biópsias pleurais, ressecções de tumores de mediastino.
- Técnica: uso de 1 a 4 incisões, de 1-3 cm para inserção de câmera e instrumentos.
- Vantagens: menor dor pós-operatória, recuperação mais rápida e melhores resultados estéticos.
- Desvantagens: exige experiência técnica e disponibilidade de equipamentos.

Cirurgia robótica (RATS)

A RATS usa um console robótico para controlar braços cirúrgicos, oferecendo visualização 3D e maior precisão no movimento. A grande mudança do acesso robótico foi o incremento da disponibilidade tátil ao cirurgião (Figura 6).

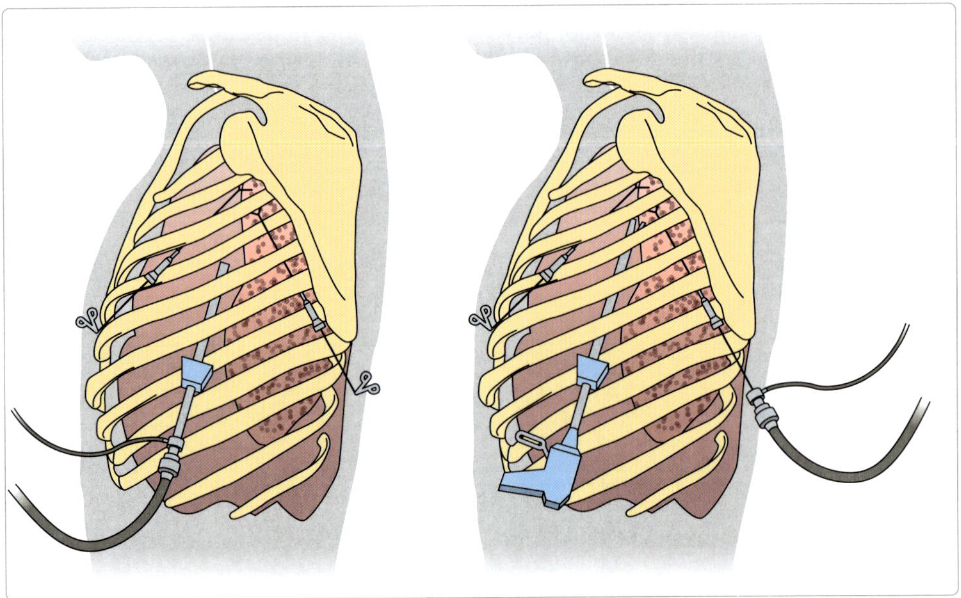

FIGURA 5 Protótipo com acesso por videotoracoscopia.

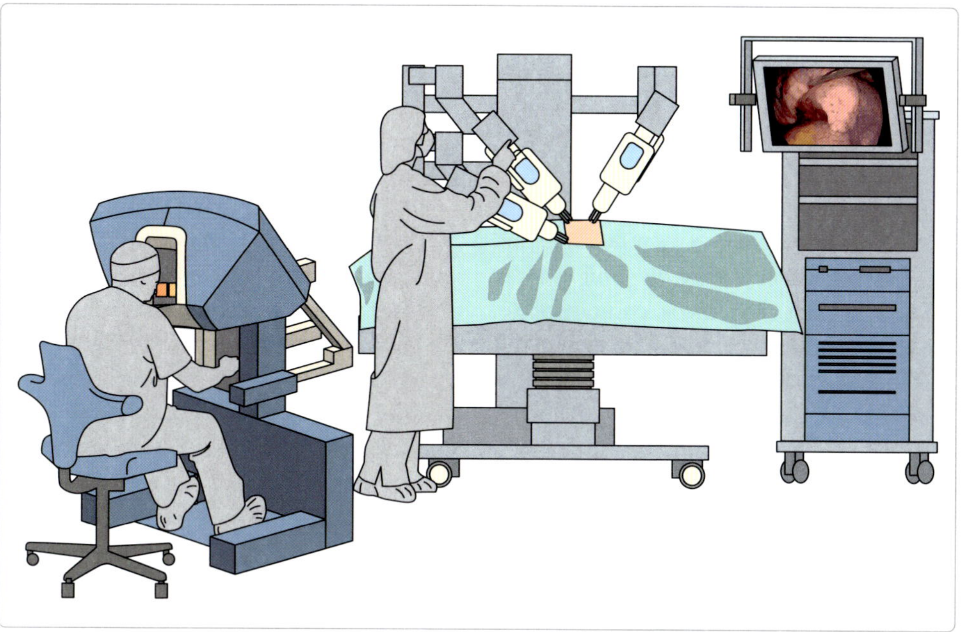

FIGURA 6 Protótipo com acesso robótico.

- Indicações: ressecções pulmonares e de tumores tanto mediastinais quanto complexos.
- Técnica: são realizadas 4 incisões de 8 mm para inserção dos braços robóticos e da câmera e uma incisão adicional de cerca de 2 cm para o auxiliar.
- Vantagens: redução de complicações, melhor preservação funcional, melhor qualidade nas linfadenectomias.
- Desvantagens: custo elevado e curva de aprendizado acentuada.

Acessos híbridos

Abordagens híbridas combinam técnicas abertas e minimamente invasivas. Um exemplo é a toracotomia assistida por VATS, permitindo flexibilidade em casos complexos.

ESCOLHA DA VIA DE ACESSO

A escolha da via depende de múltiplos fatores:

1. Condições anatômicas: lesões grandes, aderidas a estruturas nobres, habitualmente necessitam de uma exposição anatômica ampla, devendo-se considerar a abordagem convencional, por toracotomia posterolateral ou esternotomia.
2. Condições clínicas do paciente: pacientes com instabilidade clínica e hemodinâmica podem se beneficiar de acessos mais rápidos convencionais, como a toracotomia anterolateral. Como exemplo: hemotórax traumático com instabilidade hemodinâmica, não tolerância à ventilação monopulmonar.

3. Condições do cirurgião: o acesso pelas vias minimamente invasivas necessita de treinamento direcionado. A falta de treinamento da equipe pode ser um fator limitante na escolha da via de acesso.
4. Condições do ambiente de trabalho: para a abordagem pela via minimamente invasiva, é necessária a disponibilidade de aparelhos específicos, como *rack* de vídeo, óptica, grampeadores ou mesmo a plataforma robótica.

COMPLICAÇÕES ASSOCIADAS ÀS VIAS DE ACESSO

Toracotomias

- Dor pós-operatória crônica: complicação comum decorrente de trauma dos nervos intercostais.
- Infecções de ferida: a infecção da ferida operatória é a complicação mais comum.

Técnicas minimamente invasivas

- Lesões vasculares: causadas por inserção inadequada de trocárteres.
- Dificuldades técnicas: a abordagem de lesões grandes pela via minimamente invasiva costuma ser um grande desafio, em razão da restrição de mobilidade pela via de acesso.

AVANÇOS TECNOLÓGICOS E PERSPECTIVAS FUTURAS

- Planejamento com reconstrução 3D de exames de imagem: permite modelar estruturas anatômicas específicas para cirurgias complexas.
- Instrumentos robóticos avançados: reduzem as limitações atuais, com custos mais acessíveis.
- Técnicas híbridas inovadoras: integram o melhor das abordagens abertas e minimamente invasivas.

CONCLUSÃO

As vias de acesso em cirurgia torácica evoluíram para atender às necessidades crescentes de segurança, eficácia e conforto do paciente. A escolha da abordagem ideal depende de uma avaliação individualizada, que considere não apenas a anatomia e condição clínica do paciente, mas também os recursos disponíveis e a experiência da equipe cirúrgica.

PONTOS DE DESTAQUE

- A toracotomia posterolateral durante muito tempo foi a abordagem de escolha para cirurgias pulmonares complexas. É feita por meio de uma incisão extensa que atravessa músculos torácicos e abre o espaço intercostal.
- A toracotomia anterolateral é usada principalmente em situações de emergência e traumas por permitir acesso rápido às estruturas torácicas anteriores. Pode ser utilizada em casos selecionados de ressecções pulmonares, pois evita a secção dos grandes músculos da parede torácica.
- A esternotomia mediana é o padrão-ouro para cirurgias cardíacas e mediastinais. Envolve a divisão longitudinal do esterno, a qual pode ser total ou parcial.
- As técnicas minimamente invasivas (VATS e RATS) podem promover diminuição do tempo de internação, redução da incidência de complicações cirúrgicas e retorno precoce às atividades laborais.

LEITURA RECOMENDADA

1. Bedetti B, Zalepugas D, Arensmeyer JC, Feodorovici P, Schmidt J. Robotik in der Thoraxchirurgie [Robotics in thoracic surgery]. Pneumologie (Stuttgart, Germany). 2023;77(6):374-85.
2. D'Amico TA, Melfi F, Fligienbaum W, et al. Video-assisted thoracoscopic surgery (VATS) lobectomy: lessons learned after 500 cases. Ann Thorac Surg. 2012;94(6):1785-92.
3. Ferguson MK. Thoracic Surgery Atlas. 1. ed. Springer; 2020.
4. Huang J, Tian Y, Zhou QJ, Ning JW, Gu ZN, Lu PJ, et al. Comparison of perioperative outcomes of robotic-assisted versus video-assisted thoracoscopic right upper lobectomy in non-small cell lung cancer. Transl Lung Cancer Res. 2021;10(12):4549-57.
5. Pumphrey O, Limbachia D, Hawari M, Weaver H, Burnside N. Muscle-sparing thoracotomy: anatomy and technique. Multimed Man Cardiothorac Surg. 2021:2021.
6. Rice TW, Blackstone EH. Technical aspects of thoracotomy. Chest Surg Clin N Am. 2020;30(1):1-14.
7. Xie D, Deng J, Gonzalez-Rivas D, Zhu Y, Jiang L, Jiang G, et al. Comparison of video-assisted thoracoscopic surgery with thoracotomy in bronchial sleeve lobectomy for centrally located non-small cell lung cancer. J Thorac Cardiovasc Surg. 2021;161(2):403-13.e2.

Índice remissivo

D

E

F

G

H

I

K

L

M

N

O

P

Q

R

S

T

U

V